David Althaus | Nico Niedermeier | Svenja Niescken

ZWANGSSTÖRUNGEN

Etwa 1,5 Millionen Menschen leiden allein in Deutschland unter den Symptomen einer Zwangsstörung. Täglich brauchen sie Stunden zur Ausübung ihrer aufwändigen Rituale. Bei der verzweifelten Suche nach Sicherheit ist für viele der Zwang zum gehassten, aber scheinbar unverzichtbaren Begleiter geworden. Über die Jahre durchdringt die Krankheit alle Lebensbereiche. Sie beeinträchtigt dabei nicht nur das eigene Leben, sondern auch das der Angehörigen in teilweise unvorstellbarem Ausmaß. Dennoch scheuen viele Betroffene den Gang zum Arzt – nicht nur aus Scham, sondern auch weil sie sich ein Leben ohne Zwang einfach nicht vorstellen können.

Die Autoren zeigen, dass hinter jeder Bewältigung einer Zwangsstörung ein individuell gestalteter Therapieprozess liegt. Auch wenn viele standardisierte Vorgehensweisen vorliegen und einige Medikamente Besserung versprechen, so muss doch die richtige Therapie mit jedem einzelnen Betroffenen immer wieder neu gefunden werden. Die anschauliche Schilderung individueller Bewältigungswege macht Betroffenen Mut, sich auf die Suche nach Wegen aus der Zwangserkrankung zu begeben, statt weiterhin im vertrauten, aber starren System ihres Zwangs zu verharren.

David Althaus, Dr. hum. biol., geb. 1965, ist Diplom-Psychologe und niedergelassener Psychotherapeut in Dachau bei München. Im Jahr 2000 erhielt er den Wissenschaftspreis der Deutschen Gesellschaft Zwangserkrankungen e. V. (DGZ). Bei C.H.Beck ist von ihm erschienen (zus. mit Ulrich Hegerl und Holger Reiners): «Das Rätsel Depression. Eine Krankheit wird entschlüsselt» ([2]2006) sowie «Zeig mir deine Wunde. Geschichten von Verlust und Trauer» (2015).

Nico Niedermeier, Dr. med., geb. 1963, ist niedergelassener Facharzt für Psychotherapeutische Medizin in München. Er arbeitet seit zwanzig Jahren schwerpunktmäßig mit Zwangspatienten. Im Rahmen dieser Tätigkeit hat er auch wissenschaftliche Untersuchungen zu Zwangsstörungen durchgeführt und zahlreiche Fachpublikationen erstellt.

Svenja Niescken, geb. 1972, Wissenschaftsjournalistin beim Informationsdienst Wissenschaft (idw), studierte Journalistik und Psychologie. War für die Presse- und Öffentlichkeitsarbeit der Deutschen Gesellschaft Zwangserkrankungen zuständig und arbeitete für die Schweizerische Gesellschaft für Zwangsstörungen. Beschäftigt sich darüber hinaus mit dem Thema «Gesunde Führung» im Rahmen des Betrieblichen Gesundheitsmanagements.

David Althaus | Nico Niedermeier | Svenja Niescken

ZWANGSSTÖRUNGEN

WENN DIE SUCHT NACH SICHERHEIT ZUR KRANKHEIT WIRD

Verlag C.H. Beck

Mit 6 Abbildungen und 3 Tabellen

1. Auflage. 2008
2., aktualisierte Auflage. 2013

Dritte, überarbeitete Auflage. 2018

Satz: Janß GmbH, Pfungstadt
Druck und Bindung: Druckerei C.H.Beck, Nördlingen
Umschlaggestaltung: Uwe Göbel, München
Gedruckt auf säurefreiem, alterungsbeständigem Papier
(hergestellt aus chlorfrei gebleichtem Zellstoff)
Printed in Germany
ISBN 978 3 406 70024 8

www.chbeck.de

INHALT

Vorwort
Von Antonia Peters, Vorsitzende der Deutschen Gesellschaft Zwangserkrankungen 9

Vorwort zur dritten Auflage 10

Michaels langer Weg zur Therapie 11

1. Was sind «Zwangsstörungen»? 21

1.1 Haben nicht alle Menschen Zwänge? 22

1.2 Die Symptome der Erkrankung 25

Zwangsgedanken («obsessions») 25 | Zwangshandlungen («compulsions») 28 | Der Brennstoff des Zwangs 30

1.3 Wer ist betroffen? 32

1.4 Die offiziellen Diagnosekriterien 33

1.5 Der Leidensdruck des Patienten 34

1.6 Die häufigsten Erscheinungsformen von Zwangsstörungen . . 38

Kontrollzwänge 38 | Waschzwänge 40 | Gedankenzwänge 43 | Weitere Zwangsformen 44

1.7 Charakteristika zwangserkrankter Menschen 47

Die Einsicht in die Irrationalität der Zwänge 47 | Die spezielle Beurteilung von Risiken 48 | Magisches Denken und Aberglaube 50 | Das Misstrauen in die eigene Wahrnehmung 51 | Wenn der Zwang der beste Freund ist 52

2. Zwangssymptome bei anderen Erkrankungen 55

2.1 Somatoforme Störungen 55

Hypochondrische Störung 56 | Körperdysmorphe Störungen 57

2.2 Essstörungen 58

2.3 Tic-Störungen 59

2.4 Störungen der Impulskontrolle. 60
Trichotillomanie 61

2.5 Psychosen 62

2.6 Die zwanghafte Persönlichkeitsstörung 63

3. Die häufigsten Begleiterkrankungen 67

3.1 Depressionen 67

3.2 Ängste und Phobien 69

3.3 Sucht und Abhängigkeit 72

3.4 Persönlichkeitsstörungen 74

4. Alltäglicher Aberglaube am Beispiel «Fußball» 77

5. Psychologische Ursachen für Zwangsstörungen 83

5.1 Das psychodynamische Konzept 84
Die Rolle von Erziehung und Familie 85 | Der Zwang als Sicherheitsstifter 87

5.2 Die verhaltenstherapeutische Sicht: Der erlernte Zwang 88
Das verhaltenstherapeutische Entstehungsmodell der Zwangsstörung 89 | Die Zwei-Faktoren-Theorie 91 | Negative Verstärkung als Motor der Zwangsstörung 92

5.3 Welche Reize Zwänge auslösen können 93

5.4 Das kognitive Modell 94
Die Normalität aufdringlicher Gedanken 95 | Die Entwicklung von aufdringlichen Gedanken zu Zwangsgedanken 96

5.5 Zusammenfassende Bewertung der verschiedenen Modelle . . 99

6. Alles genetisch oder Wie viel Biologie steckt im Zwang? 101

6.1 Neurobiologische Erklärungen der Zwangsstörung 102

6.2 Veränderungen im serotonergen System 103

7. Das Leben ist gefährlich 105

8. Die Therapie von Zwangsstörungen 113

8.1 Die Angst der Patienten vor einer Behandlung 114

8.2 Wer sollte eine Behandlung wahrnehmen? 116

8.3 Was bedeutet Psychotherapie? 117

8.4 Grundlagen der Verhaltenstherapie 118

Selbstmanagement 119 | Das Transparenzprinzip 120 | Die Bedeutung der therapeutischen Beziehung 122 | Wie gut wirkt die Verhaltenstherapie? 124 | Prognostische Faktoren 126 | Ist die Krankheit vollständig heilbar? 126

8.5 Der Ablauf verhaltenstherapeutischer Behandlung 128

Vom Erstkontakt zur Therapie 128 | Aufklärung über Krankheitsbild und Therapie 129 | Den Zwang begreifen 132 | Motivation und Zielsetzung 135 | Den Zwang herausfordern 137 | Erörterungen von Sinn und Unsinn 141 | Das Fühlen üben 147 | Die Vorbereitung des Reizkonfrontationstrainings 149 | Die Durchführung der Reizüberflutung 155 | Konfrontation mit Zwangsgedanken 158 | Das Neuland behaupten 161 | Rückfallprophylaxe und Therapieende 165

8.6 «Das Unvorstellbare tun» – ein Erlebnisbericht 168

8.7 Die medikamentöse Behandlung von Zwangsstörungen 175

Das erste wirksame Medikament 175 | Wer sollte ein Medikament nehmen? 176 | Was ändert sich durch Medikamente? 177 | Die Angst vor Psychopharmaka 178 | Die Suche nach dem geeigneten Medikament 181 | Information zu verschiedenen Wirkstoffen 182 | Wie lange sollte man ein Medikament nehmen? 188

8.8 Praktische Hinweise für eine erfolgreiche Therapie 190

Wie findet man einen guten Therapeuten? 190 | Nicht jeder Therapeut behandelt Zwangsstörungen gerne 193 | Die Strukturreform der psychotherapeutischen Versorgung 195 | Ambulant, teilstationär oder stationär? 196 | Was tun, wenn die Therapie nichts gebracht hat? 198

9. Die Situation der Angehörigen 201

9.1 Den Zwang ausreden, verbieten oder davon abhalten 201

9.2 Wenn der Angehörige zum Komplizen wird 203

9.3 Der Zwang als «Waffe» 204

9.4 Sollte man seinem Partner alles sagen? 205

9.5 Tipps für Angehörige 207

10. Wenn Kinder Zwänge entwickeln 211

10.1 Beginn und Häufigkeit von Zwangsstörungen bei Kindern . . . 213

10.2 Verhaltenstherapie bei Kindern und Jugendlichen 215

10.3 Medikamentöse Behandlung von Zwängen bei Kindern 216

10.4 Was erfolgreiche Behandlung erleichtert 217

10.5 Die Rolle der Eltern und der Geschwister 218

10.6 Wie und wo Kinder mit Zwangsstörungen behandelt werden . 220

10.7 Zwangssymptome bei Kindern nach der Therapie 224

11. Selbsthilfe 227

11.1 Sich am eigenen Schopf aus dem Sumpf ziehen 227

11.2 Unterstützung im Rahmen von Selbsthilfegruppen 230

Was kann eine Selbsthilfegruppe leisten? 231

11.3 Die Deutsche Gesellschaft Zwangserkrankungen 232

12. Welche Klinik ist die beste? 235

Danksagung 237

Literatur zum Weiterlesen 239

Register 241

VORWORT
VON ANTONIA PETERS

Als ich dieses Buch las, war ich fasziniert von den Fragen, die dort beantwortet wurden. Waren es doch genau die, die ich mir als Betroffene auch immer gestellt hatte.

«Haben nicht alle Menschen Zwänge?», «Kann mir eine Therapie helfen?», «Wie finde ich den richtigen Therapeuten?» Erst nach 30 Leidensjahren mit Zwängen fand ich im Rahmen meiner ersten Verhaltenstherapie die Antworten auf diese Fragen. Die Leser dieses Buches haben schon jetzt die Gelegenheit, sich ausführlich über Zwangsstörungen zu informieren und das Wesen der Krankheit zu begreifen.

Die Autoren beschreiben verständlich und mit vielen Praxisbeispielen, welche Ursachen es für Zwangsstörungen gibt, wann Psychotherapie und Medikamente empfehlenswert sind und was Selbsthilfe leisten kann. Dabei wird nicht verheimlicht, dass die Auseinandersetzung mit der Krankheit für die Betroffenen anstrengend und mühevoll ist. Eine gute Therapie kann jedoch wesentlich dazu beitragen, die Krankheit langfristig zu bewältigen. Erfahrene Ärzte und Psychologen sind hilfreiche Begleiter auf der Suche nach einem selbstbestimmten Leben mit neuen Freiräumen. Es sind vor allem aber die Betroffenen selbst, deren Motivation und Ziele den Verlauf der Therapie wesentlich beeinflussen.

In einem Kapitel gehen die Autoren zudem auf die besondere Situation der Angehörigen ein und geben Tipps, wie man eine Komplizenschaft beim Umgang mit den täglichen Ritualen vermeidet.

Ich danke den Autoren David Althaus, Nico Niedermeier und Svenja Niescken deshalb für ihr wirklich interessantes und hilfreiches Buch, das sich in seiner klaren Gliederung auch hervorragend als Nachschlagewerk eignet. Mögen die Leser Kraft und Ermutigung finden, der Krankheit erfolgreich entgegenzutreten.

Antonia Peters
Vorsitzende der Deutschen Gesellschaft Zwangserkrankungen e.V.
Hamburg, im Frühjahr 2018

Vorwort zur dritten Auflage

Als wir 2008 gemeinsam mit dem Beck Verlag dieses Buch herausbrachten, freuten wir uns, ein profundes und auch für den Laien verständliches Buch zu Zwangsstörungen vorlegen zu können. Die vielen positiven Rückmeldungen von Betroffenen und Angehörigen, aber auch von zahlreichen Kollegen, waren uns ein wichtiger Ansporn und eine Bestätigung unserer therapeutischen Herangehensweise. Unser zentrales Anliegen besteht weiterhin darin, für diese Patientengruppe, die bei vielen noch immer als «schwer behandelbar» gilt, Wege aus der Erkrankung aufzuzeigen. Wer unter Zwängen leidet, ist keinem unabänderlichen Schicksal ausgeliefert, sondern es gibt wirksame Therapien, die die Lebensqualität der Betroffenen entscheidend verbessern können. Dass wir nun in eine dritte Auflage gehen können, erfüllt uns mit Stolz. Nach nochmaliger kritischer Durchsicht des Textes und unter Berücksichtigung aktueller wissenschaftlicher Ergebnisse zeigte sich, dass unser Werk nichts an Aktualität eingebüßt hat. Dennoch haben wir uns entschlossen, einige Daten zu aktualisieren und auf den neuesten Stand zu bringen. Wir freuen uns nun sehr, diese dritte, überarbeitete Fassung herauszubringen, und hoffen, damit auch zukünftig vielen Menschen mit Zwangserkrankungen einen wichtigen Impuls zur Überwindung ihrer Krankheit zu geben.

München, im Frühjahr 2018

David Althaus, Nico Niedermeier, Svenja Niescken

MICHAELS LANGER WEG ZUR THERAPIE

Seit 30 Minuten saß Michael S. im Wartezimmer einer psychotherapeutischen Praxis. Er wischte sich den Schweiß von der Stirn und betrachtete die Landschaftsfotos an den Wänden. Er war alleine im Raum, denn gewöhnlich kamen die Patienten erst wenige Minuten vor Sitzungsbeginn. Michael hatte sich vorsichtshalber einen Zeitpuffer von zwei Stunden eingeplant. In den vergangenen Monaten war es ihm kaum mehr gelungen, zu Terminen pünktlich zu erscheinen. Sosehr er sich auch bemühte, meist gelang es ihm nicht, an seinem Zeitplan festzuhalten. Immer kamen ihm Dinge dazwischen, die ihn ablenkten, seine gesamte Aufmerksamkeit erforderten und eine Vielzahl zeitraubender Kontrollen notwendig machten. Diesmal hatte er es wenigstens halbwegs geschafft. Er war nicht zu spät zum Erstgespräch gekommen, sondern sogar lange vor dem vereinbarten Termin erschienen. Er wollte nicht draußen in seinem Wagen warten, denn dort war das Risiko zu groß, dass ihn Zwänge doch noch daran hinderten, den 30 Meter langen Weg bis zur Praxis zurückzulegen. Jetzt saß er tatsächlich im Wartezimmer eines Psychotherapeuten. Michael fröstelte, er fühlte sich verspannt und aufgeregt. Er versuchte, sich auf eine Zeitschrift zu konzentrieren, um sich auf diese Weise ein wenig abzulenken, aber immer wieder schweiften seine Gedanken ab und erinnerten ihn daran, in welch unsicherer Situation er sich doch befand: in einer Psychotherapeutenpraxis, weit weg von zu Hause, ausgeliefert und hilflos. Vielleicht wäre es doch am besten, jetzt gleich wieder zu gehen. Er war unschlüssig, vor allem wollte er keinen Fehler machen. Vielleicht war es ein Fehler zu gehen? Er blieb.

Seine Frau Sabine hatte ihm morgens angeboten, ihn zu begleiten. Er hatte das abgelehnt; mit ihr zusammen wäre ihm der Termin noch peinlicher gewesen. Eigentlich brauchte er sie dringend, um wenigstens einigermaßen Herr seiner Zwänge zu werden; ohne ihre Rückversicherungen fühlte er sich oft hilflos. Auf der anderen Seite ertrug er die Abhängigkeit von ihr kaum mehr. Weder ihre mütterlich umsorgende Art noch ihren aggressiv fordernden Ton, wenn es darum ging, vom Zwang abzulassen.

Vergangene Woche waren sie gemeinsam beim Einkaufen gewesen. Er brauchte dringend ein neues Jackett für seine Arbeit, und Sabine begleitete ihn. Sie hatten sich ein Kaufhaus gewählt, in dem man alles anprobieren konnte, ohne auch nur einmal von einem Verkäufer behelligt zu werden. Als sie vor der Reihe der Jacketts standen, fühlte er sich erschlagen und überfordert. Es war schließlich seine Frau, die die Auswahl traf und ihn bat, das eine oder andere Stück anzuprobieren. «Hier, zieh das mal an, es könnte passen ...» Er schaffte es nicht; es schien ihm unmöglich, einfach in das Jackett zu schlüpfen und es zuzuknöpfen. Er konnte es kaum beschreiben, aber er empfand es als so quälend und unerträglich, dass er nach wenigen Sekunden das Jackett wieder ausziehen musste. Er hatte versucht, sich zu konzentrieren, bloß keine falschen Dinge zu denken. Sie waren fast eine Stunde in dem Kaufhaus geblieben, und seine Frau hatte schließlich ein Jackett bezahlt, das er gar nicht hatte anprobieren können. Er hatte sich klein und nutzlos gefühlt.

Jetzt war er froh, dass er es geschafft hatte, in die Praxis zu kommen. Es erschien ihm wie eine Voraussetzung, um überhaupt etwas an der ganzen Situation ändern zu können. Natürlich hätte es ihn jetzt beruhigt, sich von seiner Frau versichern zu lassen, dass alles in Ordnung sei und er keinen Fehler gemacht habe. Auf der anderen Seite spürte er, dass es ein großer Erfolg war, diesen Weg allein bewältigt zu haben. Vor zwei Jahren hatte er erstmals erwogen, professionelle Hilfe in Anspruch zu nehmen. Seit geraumer Zeit riet ihm sein Hausarzt zu diesem Schritt, aber es erschien ihm zu riskant. Er hatte lange versucht, sich über sein Leiden hinwegzutäuschen. Erst als die Zwänge sein Leben vollständig dominierten, hatte er in seiner verzweifelten Lage einer psychotherapeutischen Behandlung zugestimmt.

Michaels Zwänge waren nicht aus heiterem Himmel gekommen. Zwänge kannte er seit seiner Kindheit. Im Grundschulalter hatten seine Eltern eines Tages bemerkt, dass er jeden Abend seine Schultasche mehrmals kontrollierte. Dafür reichte es nicht aus, die Schultasche einfach nur zu öffnen und nachzusehen, ob die benötigten Bücher und Hefte darin waren. Stattdessen musste er jedes Buch und jedes Heft einzeln aus der Schultasche nehmen, aufschlagen und durchblättern, um es dann nach sorgfältiger Prüfung in die Schultasche zurückzulegen. Allein die Kontrolle seines Federmäppchens erforderte mehrere Minuten: Er öffnete es, verschloss es sofort wieder, öffnete es ein zweites Mal, verschloss es abermals, um es dann schließlich nach der dritten Öffnung sorgfältig zu untersuchen. Flink prüfte er jeden einzelnen Stift, ob er angespitzt war, an der richtigen Stelle saß und alles seine Ordnung hatte. Wenn er damit fertig war, gelang es ihm oft nicht, das Federmäppchen einfach zu schließen, sondern er musste es mehrmals auf- und zumachen, um es schließlich mit den Worten «So, jetzt ist alles gut, gut, gut» mit beiden Händen umklammert in die Schultasche zu legen. Er wusste selbst nicht genau, was ihn dazu veranlasste, und schämte sich vor seinen Eltern. Er sah ihre missbilligenden Blicke und bemühte sich mehr und mehr, die Kontrollen heimlich auszuführen. An guten Tagen hatte er seine Schultaschenkontrolle nach fünf Minuten geschafft. Es gab aber auch schlechte Tage, die ihn dazu zwangen, nach Beendigung der Kontrolle wieder von vorne zu beginnen. Sogar wenn er schon im Bett lag, hatte er manchmal so ein starkes Gefühl, dass etwas noch nicht in Ordnung sei und er dem nachgehen müsse. Er fühlte sich dann angespannt und unruhig, und nur wenn er dem Zwang nachgab und noch eine weitere Kontrolle folgen ließ, konnte er halbwegs beruhigt einschlafen.

Außer seinen Eltern hatte jahrelang niemand etwas von seinen Zwängen bemerkt. Er war ein Meister des Vertuschens. Brauchte er mehr Zeit, um irgendein Detail noch einmal zu kontrollieren, so war er sehr geübt darin, verschiedenste Ausreden zu finden. Mag sein, dass manche Mitschüler und Bekannte ihn schrullig fanden. Manche hätten vielleicht sogar gesagt, er habe da so ein paar Ticks. Alles in allem hatte aber sicherlich niemand eine Vorstellung davon, in welchem Ausmaß er sich stundenlang mit Dingen beschäftigte, die andere für verrückt gehalten hätten.

Jahrelang hatte er sich sein Leben so eingerichtet, dass ihm immer größere Zeitkontingente für fällige Kontrollen zu Verfügung standen. Viele Dinge vermied er einfach, weil er wusste, dass er ihnen nicht gewachsen war. Auf diese Weise war er während seines Studiums eigentlich ganz gut zurechtgekommen, auch wenn er sich eingestehen musste, dass sein Leben freudlos und leer war. Er hatte kaum Freunde und Bekannte, denn diese nur zu treffen hätte so viele unkalkulierbare Situationen mit sich gebracht, dass er sich einfach nicht imstande fühlte, dieses Risiko einzugehen. Er hatte Informatik studiert; dieses Fach schien ihm vergleichsweise kontrollierbar und beschwor nicht immer wieder neue Gefahren herauf. In seinem Leben hatte alles eine feste Ordnung: angefangen von der Morgentoilette, dem Anziehen (stets der rechte Strumpf vor dem linken), der Zubereitung und Einnahme des Frühstücks (er kalkulierte stets drei Minuten ein für die Beseitigung von Bröseln mit dem Tischstaubsauber) bis zu den Details, wie er Abends die Zähne zu putzen hatte. Fast alle Abläufe in seinem Leben schienen genau geregelt.

Umso erstaunlicher war es gewesen, dass er damals Sabine kennen gelernt hatte. Sie war Studentin im ersten Semester, und er war ihr als Tutor zur Seite gestellt worden. Er hatte ihr beim Einstieg ins Studium geholfen und ihr Skripte zu verschiedenen Fächern zur Verfügung gestellt. Es entwickelte sich eine Freundschaft zwischen ihnen, und er spürte schon bald, dass ihre ruhige, zurückhaltende und fürsorgliche Art für ihn etwas Entspannendes hatte, ihm Sicherheit vermittelte.

Nie hatte sie auf unangenehme Weise nachgefragt oder sich über ihn lustig gemacht, wenn er beispielsweise vor dem Verlassen seiner Wohnung mehrere Male den Herd (der an diesem Tag noch gar nicht verwendet worden war) kontrollieren musste. Sie schien weder ungeduldig noch schockiert, sondern akzeptierte es einfach als Teil von ihm. Im Gegenteil schätzte sie sogar seine Genauigkeit und große Verlässlichkeit. Sabine nahm einige seiner «Marotten» zwar genau wahr, enthielt sich aber jeden Kommentars und blickte eher mitfühlend auf Michael, ohne ihn durch Fragen beschämen zu wollen.

Es lag nun zehn Jahre zurück, dass sie sich kennengelernt hatten. Für Michael war es völlig klar gewesen, dass nur Sabine seine Frau hatte werden können. War er im Allgemeinen scheu und unsicher gegenüber dem anderen Geschlecht gewesen, so vermittelte Sabine ihm das Gefühl, die Situation kontrollieren zu können. Die beiden schienen sich gut zu ergänzen. Er war der «rationale Denker», wie er sich selbst gern bezeichnete, und der Kopf in der Beziehung. Auf den ersten Blick wirkte er ausglichen, war in seiner Art überaus verlässlich und schien immer gleich gelaunt. Andererseits hätte man gar nicht sagen können, ob er nun fröhlich oder unglücklich war. Er selbst hätte das als «normal» bezeichnet. Andere hätten ihn wohl als «sachlich» beschrieben. Sabine war ganz anders. Man merkte ihr Stimmungen sofort an und sie neigte zu Ängstlichkeit. Sie bewunderte ihn für seine analytischen Fähigkeiten. Ihr selbst fiel es schwer, abstrakt und systematisch Zusammenhänge zu erfassen. Ihr Studium hatte sie deshalb nach wenigen Semestern entnervt abgebrochen. Michael war damals bereits am Ende seiner Ausbildung gewesen und sie hatte das Ausmaß seiner Zwänge noch nicht annähernd erfasst. Lange Zeit hatte sich Michael bemüht, seine Rituale und Kontrollen allein und für sich selbst durchzuführen. Erst nachdem die beiden zusammengezogen waren, wurde Sabine langsam deutlich, welch großen Raum der Zwang in seinem Leben einnahm. Anfangs reagierte sie geduldig und war der Auffassung, er müsse vielleicht nur ein wenig «lockerer» werden. Als sie dann bemerkte, wie stark Michael den absurdesten Verhaltensweisen widerstandslos ausgesetzt war, machte sie es sich zur Aufgabe, ihn davon zu befreien. Sie glaubte, dass ihre Liebe zu ihm stärker sein müsse als der Zwang. Er tat ihr leid, wenn er beispielsweise mehrmals zum Wagen zurückkehren musste, um zu kontrollieren, ob er auch wirklich verschlossen war. Sie drängte ihn dann sanft, Kontrollen abzukürzen, und versuchte, ihm unangenehme Tätigkeiten abzunehmen. Wenn sie seine Unruhe bemerkte, versicherte sie ihm auch ungefragt immer öfter, dass alles in Ordnung sei. Michael reagierte meist mit Erleichterung. «Was würde ich nur ohne dich machen!», lautete seine stete Äußerung. Sie war sein «Goldstück» und genoss dies. Andererseits sprachen sie nie direkt über seine Zwänge. Es war ein Tabu, und sie spürte, dass sie daran nicht rühren durfte. Es war eine stille Vereinbarung zwischen beiden, dass sie nicht nachfragte: weshalb eine Zeitung noch einmal sorgfältig Seite für Seite durchgeblättert werden musste, bevor sie zum Altpapier kam, warum das Auto fünfmal auf- und zugesperrt werden musste, bevor man den Parkplatz verlassen konnte, weshalb Michael häufig nach dem Tanken nach wenigen Kilometern Fahrt noch einmal anhielt, um zu prüfen, ob er tatsächlich den Tankdeckel fest zugeschraubt hatte. Über all dies sprachen sie nicht. Sie hoffte, dass es sich von selbst ändern würde, wenn sie ihm nur genug Sicherheit gäbe. Mit der Zeit jedoch musste sie feststellen, wie wenig ihre Freundlichkeit und Liebe gegen seinen Zwang ausrichten konnten, und war enttäuscht über sich selbst. Seine Kontrollen nahmen nicht ab, im Gegenteil, er schien immer neue Umstände zu finden, denen er sich zwanghaft widmen musste.

Nach äußeren Maßstäben führten Michael und Sabine dennoch ein geordnetes und glückliches Leben. Drei Jahre nach ihrer Hochzeit wurden sie Eltern eines entzückenden Mädchens. Dem Anschein nach hatten sie vieles erreicht: Er hatte eine gut bezahlte Stelle als Systemadministrator in einer Versicherung, sie hatten ein Häuschen gemietet, fuhren ein geräumiges Auto und waren jetzt eine richtige Familie. Alles wirkte auf den ersten Blick ganz normal, und kaum jemand wäre auf die Idee gekommen, wie sehr sich die Zwangserkrankung im Leben von Michael bis zu diesem Zeitpunkt ausgebreitet hatte.

Hatte Michael es über Jahre geschafft, trotz all der Zwänge, die ihm zu schaffen machten, ein relativ stabiles und erfolgreiches Leben zu führen, so nahmen die Symptome seiner Krankheit nun überhand. Der unerbittliche Drang nach exzessiver Kontrolle verfolgte ihn in seinem Arbeitsleben mehr und mehr. Dies hatte zur Folge, dass seine Arbeitsleistung zwangsläufig schrumpfte und er infolgedessen bis lange in die Nacht hinein im Büro bleiben musste, um auf diese Weise für etwas Ausgleich zu sorgen. War er in früheren Zeiten zwischen 18.00 und 19.00 Uhr nach Hause gekommen, so war es nun keine Seltenheit, dass er erst zwischen 21.00 und 22.00 Uhr seinen Arbeitsplatz verließ. Er tat dies keineswegs mit einem Gefühl der Genugtuung und Sicherheit. Es war pure Erschöpfung, die ihn dazu zwang aufzuhören. Hätte er die Möglichkeit gehabt, im Büro zu schlafen, er hätte sich auf der Stelle hingelegt. Resigniert und angeschlagen machte er sich auf den Nachhauseweg. Immer weniger Zeit teilte Michael mit seiner Familie. Sabine war mit der Tochter allein und unzufrieden. War ihr Mann da, so konnte sie mit ihm nichts anfangen. Er schien erschöpft, gereizt und abwesend. Sie konnte nicht verstehen, weshalb er nun so viel arbeiten müsse.

Es war vor rund zwei Jahren, als die beiden eines Abends fast zufällig beim gemeinsamen Fernsehen auf eine Reportage über zwangserkrankte Menschen stießen. Dort berichteten verschiedene Betroffene über ihr Leiden und darüber, was ihnen geholfen hatte, mit der Krankheit zurechtzukommen. In all den Jahren des Zusammenseins und der Ehe war dies der erste Augenblick, wo die beiden über die Zwangsstörung zu sprechen wagten. «Es kann so nicht weitergehen, ich schaffe es nicht mehr, ich schaffe es einfach nicht mehr.» An diesem Abend erfuhr Sabine vieles, was sie bereits geahnt hatte, und doch übertrafen die Schilderungen von Michael ihre Vorstellungen bei Weitem. Sie verstand nun, warum er immer so lange im Büro bleiben musste, welche Befürchtungen ihn ständig heimsuchten und was er alles tat, um ihnen zu entkommen. Sabine war schockiert und auf der anderen Seite auch erleichtert, denn durch dieses Gespräch schien ja ein Stein ins Rollen gekommen zu sein. Michael hatte also eine Zwangsstörung. Eine Krankheit, die behandelt werden konnte; das hatten die Ärzte im Fernsehen gesagt. Also bestand Hoffnung, dass auch Michael geheilt werden könnte. Bereits am nächsten Tag begann Sabine, Erkundigungen einzuholen und Bücher über Zwangserkrankungen zu kaufen. Sie verschlang diese Bücher und war voller Hoffnung auf eine Veränderung. Michael dagegen tat sich schwer, sich überhaupt auf die Lektüre einzulassen. Was dort stand, schien ihm alles so weit von seiner Realität entfernt zu sein. Was er selbst als unerbittliche innere Notwendigkeit empfand, nämlich bestimmten Handlungen nachzukommen, um seine schier unermessliche Anspannung zu mildern, wurde hier abstrakt abgehandelt. In den Büchern war die Rede von veränderten Botenstoffen im Gehirn, was mit Hilfe von Medikamenten ausgeglichen werden könne. Das erschien ihm in gleicher Weise suspekt wie die dort erwähnten psychologischen Theorien. Was, um Gottes willen, hatte all das mit ihm zu tun? Die Vorstellung, Psychopharmaka zu nehmen, die irgendetwas mit seiner Psyche machten, was er selbst nicht kontrollieren konnte, war für ihn überaus beängstigend. Auch gegenüber Psychiatern oder Psychotherapeuten verspürte er ein dumpfes Unbehagen. Hatte er selbst nicht alles versucht, um Herr seiner Zwänge zu werden? Was bitte schön sollte denn daran nützlich und gut sein, wenn er über seine Symptome mit einem Fremden spräche? War all das nicht bereits so peinlich genug? Hatte er nicht ausreichend Mühe mit den Kollegen, seinen Bekannten, seiner Frau? War es denn wirklich notwendig, eine völlig unbekannte Person zu involvieren? Die Bücher ärgerten ihn, ja sie machten ihn aggressiv. Dort war etwa die Rede davon, der «Königsweg der Behandlung» sei die «Konfrontation» mit «angstauslösenden Situationen». Er müsse beispielsweise lernen, beim Verlassen des Autos auf Kontrollen zu verzichten. Dieser

Rat schien ihm trivial und fast schon zynisch. War dies nicht ohnehin sein ganzes Bestreben? Nichts wollte er lieber, als nicht von dem Zwang besessen zu sein. Er tat doch alles dafür, dass der Zwang ihn endlich in Ruhe ließe. Was sollte da der Hinweis, er müsse lernen, auf das Zwangsverhalten zu verzichten? Hatte der Mensch, der das schrieb, überhaupt die leiseste Ahnung davon, was es für ihn bedeuten würde, nicht nachzukontrollieren? Es war für ihn damals schlicht unvorstellbar, wie es möglich sein sollte, auf all die Kontrollen in seinem Leben zu verzichten. Je unermüdlicher ihn seine Frau immer wieder mit neuen Büchern traktierte, desto mehr zog er sich von ihr zurück und versank noch stärker in einem Leben aus Zwang. Gleichzeitig begann er, Sabine mehr und mehr in seine Krankheit «einzubauen». Immer öfter geschah es, dass er aus dem Büro anrief, um sie zu bitten, bestimmte Kontrollen im Haus durchzuführen. Hatte sich anfangs die Aufmerksamkeit dabei noch auf den Herd in der Küche gerichtet, so bat er sie nun um Kontrollgänge, um zu überprüfen, ob die Lichter in bestimmten Räumen ausgeschaltet, Fenster (die seit Wochen nicht mehr geöffnet worden waren) verschlossen und Wasserhähne nicht vielleicht aufgedreht seien. Seine Frau, die auf diese Weise hoffte, sich ihm wieder anzunähern und die Beziehung zu stärken, kam seinen Kontrollwünschen so gut entgegen, wie sie konnte. Immer wieder versicherte sie ihm, er brauche sich keine Sorgen zu machen, es bestehe keine Gefahr, und am Ende eines solchen Telefonats schien zwischen beiden fast ein liebevoller und vertrauter Plauderton zu herrschen.

Sabine hatte damit einen festen Platz: Sie war zur Mitstreiterin bei der Mission geworden, den Zwang zu besiegen. Eine Zeit lang tat sie alles, nur ja keine Situation aufkommen zu lassen, an der er hätte Anstoß nehmen können. Sie achtete noch penibler als sonst auf Ordentlichkeit und Sauberkeit im Haushalt. Sie vermied es, irgendwelche Veränderungen vorzunehmen, und sah zu, dass alles immer an seinem Platz war, so wie ihr Mann es zu wünschen schien. Zugleich spürte sie, wie sehr sie mit ihren Kräften am Ende war. Kontakte zu früheren Freundinnen bestanden kaum noch. Sabine litt unter der entstandenen Einsamkeit. Michael hatte ihr eingeschärft, nie mit irgendeinem Menschen über seine Krankheit zu sprechen. Ihrem fortwährenden Drängen, er solle endlich einen Arzt aufsuchen, hatte er sich bislang erfolgreich widersetzt. Sein Hausarzt empfahl eine fachärztliche Behandlung, aber die Vorstellung, zu einem Psychiater zu gehen, schreckte ihn über die Maßen. Er, der «Rationalist und Perfektionist», unternahm stattdessen verschiedene Selbstheilungsversuche. Mit Hilfe einer Ernährungsumstellung, von Bachblüten, Rescue-Tropfen, Baldrian und anderen pflanzlichen, verschreibungsfreien Medikamenten bemühte er sich um eine Linderung seiner Symptome. Nach einiger Zeit musste er jedoch einsehen, dass keine Veränderung eingetreten war: Die Zwänge hatten ihn fest im Griff und er war dagegen wehrlos.

Michael blickte auf die Uhr, in wenigen Minuten würde er in das Zimmer des Psychotherapeuten eintreten und ihm dann seine ganze Geschichte erzählen müssen. Ihm graute davor. Es entsprach nicht seiner Natur, sich einem anderen Menschen einfach so anzuvertrauen, und doch schien ihm keine andere Wahl mehr möglich. Er war an dem Punkt angelangt, an dem er sich eingestehen musste, dass es ohne eine Hilfe von außen nicht länger ging. Vor einigen Wochen hatte sich die Situation abermals dramatisch zugespitzt. Auslöser war die Begegnung mit einem Kollegen an einem Samstag im Büro gewesen. Dort galt es zwar als wünschenswert, viel und effizient zu arbeiten. Einem ungeschriebenen Gesetz zufolge hatte aber jeder Mitarbeiter so gut zu sein, dass Wochenendarbeit nicht notwendig wurde. Als sein Kollege im Büro eintraf, um einen vergessenen Geldbeutel zu holen, war dies für Michael eine höchst peinliche Begegnung. Er saß vor seinem Bildschirm inmitten von Bergen von Papier und stammelte etwas von «nur eine Kleinigkeit vergessen». Michaels Kollege reagierte irritiert. Er war zwar freundlich, aber offensichtlich misstrauisch. Transparenz galt innerhalb der Firmenphilosophie als ein besonderes wichtiges Prinzip und hier schien jemand sein ganz eigenes Ding zu machen. Es kam unvermeidlich zu einem Vorgesetztengespräch in der Woche darauf. Michael sollte sich erklären, wie seine Anwesenheit am Wochenende zu verstehen sei. Schon seit einiger Zeit stelle man fest, dass seine Verweilzeiten im Büro zunähmen, ohne dass sich sein Arbeits-Output vergrößert habe. Ob er nebenbei noch für jemand anderen arbeite usw. Michael tat sich extrem schwer, die auf ihn einprasselnden Fragen und Vorwürfe zu entkräften. Es schien ihm unmöglich, über seine Zwänge zu sprechen, und so antwortete er in einer Mischung aus Abstreiten und Beteuerungen, sich zu bessern.

So konnte es nicht weitergehen. Er war drauf und dran, seine berufliche Existenz aufs Spiel zu setzen. Abends besprach er sich mit Sabine und am Tag darauf telefonierte er mit der Deutschen Gesellschaft für Zwangserkrankungen in Osnabrück. Er fragte nach Informationen zu Behandlungseinrichtungen, Ärzten und Psychotherapeuten. Er erhielt ein halbes Dutzend Telefonnummern. Es wurde ihm gesagt, er habe Glück, denn in seinem Umkreis gebe es einige Spezialisten. Er telefonierte einfach die Liste ab und war von dem, was er dabei erfuhr, zunächst sehr ernüchtert. Nirgends konnte ihm kurzfristig ein Therapieplatz angeboten werden. Die Mindestwartezeit betrug acht Wochen. Acht Wochen erschienen ihm wie eine Ewigkeit. Tatsächlich waren sie nur winziger Augenblick, verglichen mit den 25 Jahren, die er bereits mit seinen Zwängen lebte. Also vereinbarte er einen Gesprächstermin. Wenigstens dieses eine Mal. Hülfe alles nichts, bliebe ihm immer noch die Möglichkeit, seinem Leben ein Ende zu setzen. Er war erleichtert bei dem Gedanken, dass es diesen letzten Ausweg gab.

In diesem Augenblick öffnete sich die Tür des Behandlungszimmers und eine junge Frau verließ den Raum. Sie grüßte ihn ungewohnt familiär, nahm ihren Mantel von der Garderobe und verließ die Praxis. Michael spürte, wie sein Herz klopfte, seine Finger waren feucht, seine Gedanken wanderten zum Auto. Er war sich plötzlich nicht mehr sicher, ob er es abgesperrt hatte. Er spürte einen großen Drang, zum Wagen zurückzukehren. Er versuchte noch einmal, ganz detailliert zu rekonstruieren, wo genau er ihn geparkt, wie er ihn abgeschlossen hatte und ob er sich dessen sicher sein konnte. Obwohl er daran denken musste, dass er extra noch einmal zum Auto zurückgegangen war, als er schon kurz vor der Praxistür gestanden hatte, fiel es ihm schwer, jetzt an die Verlässlichkeit dieser Erinnerung zu glauben. Hatte er sich nicht vielleicht getäuscht? Stand das Auto nicht offen? Die Unruhe in ihm war unerträglich.

In diesem Augenblick öffnete sich eine Tür. Ein Mann erschien, sah sich um und blickte ihn an. «Sie sind Herr Schmidt? Ich grüße Sie, bitte kommen Sie doch herein und nehmen Sie Platz.» Michael erhob sich, seine Hände waren feucht und kalt. Unsicher ergriff er die Hand des Therapeuten. Er spürte seine Aufregung und wäre am liebsten davongelaufen. Hatte er das Auto wirklich verschlossen? Nun war es zu spät. Er musste da jetzt durch ...

1. WAS SIND «ZWANGSSTÖRUNGEN»?

Die Erforschung der Zwangserkrankung, ihrer Hintergründe und Behandlungsmöglichkeiten ist ein vergleichsweise junges Gebiet. Waren früher Zwangsstörungen ein nur innerhalb einer kleinen Fachgruppe von Ärzten und Psychologen beachtetes Phänomen, so tauchen heute Schilderungen von Patienten mit Zwangsstörung vermehrt in der öffentlichen Diskussion auf. Selbst amerikanische Spielfilme haben die Zwangsstörung als interessanten Filmstoff entdeckt. In der bekannten Komödie «Besser geht's nicht» spielt Jack Nicholson einen zwangsgestörten «Stadtneurotiker». Er tritt nie auf Fugen von Pflastersteinen oder Fliesen, benutzt beim Händewaschen jedes Mal ein neues Stück Seife und isst im Restaurant nur mit Plastikbesteck. Doch Zwänge sind keineswegs nur ein Phänomen der Gegenwart. Auch in früheren Epochen gab es bereits Zwangserkrankungen. So finden sich beispielsweise bei Martin Luther eine Vielzahl von Erlebnis- und Verhaltensweisen, die man heute durchaus mit einer Zwangsstörung in Verbindung bringen würde. Als der junge Martin Luther in den strengen Orden der «Augustinischen Eremiten» eintrat, um Mönch zu werden, unterwarf er sich damit ganz besonders strikten christlichen Moralforderungen. Ein Mönch hatte sich vollkommen ins Gebet zu vertiefen, ausschweifende Gedanken zu besiegen, zu arbeiten, alle Sünden vollständig zu beichten und aufrichtig zu bereuen sowie unkeusche Gedanken zu überwinden. Der junge Luther verzweifelte daran. Er hatte den Eindruck, gar nicht vollständig beichten zu können, weil er immer wieder neue und weitere Verfehlungen bei sich vermutete. Auch schweifte er im Gebet (entgegen der Regel!) immer wieder ab, anstatt ganz in der Kontemplation zu versinken. Er zweifelte fortwährend an sich und hatte den Eindruck, den Ansprüchen nicht genügen zu können. Unkeusche Gedanken verfolgten ihn, ohne dass er sich dagegen wehren konnte. All das quälte Luther so sehr, dass er versuchte, noch exzessiver den strengen Regeln Folge zu leisten, um so seine unangenehmen und verbotenen Gedanken zu überwinden. Er bestrafte sich systematisch mit Selbstkasteiung und Schlafentzug. All dies trieb ihn aber nur tiefer in die Erfahrung eigener Unzulänglichkeit. Mit

heutigen Augen betrachtet, erinnert der junge Luther an einen von Zwangsgedanken gepeinigten Menschen, der zunächst vergeblich versucht, seinen Zwängen durch immer strengere Verhaltensregeln Herr zu werden.
Ob es sich bei Luther wirklich um eine Zwangsstörung gehandelt hat, bleibt Spekulation. Als verbürgt gilt dagegen die Krankheit bei einer Reihe prominenter Zeitgenossen wie Woody Allen, Harrison Ford und Cameron Diaz. Auch der Autorin Silvia Plath und der berühmten Marlene Dietrich wurde eine Zwangsstörung nachgesagt. Medienrummel hat auch der Fall des englischen Fußballspielers David Beckham ausgelöst. Vor der WM 2006 berichtete er der Presse, dass er unter einem Ordnungszwang leide. So dürften Getränkedosen in seinem Kühlschrank nur in gerader Zahl bereitstehen. Auch das zwanghafte rechtwinklige Ausrichten von Zeitschriften oder Möbeln gehöre zu seinen Ritualen. Alles müsse in Reih und Glied und paarweise angeordnet sein, damit er sich entspannen könne. Das klingt für Außenstehende zunächst seltsam und befremdlich. Ist dies schon eine Krankheit oder nur ein kleiner unbedeutender Tick, wie ihn fast jeder kennt?

1.1 Haben nicht alle Menschen Zwänge?

Samstagmorgen, halb sechs – Aufbruch in den Familienurlaub. Martin, Simone und die beiden Kinder sitzen bereits angegurtet im Wagen, die Koffer wurden schon gestern Abend verstaut und die Reise kann beginnen. «Schatz, hast du die Pässe?» Martin blickt seine Frau Simone fragend an. «Ja, die habe ich», antwortet sie. Martin nickt und fährt los. Ohne Pässe nach Kroatien, das wäre schlecht. Deshalb hat Simone sie extra in die Innentasche des Rucksacks gesteckt. Aber nun ist sie doch ein wenig verunsichert. Der Rucksack ist hinten im Kofferraum. «Halt doch bitte mal an, ich sehe lieber noch mal nach den Pässen.» Martin bremst, Simone eilt zum Kofferraum und kehrt wenig später erleichtert zurück. Die Pässe sind da, die Fahrt geht weiter. Die Kinder schlafen, Peter fährt, Simone denkt nach. «Habe ich eigentlich das Bügeleisen ausgemacht? Gestern Abend habe ich im Keller noch schnell eine Bluse gebügelt. Dann haben wir gegessen. Bestimmt habe ich das Bügeleisen vorher ausgemacht. So wie immer eben. Aber ich kann mich einfach nicht daran erinnern.»

«Du, Peter, warst du zufällig gestern noch mal im Keller und hast gesehen, ob das Bügeleisen ausgeschaltet war?» Ihr Mann schüttelt den Kopf. Die Fahrt geht weiter. Inzwischen ist die Sonne aufgegangen und es könnte sich langsam Vorfreude auf den Urlaub einstellen. Aber das Bügeleisen geht Simone einfach nicht aus dem Kopf.

Sie wird langsam ärgerlich, warum kann sie sich bloß nicht mehr erinnern? Es hilft alles nichts. Um halb neun rufen sie bei Peters Eltern an, die sich während ihrer Abwesenheit um die Blumen kümmern. Sie sind zum Glück da und fahren gleich los, um nach dem Bügeleisen zu sehen. Kurze Zeit später rufen sie an, alles ist in Ordnung. Simone seufzt erleichtert. «Ich wusste es, war mir aber einfach nicht mehr sicher.»

Ist Simone zwangskrank? Würden wir Menschen wie Simone als zwangskrank bezeichnen, so müsste man einen großen Teil der Bevölkerung als krank betrachten, denn Situationen wie die oben beschriebene erleben viele Menschen. Wo aber genau beginnt dann eine Zwangserkrankung? Kennen nicht im Grunde alle Menschen das Phänomen, dass sich unangenehme Gedanken immer wieder aufdrängen? Gerade wenn von einer Situation viel abhängt, neigen wir zu besonders sorgfältigen Kontrollen. Wer ein Vorstellungsgespräch hat, blickt immer wieder in den Spiegel, um sich zu vergewissern, dass Kleidung, Frisur oder Make-up passen. Wer zum ersten Mal Fahrräder auf dem Dachträger seines Autos transportiert, prüft vorher den Sitz der Schrauben besonders sorgfältig. Wer eine große Summe Geld überweist, der kontrolliert die Kontonummer lieber zweimal. Das ist unmittelbar einleuchtend und nachvollziehbar, verringert sich so doch die Wahrscheinlichkeit fehlerhaften Handelns und unangenehmer (oder sogar gefährlicher Konsequenzen). Auch bei der Fahrt in den Urlaub wäre im Falle vergessener Pässe ein unangenehmes Erwachen an der Grenze dem Familienfrieden sicherlich abträglicher als nur eine fehlende Badehose. Je mehr Relevanz wir einer Handlung zuschreiben, desto sorgfältiger planen wir. Je weniger Korrekturmöglichkeit wir später zu haben glauben, desto genauer und akribischer kontrollieren wir vorher unser Vorgehen. Wenn ein Fahrrad bei voller Fahrt wirklich vom Dach eines Autos fällt, dann lässt sich dieses Gesehen nicht mehr korrigieren. Umso wichtiger ist hier vorausschauende Planung.

Besonders vorsichtig und kontrollierend verfahren wir immer auch dann, wenn eine Handlung nicht zu unseren normalen Verhaltensroutinen gehört: Südländische Touristen fahren auf verschneiten Straßen in Österreich wie zaghafte Fahrschüler.

Diese besondere Vorsicht, dieses sorgfältige Kalkül im Planen und Handeln hat eine adaptive und somit letztlich nützliche Funktion. Zum Glück gibt es diesen Mechanismus, der uns in bestimmten Situationen zu ganz besonderer Vorsicht ermahnt. Im Grunde genommen ist das, was die kleine Geschichte von Simone beschreibt, überaus nützlich und in vielen Fällen hilfreich. Ohne bewusstes Zutun werden wir daran erinnert, besonders aufmerksam zu sein. Die entstehende innere Unruhe und die sich aufdrängenden Gedanken dienen somit einem höheren Maß an Sicherheit und sind gerade in unserer komplexen Welt mit ihren täglichen vielfältigen Anforderungen mitunter hilfreich und notwendig.

Wer «kopflos» ist und über ein solches Sicherungssystem gar nicht verfügt, macht zwangsläufig Fehler. Der starke Fokus auf Kontrolle und Sicherheit vollzieht sich dabei keineswegs primär willentlich, sondern das besondere und damit gemeinsame Merkmal mit Zwangsstörungen liegt gerade darin, dass sich die meisten Gedanken von selbst aufdrängen. Der Gedanke schießt förmlich in den Kopf, und wir werden ihn nicht mehr los. Er lässt uns unruhig werden, und wir spüren einen starken Drang, besser noch einmal «nachzusehen», um uns auf diese Weise ein wenig zu beruhigen. Die Kosten und der Aufwand für eine derartige Kontrolle sind überschaubar. Die Folgen im Falle eines Versäumnisses (z. B. eingeschaltetes Bügeleisen) können dagegen verheerend sein. Eine gewisse Zwanghaftigkeit und Sorgfalt im Planen und Handeln ist demnach eine hilfreiche und wünschenswerte Eigenschaft.

Wie jedoch unterscheiden sich hiervon zwangsgestörte Menschen? So viel vorweg: Würde Simone unter einer Zwangsstörung leiden, sie hätte es vermutlich gar nicht geschafft, um 5.30 Uhr zu starten. Wieder und wieder hätte sie sich vergewissern müssen, dass wirklich alles in Ordnung ist: Bügeleisen, Herd, Lampen, Kühlschrank, Stereoanlage und vieles andere wären unzählige Male zu kontrollieren gewesen, bevor sie hätte aufbrechen können.

1.2 Die Symptome der Erkrankung

Ein wenig Zwang kennt also fast jeder. Der eine hat einen kleinen Putzfimmel, der andere lässt sich zwei Sicherheitsschlösser an die Tür montieren. Diese einfache Form von Ordnungsliebe und Sicherheitsdenken hat allerdings so gut wie nichts mit einer Zwangserkrankung gemeinsam. Eine Zwangsstörung ist eine psychische Erkrankung, bei der der Betroffene, scheinbar gegen seinen Willen und ohne sich erfolgreich wehren zu können, immer wieder von offensichtlich unsinnigen Gedanken und Handlungswiederholungen gequält wird. Auf der einen Seite wird er von aufdringlichen Gedanken, Impulsen oder Bildern gepeinigt (z. B. Angst vor Verschmutzung), auf der anderen Seite legt er spezifische Verhaltensweisen an den Tag (meist Zwangshandlungen und Vermeidungsverhalten), die anderen bizarr und unverständlich erscheinen (z. B. exzessives Waschen der Hände, Vermeidung des Kontakts mit Türklinken etc.), die den Betroffenen selbst aber zu beruhigen scheinen. Die englische Bezeichnung der Erkrankung lautet «Obsessive Compulsive Disorder» und trägt diesen beiden unterschiedlichen Aspekten der Erkrankung bereits im Namen Rechnung: Auf der einen Seite stehen die unangenehmen, Angst und Anspannung auslösenden und sich aufdrängenden «Obsessionen» (meist Zwangsgedanken oder Zwangsimpulse), auf der anderen Seite finden sich gewissermaßen als Antwort darauf angstreduzierende Zwangshandlungen und Rituale («compulsions»).

Zwangsgedanken («obsessions»)

Entsprechend der englischen Bezeichnung «obsession» werden als Zwangsgedanken wiederkehrende und überdauernde Vorstellungen, Gedanken, Bilder oder Impulse bezeichnet, die sich dem Betroffenen ungewollt immer wieder aufdrängen und in sein Bewusstsein treten. Er selbst erlebt sie zumeist als unangenehm, sinnlos oder beunruhigend. Auf der einen Seite ist ihm bewusst, dass es seine eigenen Gedanken sind, auf der anderen Seite erschrickt er darüber und versucht diese unangenehmen Gedanken irgendwie loszuwerden. Zwangsgedanken können dabei sehr konkreter und anschaulicher Natur sein (z. B. die Furcht, jemanden versehentlich überfahren zu haben). Aber auch starke

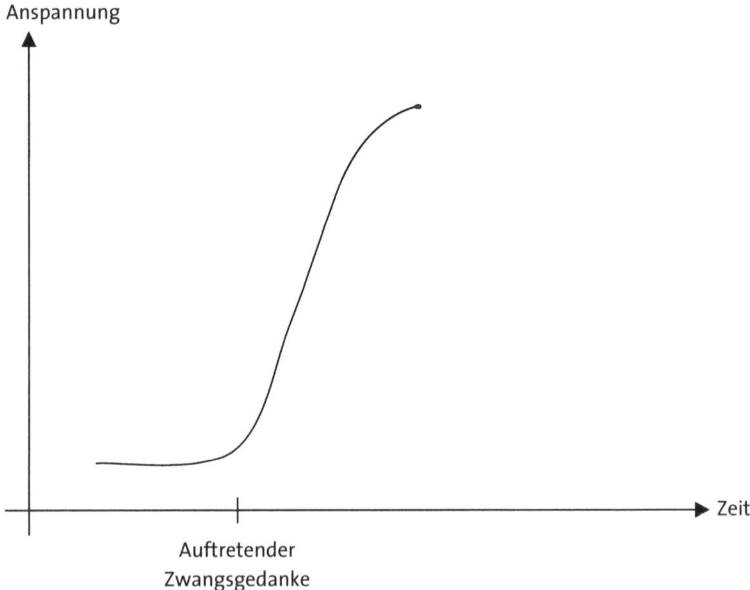

Abbildung 1: Zusammenhang zwischen Zwangsgedanken und Anspannung

Impulse, eine Handlung sofort und unbedingt ausführen zu müssen (z. B. einen bestimmten Gegenstand berühren zu müssen), zählt man im weitesten Sinn zu den Zwangsgedanken. Zwangsgedanken sind meist mit dem Gefühl von Unsicherheit, Angst oder auch Ekel verbunden und lösen bei den Betroffenen eine als äußerst unangenehm empfundene körperliche Anspannung aus.

Die folgenden Beispiele sollen zeigen, wie unterschiedlich zwangstypische «Obsessionen» aussehen können. Dabei wird unterschieden zwischen Zwangsgedanken (A), Zwangsimpulsen (B) und Zwangsbildern (C).

(A)

- *Hans P.:* «Sind die Radmuttern wirklich festgeschraubt? Wenn ich ein Rad verliere, stirbt womöglich ein Mensch.»
- *Jutta K.:* «Wenn ich mit den falschen Dingen in Berührung komme, könnte ich Aids kriegen.»
- *Susanne F.:* «Ist der Herd wirklich aus? Das Haus könnte in meiner Abwesenheit niederbrennen.»

- *Margit T.:* «Wenn ich etwas tue, dann habe ich manchmal ganz blöde Gedanken dabei. Zum Beispiel, wenn ich über die Straße gehe, denke ich, hier könnte mein Mann überfahren werden.»

(B)

- *Rosemarie K.:* «Wenn ich das Fenster schließe, kann ich es einfach nicht loslassen. Ich habe dann das Gefühl, dass die Handlung noch nicht abgeschlossen ist. Ich spüre einen ganz großen Drang, es immer wieder zu öffnen und zu schließen.»
- *Dagmar B.:* «Ich habe ein starkes Verlangen, die Kleider im Schrank in einer ganz bestimmten Ordnung zu sortieren. Wenn das nicht ganz genau stimmt, kriege ich ein großes Unbehagen.»
- *Oliver D.:* «Ich habe immer wieder den unbändigen Drang, geringfügigste Unregelmäßigkeiten des Farbauftrags meiner Wohnzimmerwand ‹auszumerzen›.»

(C)

- *Johanna G.:* «Es drängt sich mir immer wieder die Szene auf, wie meine Tochter verblutet.»
- *Peter D.:* «Es drängt sich mir immer wieder das Bild auf, wie ich anderen Männern ins Gesicht schlage.»

Oft lässt sich auch gar nicht genau unterscheiden, ob es sich nun um reine Gedanken oder einen Impuls handelt. Zwangsgedanken können gleichzeitig bildhaft, gedanklich und impulsiv gefärbt sein. Und häufig besteht der Zwangsgedanke einfach in dem diffusen Eindruck, «irgendwie» noch nicht fertig zu sein. Fest steht aber, dass niemand gerne solche Gedanken denkt oder mit solch unangenehmen Bildern konfrontiert wird. Sie sind belastend und beschämend. Am besten wäre, man könnte sie irgendwie abschütteln und vergessen. Nicht nur Zwangskranke, sondern auch viele gesunde Menschen erleben von Zeit zu Zeit solch unangenehme Gedanken. Sie billigen ihnen allerdings weniger Bedeutung zu und vergessen sie tatsächlich wieder schnell. Patienten mit Zwang erleben derartige Gedanken und Impulse dagegen mit höherer Intensität und messen ihnen viel mehr Wichtigkeit bei. Sie erleben sie als so unangenehm, dass sie kaum in der Lage sind, ihren Realitätsgehalt abzuschätzen oder ihre Relevanz für das eigene Handeln zu überprüfen.

Allein die Tatsache, dass es den Gedanken oder Impuls gibt, macht ihn gefährlich, bedrohlich und gibt ihm somit ein Stück Wirklichkeit. Zwangsgestörte Menschen erleben die daraus resultierende Anspannung als so unangenehm, dass sie glauben, Gegenmaßnahmen treffen zu müssen (z. B. Zwangshandlungen).

Zwangshandlungen («compulsions»)

Die Reaktion auf diese aufdringlichen und ungewollten Gedanken und Impulse besteht in sich wiederholenden Verhaltensweisen, den so genannten Zwangshandlungen. Mit ihrer Hilfe sollen sowohl die aus Zwangsgedanken und -impulsen resultierende Anspannung als auch damit einhergehende negative Gefühle neutralisiert und irgendwie in Schach gehalten werden.

Dabei werden diese zwanghaften Verhaltensweisen häufig entsprechend bestimmter Regeln und in sehr stereotyper Form ausgeführt. Eine Tür wird beispielsweise nicht einfach abgeschlossen, sondern der Ablauf folgt einer festgelegten Abfolge. Die Zwangshandlungen sind kein reiner Selbstzweck, sondern sie zielen vor allem darauf, Anspannung, Ängste und Befürchtungen abzumildern. Bei Waschzwang werden beispielsweise häufig Hände oder andere Körperteile nach strengen Regeln gesäubert, um so ein potentielles Ansteckungsrisiko zu minimieren. Auch die strikte Vermeidung von Dingen, die «Zwangsdruck» auslösen könnten, ist typisch (z. B. Türklinken nur mit dem Ellbogen zu öffnen). In Bezug auf die oben skizzierten Zwangsgedanken sind folgende Zwangshandlungen denkbar:

(A)

- Hans hat Angst, dass sich während einer Autofahrt ein Rad von seinem Wagen lösen könnte, und kontrolliert deshalb vor jeder Fahrt und manchmal auch zwischendurch alle Radmuttern in bestimmter Reihenfolge.
- Jutta hat Angst, sich mit Aids infizieren zu können. Sie wäscht sich täglich bis zu fünfzehnmal ausgiebig die Hände (jeweils bis zu zehn Minuten) und vermeidet jeglichen Kontakt mit Türklinken, Geländern und anderen Dingen, die potentiell «verseucht» sein könnten.
- Susanne hat große Angst, dass in ihrer Abwesenheit das Haus ab-

brennen könnte. Bevor sie das Haus verlässt, muss sie stets alle elektronischen Geräte (vor allem Bügeleisen und Herd) sowie alle Lichter mehrmals kontrollieren und die Hauptsicherung ausschalten.
- Margit kehrt immer wieder um, wenn sie eine Straße oder eine Schwelle mit «schlechten Gedanken» überquert hat, und wiederholt das bis zu zwanzigmal.

(B)
- Wenn Rosemarie K. ein Fenster schließen will, dann kann es passieren, dass sie den Griff nicht mehr loslassen kann. Sie muss es dann bis zu fünfzigmal öffnen und schließen, bevor die unangenehme Spannung nachlässt.
- Wenn Dagmar frische Wäsche in den Schrank einräumt, muss sie genau kontrollieren, dass jedes Hemd, jede Socke, jeder Pullover perfekt eingeräumt ist. Ein Gefühl, dass «es nun passt», stellt sich oft erst nach zwei Stunden ein.
- Sobald Oliver aus der Arbeit nach Hause kommt, sitzt er mit Farbe und Pinsel an der Wohnzimmerwand und retouchiert kleinste Unregelmäßigkeiten, bis er spät in der Nacht die Arbeit erschöpft unterbricht. Nie ist er mit dem Ergebnis zufrieden.

(C)
- Wenn sich Johanna beim Wickeln ihrer Tochter ein unangenehmes Bild aufgedrängt hat (blutendes Kind), dann muss sie die Handlung unterbrechen und innerlich bestimmte Beschwörungsformeln sprechen. Um die Angst zu lindern, hat sie alle spitzen und scharfen Gegenstände weggesperrt.
- Wenn Peter sich vorstellt, wie er jemandem ins Gesicht schlägt, dann beunruhigt ihn dies so sehr, dass er sich zur «Wiedergutmachung» absichtlich bestraft (z. B. Trink- und Essverbot). Gegenüber anderen Personen, auf die er eigentlich wütend ist, verhält er sich immer freundlich und zurückhaltend und verbietet sich, etwas von seinen wahren Gefühlen zu zeigen.

Meist wissen die Betroffenen, dass ihr zwanghaftes Verhalten letztendlich irrational ist und beispielsweise ihre lang andauernden Waschrituale nicht der objektiven Gefährlichkeit der Situation entsprechen. Dennoch fühlen sie sich immer wieder zur Ausführung ihrer spezifischen Zwangsrituale gedrängt und können diesem Drang nur schwer oder gar nicht widerstehen. Einer der Gründe dafür ist, dass Zwangshandlungen in aller Regel zu einer – wenn auch nur kurzfristigen – Verringerung der starken Anspannung und Angst führen. Damit sind die verschiedenen Zwangsverhaltensweisen in gewisser Hinsicht Instrumente, um mit der eigenen Angst und Anspannung besser zurechtzukommen. Der Betroffene fühlt sich hinterher zwar meist nicht wirklich gut und zufrieden – aber im Vergleich zur großen Unruhe vor der Zwangshandlung zumindest besser. Abbildung 2 zeigt den Zusammenhang zwischen Zwangsgedanken, Zwangshandlungen und Anspannung.

Der Brennstoff des Zwangs

Gibt es eine Essenz, eine allen Zwängen zugrunde liegende Basis, mit der sich das Wesen der Erkrankung erklären lässt? Ist es etwa primär Angst, die dem bizarren Verhalten aus Zwangsgedanken und Zwangshandlun-

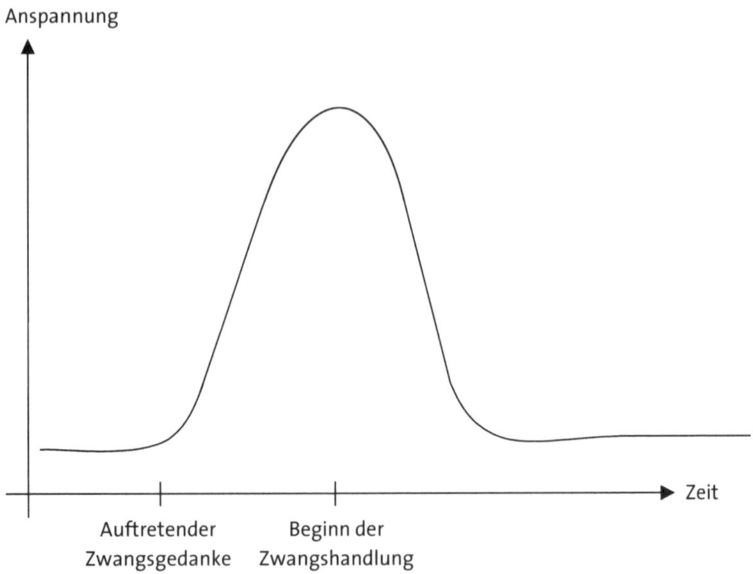

Abbildung 2: Zusammenhang zwischen Zwangsgedanken, Zwangshandlung und Anspannung

gen zugrunde liegt? In einigen Fällen scheint dies tatsächlich so zu sein. Viele Patienten berichten von ihrer Furcht, durch einen Fehler oder mangelhafte Kontrolle könnten irreversible fatale Konsequenzen eintreten. Die Vorstellung des eingeschalteten Bügeleisens ist ganz deutlich mit einem Gefühl der Angst verbunden. Auf der anderen Seite weiß der unter Zwängen leidende Mensch durchaus, dass er gerade noch einmal sorgfältig überprüft hat, ob alles in Ordnung ist. Aber diese Kontrolle vermag es doch häufig nicht, ein fundamentales Gefühl von Bedrohung ausreichend zu beseitigen. Trotz all seiner Bemühungen verspürt der zwangskranke Mensch keine Sicherheit. Insofern sind Angst und Furcht die logische Folge seiner eigenen Erfahrung. Auch Menschen ohne Zwangserkrankung würde es da nicht anders ergehen. Spürt man etwa das Risiko, dass jeden Augenblick das Haus in Flammen aufgehen könnte, dann sind Angst und Furcht die völlig nachvollziehbare Konsequenz dieser Einschätzung. Es ist also weniger die Angst an sich, die der Störung zugrunde liegt, als vielmehr eine fundamentale Verunsicherung hinsichtlich des eigenen Erlebens. Während sich bei fast allen Menschen nach dem Abschluss einer Handlung natürlicherweise ein Gefühl der Vollständigkeit einstellt, fehlt vielen Patienten bei Zwangsstörungen dieses Empfinden. Oft wird eine Handlung ausgeführt, ohne dass es zu besonderen Auffälligkeiten käme, auch scheint der Mensch dabei durchaus wach und konzentriert; andererseits vermittelt sich ihm nicht das Gefühl, dass die Handlung wirklich vollständig und korrekt ausgeführt wurde. Eine unserer Patientinnen hatte immer wieder Mühe damit, das Deckenlicht ihres Arbeitszimmers auszuschalten. Zwar drückte sie den Schalter und sah ganz deutlich, wie der Raum sich verdunkelte. Sie wusste «eigentlich» auch, dass sie den Schalter betätigt hatte; auf der anderen Seite «fühlte es sich jedoch noch nicht danach an». Häufig musste sie das Licht dann noch einmal anmachen, um es abermals mit vollster Konzentration auszumachen und dabei auf das Gefühl eines kompletten Abschlusses zu achten. Es ist also vor allem diese tiefe Verunsicherung bezüglich der Beurteilung der Welt, möglicher Gefahren und eigener Handlungen, die der Zwangserkrankung zugrunde liegt. Nichts erscheint sicher, alles wird in Zweifel gezogen, und genau diese tiefe Unsicherheit verlangt immer wieder die Ausführung von scheinbar sinnlosen Zwangshandlungen. Das Leben vieler Zwangspatienten gleicht insofern einem unermüdlichen und gleichsam vergeblichen Kampf gegen Windmühlen.

1.3 Wer ist betroffen?

Zwangsstörungen treten in allen Ländern und Kulturen auf und wurden bereits vor Jahrhunderten beschrieben. Ging man noch vor Jahrzehnten davon aus, dass nur annähernd jeder tausendste Mensch von dieser Störung betroffen ist, so kommen neuere Untersuchungen zu dem Ergebnis, dass zum gegenwärtigen Zeitpunkt rund zwei Prozent der Bevölkerung zwangskrank sind und bis zu drei Prozent der Bevölkerung im Laufe des Lebens irgendwann darunter leiden werden. Bleiben sie unbehandelt, chronifizieren Zwangserkrankungen häufig. Spontanheilungen sind im Erwachsenenalter extrem selten. Bei vielen der Erkrankten zeigen sich auffällige Symptome bereits im Kindesalter. 90 Prozent der Betroffenen berichten schon in der Jugend über zwangsähnliche Verhaltensweisen. Der eigentliche Beginn der Erkrankung liegt meistens in der Adoleszenz oder im jungen Erwachsenenalter. Das Durchschnittsalter der Ersterkrankung liegt bei 23 bis 25 Jahren. Ein Störungsbeginn nach dem 40. Lebensjahr ist hingegen sehr selten. Männer und Frauen sind in etwa gleichermaßen häufig betroffen.

Studien zeigen, dass die Zahl der Unverheirateten unter den Zwangspatienten besonders hoch ist. Die Krankheit selbst führt oft dazu, dass langfristige Partnerschaften deutlich erschwert sind. Zudem haben einige Patienten mit Zwängen ausgeprägte Probleme in der Kommunikation mit anderen Menschen und tun sich sehr schwer, enge Beziehungen einzugehen. Früher glaubte man, von Zwangsstörungen seien vor allem sozial gut situierte und überdurchschnittlich intelligente Patienten betroffen. Zu diesem Ergebnis kam man, weil sich bei Ärzten und in Klinikambulanzen tatsächlich überproportional viele Patienten aus dem wohlsituierten Bildungsbürgertum vorstellten. Neuere Untersuchungen zeigen hingegen, dass diese Vermutung ein Trugschluss war. Tatsächlich gibt es Zwangsstörungen in allen gesellschaftlichen Schichten. Allerdings haben bis vor einiger Zeit offenbar vor allem Patienten aus der Mittel- und Oberschicht therapeutische Hilfe in Anspruch genommen, während eine Vielzahl der Betroffenen aus «einfachen Verhältnissen» versuchte, mit der Krankheit selbst fertig zu werden. Hier dürften mangelnde Information, die Furcht vor Stigmatisierung und eine allgemeine Skepsis gegenüber psychotherapeutischer und psychiatrischer Behandlung eine wichtige Rolle gespielt haben. Inzwischen hat die Aufklärung über die Erkrankung seitens der Betroffenen und Angehörigen, aber auch der Ärzte dazu geführt, dass die Behandlungsschwelle maßgeblich gesenkt werden konnte.

1.4 Die offiziellen Diagnosekriterien

Damit ein Arzt oder Psychotherapeut offiziell eine Zwangsstörung diagnostizieren kann, müssen eine Reihe von Kriterien erfüllt sein. Diese Kriterien wurden in internationalen Klassifikationssystemen festgelegt, die sicherstellen sollen, dass man auch wirklich in allen Ländern unter einer bestimmten Erkrankung das Gleiche versteht. Die von der Weltgesundheitsorganisation verabschiedete und in Deutschland gültige «International Classification of Disorders» ICD nennt in ihrer derzeit gültigen 10. Version folgende Kriterien für eine Zwangsstörung:

Als wesentliche Kennzeichen einer Zwangsstörung gelten wiederkehrende Zwangsgedanken und Zwangshandlungen.

- Dabei müssen für den Betroffenen die Zwangssymptome als eigene Gedanken und Impulse erkennbar sein.
- Wenigstens einer Handlung oder einem Gedanken muss (wenn auch erfolglos) Widerstand geleistet werden.
- Die Gedanken und die Handlungsausführung dürfen nicht an sich angenehm sein.
- Die Gedanken, Vorstellungen und Impulse müssen sich in unangenehmer Weise wiederholen.
- Die Symptome dürfen nicht nur Ausdruck einer zwanghaften Persönlichkeitsstörung (siehe Abschnitt 3.4) sein.

Auch wenn die Diagnosekriterien recht eindeutig erscheinen, werden Zwangsstörungen in sehr vielen Fällen nicht erkannt und folglich auch nicht zielführend behandelt. Tatsächlich begeben sich sehr oft Patienten nicht primär wegen der zugrunde liegenden Zwangserkrankung in Behandlung, sondern suchen wegen anderer Begleiterkrankungen professionelle Hilfe. Fast die Hälfte der Patienten klagt beispielsweise über ausgeprägte depressive Symptome, die dann zum Anlass einer ärztlichen Konsultation werden. Fragt der Arzt nicht genau nach, dann berichten die Patienten in vielen Fällen nicht aus eigenem Antrieb von der Zwangssymptomatik. Eine Reihe von Patienten mit Waschzwang wird auch primär beim Hautarzt auffällig. Durch die extreme Belastung der Haut mit Wasser und Reinigungsmittel entstehen oft Folgeschäden, für die dann Linderung beim Dermatologen gesucht wird. Auch hier gilt: Oft wird die Zwangserkrankung nur dann thematisiert, wenn der Arzt den Patienten direkt darauf anspricht.

Bisher ist die Zwangsstörung unter den Angststörungen eingeordnet. An dieser Zuordnung gab es viel Kritik, denn für viele Wissenschaftler scheinen Zwänge besser in eine eigene Kategorie zu passen, gemeinsam mit anderen Störungen, bei denen zwangsähnliche Denk- und Verhaltensweisen auftreten (siehe auch Kapitel 2). Zu den verwandten Störungen zählen dabei u. a. die «Körperdysmorphe Störung» (die Angst vor körperlicher Entstellung), «zwanghaftes Horten», «Trichotillomanie» (zwanghaftes Haareausreißen) und «Dermatillomanie» (zwanghaftes Quetschen und Drücken der Haut). Diese Störungsbilder zeigen viele Ähnlichkeiten mit der Zwangsstörung, und zwar nicht nur auf der Symptomebene und im Bereich der Begleiterkrankungen, sondern auch bezüglich der therapeutischen Wirksamkeit der kognitiven Verhaltenstherapie und der Psychopharmakotherapie. Die Zwangsstörung wurde im US-amerikanischen Klassifikationssystem DSM daher nicht mehr den Angststörungen zugeordnet, sondern ist Mittelpunkt eines separaten Kapitels. Die aktuell gültige 5. Auflage führt die Störung unter dem erweiterten Oberbegriff «Zwangsstörung und verwandte Störungen» auf. Es ist zu erwarten, dass in der anstehenden Überarbeitung der von der Weltgesundheitsorganisation verabschiedeten und in Deutschland gültigen «International Classification of Disorders (ICD) ähnlich verfahren wird.

1.5 Der Leidensdruck des Patienten

Patienten erleben ihr eigenes zwanghaftes Verhalten fast immer verbunden mit Schamgefühlen. Gerade weil sie Einsicht in die Aussichtslosigkeit und Sinnlosigkeit ihres eigenen Handelns haben und wissen, wie ihre eigenen Verhaltensstandards von denen anderer Menschen abweichen, tun sie alles, um ihre Störung vor der Außenwelt zu verheimlichen. Häufig sind sie raffiniert und erfindungsreich, wenn es darum geht, bestimmte seltsame Handlungsweisen zu begründen und den Zwang zu kaschieren. In der Regel wissen nur die allernächsten Angehörigen über die Zwangserkrankung Bescheid, während das weitere Umfeld höchstens eine vage Ahnung davon hat, dass «irgendetwas nicht stimmt». Der Leidensdruck von zwangserkrankten Menschen hängt fast immer mit dem Ausmaß der Störung und dem damit verbundenen erforderlichen Zeit- und Energieaufwand zusammen. Ein Patient, dessen Zwangsrituale täglich höchstens eine Stunde beanspruchen, ist oft in weiten Teilen noch handlungsfähig und schafft es, seine privaten und auch beruflichen Anforderungen zu erfüllen. Auch für ihn ist der Alltag häufig sehr anstrengend, erfordert er doch ständige Vorsorgemaßnahmen, versteckte Kontrollhandlungen und das Erfinden immer neuer Ausreden, um bei anderen als normal zu gelten.

Fallbeispiel:
Herr W. leidet unter einem leichten Waschzwang. Er hat eine subtile Angst vor Ansteckung mit Keimen und fürchtet sich insbesondere vor Aids. Auch wenn er eigentlich weiß, dass durch die Berührung von Haut (Tröpfcheninfektion) diese Erkrankung nicht übertragen werden kann, hat er doch ein extrem starkes Verlangen, nach jedem Händedruck die Hände sorgfältig zu reinigen und anschließend mit einem Desinfektionsmittel zu behandeln. Auf Grund seines Berufes – Herr W. ist Angestellter in einem Unternehmen für Haushaltstechnik – hat er sehr viel Kundenkontakt und ist infolgedessen gezwungen, täglich bis zu zwanzig verschiedenen Kunden die Hand zu schütteln. Kam es bei der Begrüßung oder Verabschiedung zum Händedruck, so schärft er sich unmittelbar genauestens ein, welche Finger welcher Hand in welcher Art mit der anderen Person in Berührung kam, und verliert diese starke Wahrnehmung für den eigenen Körper bis zu dem Zeitpunkt nicht mehr, an dem er die Hand wieder waschen kann. Dauert eine Besprechung längere Zeit, so bittet Herr W. den Kunden, bereits Platz zu nehmen, um kurz noch etwas zu holen. In dieser Zeit wäscht er sich sorgfältig die Hände und desinfiziert sie. Nur wenn dieses Ritual vollzogen ist, gelingt es ihm, die Sitzung einigermaßen entspannt zu überstehen. Bislang scheint kaum einer der Kunden etwas von seiner Störung bemerkt zu haben, und auch die Arbeitskollegen sind arglos. Herr W. jedoch fühlt sich stark unter Druck, muss er doch stets auf das Genaueste planen, wie er die für ihn notwendige Reinigung der Hände zigmal am Tag bewerkstelligen kann, ohne dass andere dabei Verdacht schöpfen. Er fühlt

sich schuldig, unfähig und schlecht, so unsinnig handeln zu müssen und seine Umgebung fortwährend zu belügen. Für sich selbst sieht er keinerlei Alternative, ist ihm doch klar, dass andere seine Schwierigkeiten nur mit Kopfschütteln quittieren würden.

Der Leidensdruck wird ungleich größer, je mehr Lebensbereiche des Betroffenen berührt werden. Der anfangs beschriebene Michael S. ist ein eindrückliches Beispiel dafür. Er fühlt sich in seinem gesamten Denken und Handeln vom Zwang beherrscht. Betroffene, die unter einer so stark ausgeprägten Zwangserkrankung leiden, gewinnen oft den Eindruck, im Leben selbst kaum mehr etwas entscheiden zu können, sondern weitgehend dem Zwang unterworfen zu sein. Sie erleben keine Wahlmöglichkeiten mehr, und nie stellt sich für sie die Frage, was sie selbst eigentlich wollen. Gefangen vom Zwang, befinden sie sich im ständigen Kampf, ihre Angst und Anspannung irgendwie zu minimieren. Permanente Unruhe quält sie und sie leben in andauernder Furcht vor den sie quälenden Gedanken und Impulsen. In der Regel ziehen sie sich zurück und vereinsamen dabei mehr und mehr; kaum ein Mensch in ihrer Umgebung kann noch nachvollziehen, warum sie in so seltsamer Weise denken und handeln. Selbst dem Lebenspartner vertrauen sie sich höchstens zögerlich an und finden auch bei ihm oft nur wenig Verständnis. Je mehr der Zwang zunimmt, desto größer werden die Schwierigkeiten und Probleme im privaten und beruflichen Bereich. Braucht man immer größere Zeitkontingente, um notwendige Kontrollen oder Waschrituale durchzuführen, so bleibt einem zwangsläufig immer weniger Zeit, um die wirklich notwendigen Aufgaben in der Arbeit bewältigen zu können. Auch hier beginnt wieder ein quälendes Spiel aus Vertuschung und Rechtfertigung. Fast immer versuchen die Betroffenen, die geringere Arbeitsleistung dadurch zu kompensieren, dass sie sich zeitlich intensiver engagieren. Nicht selten sind sie die Letzten, die das Büro verlassen, und erleben ihr eigenes Tun doch immer als fehlerbehaftet, unzuverlässig und mangelhaft. Sehr häufig stellt sich Erschöpfung ein, je länger und intensiver die Zwangserkrankung anhält. Soziale Bindungen und Beziehungen können kaum mehr aufrechterhalten werden; wie ein Krebsgeschwür breitet sich der Zwang im Leben aus und beginnt selbst die kleinsten und banalsten Nischen des Alltags zu besetzen. In der Regel versuchen die Betroffenen darauf so zu reagieren, dass sie ihr Leben noch besser durchorganisieren,

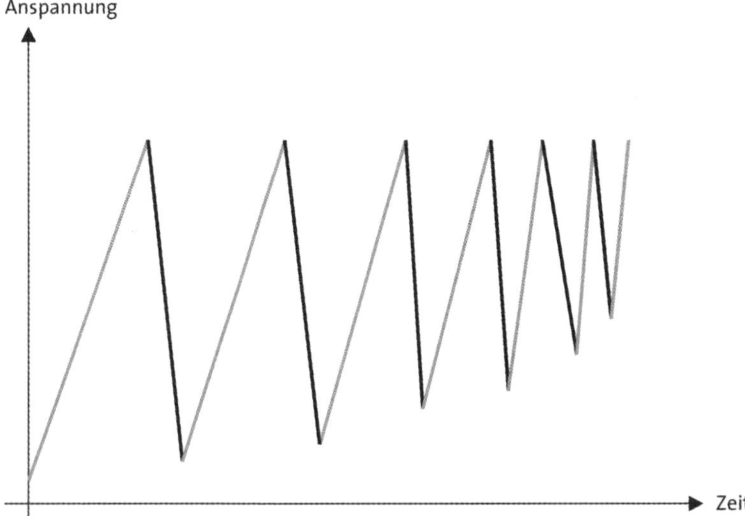

Abbildung 3: Bei ständigen Neutralisierungsversuchen unangenehmer Zwangsgedanken (grau) verlieren die Zwangshandlungen (schwarz) im Laufe der Zeit immer mehr ihre entspannende Wirkung. Folglich steigt die Grundanspannung und die Zwangsgedanken treten ebenso wie die Zwangshandlungen immer häufiger auf.

und vermeintliche Quellen von Unruhe zu minimieren. Noch mehr Handlungen werden in streng festgelegter, ritualisierter Form durchgeführt, um neu entstehende Unruhe zu vermeiden. Doch je mehr sich diese Patienten bemühen, ihr Leben nun endlich in den Griff zu bekommen und dem Zwang zu trotzen, desto resignierter müssen sie letztendlich feststellen, dass das Gefühl von Beunruhigung und Angst nur immer weiter zunimmt. Dies folgt der psychologischen Gesetzmäßigkeit, dass Zwangshandlungen mit der Zeit ihren neutralisierenden (also spannungsreduzierenden) Charakter immer stärker verlieren. Die Folge davon ist ein Teufelskreis: Die Grundanspannung steigt immer mehr an, dadurch treten immer häufiger Zwangsgedanken auf, dies zieht immer mehr Zwangshandlungen nach sich, die mit der Zeit immer schlechter die unguten Gefühle neutralisieren, was wiederum die Grundanspannung steigen lässt. Der Verlauf einer solchen chronifizierten Zwangsstörung ist in Abbildung 3 dargestellt.

Es ist, als müssten die Betroffenen einen einsamen Kampf mit allen möglichen Gefahren dieser Welt austragen. Ab einem bestimmten Punkt sind sie rettungslos verloren. Die Kampfsituation übersteigt ihre Kräfte und sie sind ihr nicht mehr gewachsen. Verzweiflung, Angst und Depression sind die häufige Folge. Manche erleben sich als so unfähig und ihre Krankheit als so beschämend, dass der Wunsch entstehen kann, dem eigenen Leben ein Ende zu setzen. Nicht zufällig haben Menschen mit Zwangsstörung ein deutlich erhöhtes Suizidrisiko. Der Würgegriff des Zwangs wird dann so stark, dass ihnen der eigene Tod als einzige Fluchtmöglichkeit erscheint.

1.6 Die häufigsten Erscheinungsformen von Zwangsstörungen

Unter den Patienten, die therapeutische Unterstützung suchen, finden sich am häufigsten Betroffene mit Kontrollzwängen und Waschzwängen. Bei Kontrollzwängen hat der Betroffene vor allem Angst, durch vermeintliche Fehler (z. B. durch das Übersehen bestimmter Details) schreckliche Folgen zu verursachen und dafür verantwortlich zu sein. Bei Waschzwängen dominiert die Angst vor Ansteckung, und die Betroffenen versuchen, durch lange Säuberungsrituale und durch die Vermeidung von Kontakt mit vermeintlich kontaminierten Dingen «sauber» zu bleiben.
Neben den unübersehbaren Ritualen bei Wasch- oder Kontrollzwängen gibt es auch eine Vielzahl «verdeckter» oder «heimlicher» Gedankenzwänge, bei denen das Ritual nur auf gedanklicher Ebene ausgeführt wird. Im Folgenden sollen die wichtigsten Zwangsformen genauer vorgestellt werden.

Kontrollzwänge

Kontrollzwänge sind vor allem dadurch gekennzeichnet, dass die betroffenen Personen von Gedanken gequält werden, ein vermeintlicher Fehler oder eine Unachtsamkeit könnte zu einer Katastrophe führen. Die Fehler werden dabei manchmal sogar in Bereichen vermutet, die vermeintlich harmlose und ungefährliche Dinge umfassen. Einige Betroffene spüren beispielsweise einen starken Drang, Türen, Schlösser,

Fenster oder Ähnliches exzessiv darauf hin zu kontrollieren, ob sie wirklich geschlossen sind. Manchmal wird eine wie auch immer geartete fatale Folge eines offenen Fensters befürchtet. Aber nicht immer können die Betroffenen genau sagen, was die zugrunde liegende Sorge eigentlich ist. Keineswegs haben alle grundsätzlich Angst, dass beispielsweise in das Haus eingebrochen werden könnte. Manche Betroffenen berichten – ohne eine konkrete Furcht benennen zu können – von einem unbändigen Drang, noch einmal nachzusehen, ob tatsächlich alles in «ordnungsgemäßem Zustand» ist. Andere Patienten schildern hingegen sehr konkrete Angstphantasien vor Ausübung der Kontrollrituale. Das Bedürfnis, elektrische Geräte (Herd, Bügeleisen, Stereoanlage etc.) genau zu kontrollieren, resultiert etwa oft aus der Vorstellung, es könnte durch einen Fehler und also durch ihre persönliche Verantwortung ein Brand ausgelöst werden, der mit katastrophalen Konsequenzen verbunden wäre. In diesem Augenblick besteht für die Betroffenen kaum Distanzierungsmöglichkeit von den unangenehmen Gedanken, die sie dazu zwingen, noch einmal umzukehren und abermals auf den bereits kontrollierten Herd zu blicken.

Kontrollzwänge können sich in nahezu jedem Lebensbereich einstellen. Einige Patienten erleben beispielsweise intensive Kontrollzwänge beim Autofahren. Sie stellen sich immer wieder mögliche Gefahren vor und fürchten, andere Menschen zu schädigen, indem sie durch eine Unachtsamkeit einen Unfall verursachen. Mit großer Anspannung, das Lenkrad mit beiden Händen fest umklammert, den Blick starr auf die Straße gerichtet, lenken sie das Auto mit mäßiger Geschwindigkeit über den Asphalt. Sie vertrauen ihren Sinnen nicht und glauben, ihre Wahrnehmung spiele ihnen immer wieder einen Streich. Ein kurzes Schließen der Augenlider, eine versteckte Bodenwelle, ein unerwartetes Geräusch, ein kleiner Lichtreflex, ein Schatten am Fahrbahnrand, all das reicht als Auslöser, um von dem quälenden Gedanken verfolgt zu werden: «Habe ich da nicht gerade jemanden überfahren?» Oft wird die Anspannung derart unerträglich, dass der Betroffene seinen Wagen anhält, wendet und die gleiche Strecke langsam zurückfährt, auf der Suche nach einem blutigen Bündel auf der Straße. Jedes Wendemanöver wird zum neuen Spießrutenlauf, denn jedes Mal besteht erneut die Möglichkeit, einen fatalen Fehler begangen zu haben. Auch danach lässt die Angst erst langsam nach. Noch ist die Aufmerksamkeit vollständig darauf fixiert, es nur ja nicht zu überhören, wenn irgendwo in der Nähe ein Martinshorn Alarm schlägt oder in den Verkehrsnachrichten eine Meldung über eine tödliche Fahrerflucht gebracht wird. Manche fürchten sogar, dass sie jeden Augenblick von der Polizei verhaftet werden könnten.

Fallbeispiel Friedrich A.:

Mein Problem beim Autofahren besteht darin, dass ich mir nie ganz sicher bin, ob ich nicht möglicherweise einen Menschen überfahren habe, ohne es zu merken. Irgendwie ist mir schon klar, dass ich kaum einen Menschen überfahren könnte, ohne dies eindeutig zu registrieren. Auf der anderen Seite muss ich aber doch auch zugeben, dass ich immer Zweifel habe, ob ich in jedem Augenblick aufmerksam genug bin. Entgeht mir wirklich nichts? Würde ich es immer merken, wenn ich jemanden anfahre? Wäre es nicht denkbar, einen dunkel gekleideten Menschen in der Dämmerung mit dem rechten Außenspiegel zu streifen? Und auch wenn ich mich im Rückspiegel überzeugt habe, dass da nichts ist, kann ich mir dann wirklich sicher sein? Ich stelle mir vor, wie ich jemanden angefahren habe, wie er an der Hüfte getroffen wird, stürzt, mit dem Kopf aufschlägt und schwer verletzt daliegt. Und was, wenn nun ein folgendes Auto ihn überrollt? Natürlich weiß ich, dass ein solches Szenario recht unwahrscheinlich ist. Aber niemand kann mir wirklich hundertprozentig versichern, dass dies unmöglich wäre. Es ist möglich. Und wenn es passieren würde, dann wäre es eine schreckliche Katastrophe, die ich mir niemals verzeihen könnte.

Für Menschen wie Friedrich wird jede Autofahrt zur Tortur und sehr bald beginnen sie, Autofahrten zu vermeiden. Man kann sich leicht vorstellen, zu welchen Schwierigkeiten dies in unserer mobilen Gesellschaft führt. Zwangspatienten nehmen dann oft Anfahrtsstrecken von eineinhalb Stunden in Kauf, auch wenn die gleiche Strecke in 30 Minuten mit dem Auto zurückzulegen wäre, nur um die für sie so bedrohlich erscheinende Situation zu vermeiden.

Waschzwänge

Waschzwängen liegt in der Regel die Angst vor jedweder Form von Verunreinigung zugrunde. Besonders häufig lassen sich Ansteckungsängste beobachten, was dann dazu führt, dass die Betroffenen der Berührung mit vermeintlich «kontaminierten» Dingen exzessive Waschrituale folgen lassen. Dabei können Dauer und Art sehr stark variieren. Während es bei leichteren Fällen ausreicht, die Hände unter fließendem Wasser mit viel Seife fünf Minuten zu waschen, gibt es auch Patienten, bei denen selbst das Waschen der Hände in einer genau festgelegten Form abzulaufen hat und bis zu 30 Minuten oder sogar länger dauert. Von der Art und Weise, wie der Wasserhahn aufgedreht wird, wie oft auf den Seifenspender zu drücken ist, mit welcher Hand und welchem Finger begonnen wird, wie häufig dabei jedes Fingerglied einzeln eingeseift werden muss, bis hin zur genau festgelegten Zahl der erforderlichen Wiederholungen lassen sich hier genau festgelegte «Choreographien» finden, deren Unterbrechung von außen dazu führt, dass mit dem gesamten Ritual von vorne begonnen werden muss. Das Gefühl, «sauber zu sein», stellt sich erst ein, wenn das Waschritual in der genau festgelegten Form bis zu Ende durchgeführt werden kann. Doch auch dann hält das Gefühl von Sauberkeit meist nur kurze Zeit an, und nach Berührung oder selbst nur dadurch, dass man etwas vermeintlich Schmutziges gesehen hat, wird aufs Neue der Drang ausgelöst, sich wieder zu säubern.

In leichter Form finden sich Waschzwänge häufig bei kleinen Kindern im dritten und vierten Lebensjahr. Manchmal scheinen sie gar nicht mehr vom Wasserhahn fortzukommen und versuchen ihre Haut immer noch sauberer zu schrubben. Ein Fleck auf dem Lieblings-T-Shirt ist für sie eine Katastrophe, sorgt für Tränen und erfordert sofortigen Wechsel der Kleidung. Interessanterweise zeigen diese vorübergehenden «Zwangssymptome» mancher Kinder nur sehr selten Kontinuität. Fast immer verschwinden derartige Phänomene nach kurzer Entwicklung wieder von selbst. Waschzwänge, die bei Jugendlichen oder Erwachsenen auftreten, sind hingegen in aller Regel sehr überdauernd.

Neben Angst vor Ansteckung durch bestimmte Keime zeigt sich bei manchen Patienten auch eine ausgesprochen starke Angst vor Vergiftung mit Chemikalien. Insbesondere haben sie Furcht vor Putzmitteln und haushaltsüblichen Reinigungsmitteln. Die resultierenden Zwangsphänomene gleichen sich hingegen sehr oft: exzessives und lang anhaltendes Waschen potentiell verschmutzter Körperteile. Der Zusammenhang zwischen dem Gefühl von Verunreinigung und dem Drang, sich zu waschen, ist, wie bei jedem anderen Zwangsverhalten auch, letztlich nicht rational nachvollziehbar. Selbstverständlich sind sich die Betroffenen fast immer darüber im Klaren, dass eine Verunreinigung nicht alleine dadurch stattfinden kann, dass man beispielsweise in einem Café in drei Meter Abstand an der dortigen Toilette vorbeigeht. Trotzdem lösen bei manchen Patienten nur der Anblick der entsprechenden Tür und die damit einhergehenden Assoziationen so viel Unbehagen aus, dass sie sich so fühlen, als wenn sie tatsächlich auf einer völlig verschmutzten und auch für jeden anderen Menschen kaum erträglichen öffentlichen Toilette gewesen wären.

Eine besonders extreme Form von Waschzwang hatte eine Patientin, die sich bereits seit Jahrzehnten hilflos ihren Ängsten ausgeliefert sah.

Fallbeispiel:

Sonja G. benötigte bereits für das Waschen der Hände und Putzen der Zähne bis zu zwei Stunden Zeit. Duschen und Baden waren mehr oder weniger ganztägige Aktionen. Sonja G. fürchtete, andere Menschen könnten mit winzigen Spuren ihrer Ausscheidungen (Urin und Fäkalien) in Berührung kommen und auf diese Weise Schaden nehmen. Sie war im Laufe der Zeit von den ausgiebigen Zwangsritualen so erschöpft, dass sie mehr und mehr in eine starre Vermeidungshaltung geriet. Weil Waschen und Reinigen so anstrengend waren und fast nie zu einem wirklich befriedigenden Ergebnis führten, wusch sie sich nun gar nicht mehr, sondern beschränkte das Waschen auf das Allernotwendigste. Alle zehn Tage wurde sie von ihrem Lebensgefährten oder einem Pflegedienst gebadet, dazwischen fand so gut wie gar keine Körperpflege mehr statt. Sonja verwahrloste zunehmend. Sie war nicht mehr imstande, die Zähne zu putzen, die Fingernägel zu reinigen oder sich sonst adäquat zu pflegen. Außer Haus ging sie gar nicht mehr, weil sie «unrein» war und Angst hatte, andere zu schädigen. Ihre Vermeidungshaltung ging so weit, dass sie schließlich kaum mehr das Bett verlassen konnte und weitgehend invalide und vereinsamt vor sich hin lebte.

Insbesondere Waschzwänge treten häufig mit Kontrollzwängen und Putzzwängen gemischt auf. Wer Angst vor Infektionen hat, wird zumeist in einem ersten Schritt «kontrollieren», ob das Gegenüber Verletzungen an der Hand aufweist, und sich in einem zweiten Schritt dann bei jeder potentieller Gefährdung «waschen». Genauso wird er natürlich auch versuchen, «mögliche Bedrohungen» – etwa eine «Fuchsbandwurmverseuchung» an den Schuhen der Kinder, die damit nach dem

Waldspaziergang verbotenerweise durchs Wohnzimmer gelaufen sind – wegzuputzen, aufzusaugen oder abzubürsten.

Gedankenzwänge

Gedankenzwänge sind etwas fundamental anderes als Zwangsgedanken. Während es sich bei Letzteren um unangenehme, sich aufdrängende Vorstellungen, Bilder oder Impulse handelt, versteht man unter Gedankenzwängen eine Zwangshandlung, die nur auf mentaler Ebene stattfindet. Ein prägnantes Beispiel dafür ist etwa zwanghaftes Zählen. Um ihrer Anspannung und Unruhe Herr zu werden, neigen einige Zwangspatienten dazu, in zwanghafter Weise verschiedenste Dinge zu zählen. Eine Patientin, die bei mir in Behandlung war, zählte beispielsweise während der Therapiesitzungen fortwährend sämtliche Ecken aller im Raum befindlichen Gegenstände. Auf diese Weise war sie in der Lage, ihre quälende Unruhe ein wenig zu lindern; indessen kann man sich leicht vorstellen, dass es für sie kaum möglich war, wirklich in einen guten therapeutischen Kontakt zu mir zu treten. Zu den Gedankenzwängen gehören auch Gebete, die immer wieder in ritualisierter Form innerlich «gesprochen» werden, Beschwörungsformeln oder stereotyp repetierte Selbstberuhigungen: «Es ist nichts passiert, es kann gar nichts passiert sein, es wird nichts passieren, es ist nichts passiert, es kann gar nichts passiert sein, es wird nichts passieren ...» Die Funktionalität der Gedankenzwänge entspricht vollständig derjenigen anderer Zwangshandlungen. Der einzige und entscheidende Unterschied liegt darin, dass weder Ritual noch Zwangshandlung äußerlich sichtbar sind. Zwar kann es auffallen, dass eine Person geistig abwesend, unkonzentriert oder uninteressiert wirkt. Andererseits lässt sich einem Menschen eben nicht ansehen, ob er gerade innerlich zwanghaft betet. Gedankenzwänge stellen daher im therapeutischen Prozess eine besondere Herausforderung dar, weil sie vom Behandler nicht beobachtet werden können und deshalb die unmittelbare Unterstützung (oder auch Kontrolle) des Patienten hier schwieriger ist. Gedankenzwänge sind bei vielen Patienten, die zusätzlich unter anderen Zwangssymptomen leiden, weit verbreitet. Eine effiziente Behandlung der Zwangsstörung kann hier nur dann stattfinden, wenn der Patient sich seinem Behandler wirklich anvertraut und ihm von seinen geheimen «Beruhigungsmechanismen» berichtet.

Weitere Zwangsformen

Neben den oben beschriebenen, weitverbreiteten Arten von Zwangsstörungen gibt es noch eine große Vielfalt anderer Ausprägungsformen. Die häufigsten werden im Folgenden beschrieben.

Zwänge mit aggressiven Inhalten
Es gibt Patienten, die vor allem von aggressiven Gedanken und Bildern gequält werden. Einige berichten von ihrer Angst, andere Menschen mit Messern, Scheren oder anderen Gegenständen zu verletzen. Täglich hantiert fast jeder Mensch mit potentiell gefährlichen Gegenständen wie spitzen Messern, und natürlich weiß er auch um ihre potenzielle Gefährlichkeit. In manchen Situationen (bei großer Wut zum Beispiel) kann es sogar passieren, dass man sich vorstellt, andere Menschen mit Absicht verletzen. Dennoch kommt es unter normalen Umständen nie zu einer wirklich aggressiven Handlung. Im Falle impulskontrollgestörter Menschen sind Ausnahmesituationen möglich, niemals jedoch, wie die klinische Erfahrung zeigt, bei zwangsgestörten Menschen. Dennoch erleben gerade sie spitze Messer oftmals als so gefährlich und unangenehm, dass ihnen der Umgang damit unmöglich erscheint. Allein der Gedanke, «damit könnte ich auch jemanden töten», wirkt für sie so bedrohlich, dass sie manchmal sogar alle spitzen Messer aus ihrem Haushalt entfernen, um auf dieser Weise jeder Gefahr zu entgehen.

Zwänge in Bezug auf Symmetrie, Ordnung und Sauberkeit
Bei dieser Form von Zwängen spürt der Patient einen starken Impuls, alle möglichen Gegenstände – Möbel, Kleidung, Nahrungsmittel etc. – nach ganz bestimmten Kriterien zu ordnen. Möbel müssen parallel oder rechtwinklig zueinander stehen, Bücher im Bücherregal haben eine starre Ordnung, der Kleiderschrank ist penibel und bis aufs Letzte nach bestimmten Regeln sortiert, und sämtliche auf Regalen oder Ablagen befindlichen Gegenstände liegen nicht «zufällig» da, sondern wurden planvoll platziert. In der Regel reicht es dabei nicht, die zu ordnenden Gegenstände einfach nur entsprechend einer bestimmten Grundregel auszurichten, sondern der Betroffene hat einen extrem starken Drang, die Ordnung immer wieder auf ihre Richtigkeit hin zu überprüfen. Nicht selten werden die Gegenstände immer wieder entfernt, um sie

dann noch präziser hinzulegen. Der neue Zustand wird abermals kontrolliert, eventuell wieder verworfen usw., bis der Betroffene (nach einer erheblichen Zeitspanne) das Gefühl hat, die Handlung endlich abschließen zu können. Diese Patienten berichten nach Abschluss ihrer Ordnungsrituale oftmals von einem ausgesprochen großen Behagen, «dass nun alles stimmt und sie sich wirklich entspannen können».

Auch in Bezug auf Sauberkeit zeigen sich ähnliche Muster. Sehr häufig liegt auch hier eine primäre Furcht vor irgendeiner Kontamination, vor Keimen oder Verschmutzung zugrunde, die eine neutralisierende Putzhandlung erfordert. Viele Betroffene können allerdings gar keine direkten, dem Putzen vorausgehenden Befürchtungen benennen; vielmehr berichten sie davon, dass sich beim und nach dem Putzen ein nicht genauer beschreibbares quälendes Gefühl einstellt, dass eine Sache einfach noch nicht «sauber genug ist». Typisch ist beispielsweise, immer wieder einen Teppich saugen zu müssen, der nach gewöhnlichen Maßstäben bereits völlig makellos ist. Häufig wird der Teppich dann systematisch und in einer genau festgelegten Reihenfolge immer wieder gesäubert, kontrolliert und nochmals gesäubert, bis sich – ähnlich wie bei Ordnungszwängen – ein Gefühl der Entspannung und des Wohlbefindens einstellt. Befragt, warum sie so handeln müssen, wissen die Betroffenen oft selbst keine plausiblen Gründe anzugeben. Sie spüren jedoch eine große innere Unruhe und einen starken Impuls, der sie dazu treibt, ihre Zwangshandlungen immer wieder aufs Neue auszuführen.

Bei der Behandlung von Ordnungszwängen liegt eine besondere Schwierigkeit manchmal drin, dass die perfekte Ordnung oder Sauberkeit für die Patienten mit ausgesprochen positiven Gefühlen verbunden sein können. Nach Ausübung ihrer Ordnungszwänge erleben sie nicht nur ein Nachlassen einer inneren Anspannung oder Angst, sondern befinden sich geradezu in Hochstimmung. Hinsichtlich ihres Veränderungswunsches verhalten sich diese Patienten besonders ambivalent. Im Laufe der Psychotherapie bewusst auf diese Annehmlichkeit zu verzichten und dem Zwang zu widerstehen, ist für sie oftmals sehr schwer und bedeutet einen großen Verzicht.

Fallbeispiel:

Frau Annette K. berichtet im Erstgespräch darüber, dass sie für das Aufräumen des Kinderzimmers täglich bis zu zwei Stunden brauche. Sie habe eine dreijährige

Tochter und eigentlich sei das Kinderzimmer nie wirklich unordentlich oder gar schmutzig. Jeden Morgen, nachdem ihr Mann das Haus verlassen habe, habe sie jedoch den Drang, im Kinderzimmer alle Spielsachen nach einer bestimmten Ordnung auszurichten. Speziell die Puppen der Tochter müssten dabei in einer genau festgelegten Weise auf dem Kinderbett platziert werden. Wenn Frau K. mit dem Ordnen des Spielzeugs fertig ist, muss sie oftmals noch lange Zeit an der Tür des Zimmers stehen bleiben und von dort aus immer wieder kontrollieren, ob alle Gegenstände nun auch perfekt ausgerichtet sind. Dazu blickt sie nacheinander immer wieder einzelne Bereiche des Zimmers scharf an, nickt und wendet sich sodann einem neuen Gegenstand zu. Dieses Abnicken der von ihr zuvor arrangierten Ordnung kann dabei bis zu eine Stunde dauern. Frau K. ist eine äußerst fleißige und energische junge Frau, die es trotz ihrer massiven Zwänge bislang geschafft hat, ihren Haushalt zu bewältigen und die Kinder gut zu versorgen. Nun spürt sie jedoch vermehrt eine große Erschöpfung und Kraftlosigkeit, weil die erforderlichen Zwangsrituale immer mehr Zeit in Anspruch nehmen.

Pathologisches Sammeln und Horten

Bei manchen Personen dominiert der Zwang, bestimmte Dinge in ungeheuren Mengen zu sammeln und zu horten. Manchmal bezieht sich das recht wahllos auf unterschiedlichste Gegenstände, unabhängig von ihrem Wert. Die Wohnungen der Betroffenen füllen sich immer mehr mit unnützen Dingen, die mit der Zeit buchstäblich die Luft zum Atmen nehmen. Alles steht voll, Besuch zu empfangen ist unmöglich, und an eine normale Nutzung der Räume ist nicht zu denken. Manchmal beschränkt sich der Sammelzwang auch auf ganz bestimmte Gegenstände: etwa Zeitungen, Plastiktüten oder Flaschen. Die Betroffenen beschreiben nicht nur einen großen Drang, diese Dinge zu sammeln. Darüber hinaus schaffen sie es auch nicht, sich von einmal erworbenen Gegenständen wieder zu trennen. Selbst wenn sie wissen, dass ihr Leben ohne den angehäuften Ballast leichter wäre, werfen sie nichts fort. Dabei gibt es viele Betroffene, die einsichtig sind und erkennen, wie problematisch ihr Verhalten ist. Dennoch schaffen sie es nicht, auf das Sammeln zu verzichten. Andere wiederum verteidigen ihr Verhalten hartnäckig oder sind gar restlos davon überzeugt. In diesen Fällen ist eine Behandlung naturgemäß besonders schwierig.

Susanne, 28 Jahre, leidet unter Sammelzwängen und schildert dieses Phänomen anschaulich aus eigener Erfahrung:

Ich habe ein großes Problem damit, Gegenstände wegzuwerfen. Mir ist schon klar, dass das sehr übertrieben ist. Die allermeisten Sachen, die ich aufbewahre, werde ich wahrscheinlich nie mehr brauchen. Es fällt mir ja schon sehr schwer, mich von einer alten Zeitung zu trennen. Ja, es ist irrational! Ich habe das schon oft mit meinem Arzt besprochen. Im Prinzip ist mir das völlig klar. Aber ich schaffe es einfach nicht. Ich bringe es nicht fertig, die Dinge wegzuwerfen. Allein die Vorstellung, dass meine alten Sachen in der Mülltonne landen, bricht mir das Herz. Da schreit alles in mir «Nein!». Immer wieder muss ich daran denken, dass man nie genau wissen kann, ob man einen Gegenstand nicht vielleicht doch noch einmal braucht. Es wäre ja auch tatsächlich möglich, dass ich aus Sorglosigkeit etwas sehr Wichtiges fortwerfe, was ich dann in der Zukunft schmerzlich vermisse. Natürlich ist das eher unwahrscheinlich, aber es ist nicht unmöglich! Und solange ich das nicht ausschließen kann, macht es mir eben auch Angst.

1.7 Charakteristika zwangserkrankter Menschen

Menschen mit Zwängen unterscheiden sich hinsichtlich ihrer Intelligenz oder Denkfähigkeit grundsätzlich nicht von anderen Menschen. Dennoch zeigen sich eine Reihe besonderer Charakteristika, die typisch für Zwangsstörungen sind.

Die Einsicht in die Irrationalität der Zwänge

«Ich weiß ja, dass das Blödsinn ist, aber ich muss einfach so handeln.» Für Außenstehende wirken Patienten mit Zwangsstörungen oft sehr befremdlich. Es fällt schwer, sich in Menschen hineinzuversetzen, die auch nach 20 Minuten Händewaschen noch zweifeln, ob ihre Hände nun wirklich sauber sind. Das wirkt «verrückt», «irr» oder «wahnsinnig». Jeder, der auch nur einigermaßen bei gesundem Menschenverstand ist, müsste, so will es scheinen, von solchen Handlungen Abstand nehmen. Tatsächlich empfinden sehr viele Betroffene ihr eigenes Tun als unsinnig und schämen sich dafür. Denken ist somit keineswegs wahnhaft. Von Wahn würde man dann sprechen, wenn jemand felsenfest und unkorrigierbar von der Richtigkeit einer offensichtlich falschen Sache überzeugt ist. Menschen mit Zwängen sind meistens gar nicht wirklich von dem überzeugt, was sie tun; sie selbst sind ja von ihrem Denken und

Handeln peinlich berührt. Aber sie wissen sich nicht anders zu helfen, als immer wieder dem Zwang nachzugeben. Dabei ist ihnen klar, dass der Zwang nicht von einer äußeren bösen Macht «eingeflößt» wird, sondern dass sie selbst der «Urheber» ihrer seltsamen Gedanken sind. Obwohl sich viele Betroffene im Gespräch von ihrem Handeln distanzieren, wiederholen sich bei nächster Gelegenheit in stereotyper Weise die oft schon seit Jahren eingefahrenen Zwänge. Anders als von einer Psychose betroffene Menschen sind sie nicht in ihrem Denken schwer beeinträchtigt; «bei vollem Bewusstsein» fühlen sie sich dennoch nicht in der Lage, von den seltsamen Handlungen abzulassen. Nicht die Logik treibt ihr Handeln an, sondern der unbedingte Wunsch, dass eine äußerst unangenehme innere Anspannung endlich zur Ruhe kommt. Die Zwangshandlung ist vor allem ein Versuch, das Gefühl des Getriebenseins zu beenden. «Eigentlich weiß ich ja ...» Dieser Satz ist sehr häufig zu hören, wenn Zwangspatienten über ihre Symptomatik berichten. Tückischerweise steigt dann in konkreten Situationen der innere Druck so ungeheuer an, dass ein Widerstehen kaum möglich erscheint. Der Restzweifel, ob tatsächlich nichts passierte, wenn auf das angstmindernde Ritual verzichtet würde, hat sich fest eingenistet.
In dem amerikanischen Diagnosesystem DSM-5 muss der Grad der vorhandenen Einsicht in die Zwangsproblematik als «gut/angemessen», «eingeschränkt» oder «fehlend» eingeschätzt werden. In der Tat gibt es auch Betroffene, die ihr Tun primär als sinnvoll und gesund erleben und erst durch die Reaktionen der Umwelt auf die «Irrationalität» ihrer Gedanken und Handlungen hingewiesen werden. Besonders fällt dies immer wieder bei Betroffenen auf, die Befürchtungen vor Infektionen und Erkrankungen (z. B. Fuchsbandwurm oder HIV) haben und zahlreiche Sicherheitsrituale gegen diese Infektionen in ihr Leben eingebaut haben.

Die spezielle Beurteilung von Risiken

Zwangserkrankte Menschen haben oft eine fundamental andere Risikoeinschätzung von Gefahr als ihre Mitmenschen: Sie vermuten, dass als Folge eines persönlichen Fehlers ein schreckliches Ereignis eintreten könnte. Auch bei sorgfältiger Planung fürchten sie sich vor einem winzigen Restrisiko, das sie so in Unruhe versetzt, dass nur eine ausgiebige Kontrolle sie wieder beruhigen kann.

Fehler aus Unachtsamkeit sind für viele Menschen eine normale (wenn auch unangenehme!) Erfahrung. Wer hat nicht schon erlebt, dass irrtümlich eine Herdplatte nicht ausgeschaltet wurde. Zum Glück bleibt eine heiße Herdplatte ja in aller Regel folgenlos. Es bedarf schon einer Verquickung vieler ungünstiger Umstände, damit es zu einem Unglück kommt. Auch ich erschrecke doch ein wenig, wenn ich in die Küche gehe und dort eine rot glühende Herdplatte zu Gesicht bekomme. Meinen Zwangspatienten geschieht so etwas nie! Allein die Vorstellung wäre für sie entsetzlich! Mit ihrer großen Vorsicht gelingt es ihnen, Fehler in den von ihnen kontrollierten Bereichen fast vollständig zu vermeiden. Während ich die Herdplatte lediglich mit 99-prozentiger Sicherheit ausschalte, dürften sie einen Wert von über 99,9 Prozent erreichen. Objektiv gesehen, haben sie dadurch wohl einen geringfügig höheren Grad an Sicherheit. Ihr subjektives Empfinden von Sicherheit jedoch stellt sich im Vergleich zu dem anderer Menschen dennoch nur schleppend oder auch gar nicht ein. Während ich mitunter im Brustton der Überzeugung sage: «Natürlich habe ich das Bügeleisen ausgemacht», obwohl es noch immer eingeschaltet ist (was jedoch erst spätabends, bei der Heimkehr vom Kinobesuch, festgestellt wird), ist sich der Zwangspatient auch nach der fünften Kontrolle nur «relativ sicher», dass das Bügeleisen wirklich aus ist. Dieses exorbitante Ausmaß an Sicherheitsbedürfnis tritt vor allem bei Kontrollzwängen deutlich zutage. Die Tatsache, dass Fehler, Unfälle und Katastrophen in dieser Welt leider nie mit hundertprozentiger Sicherheit vermeidbar sind, wird Zwangspatienten zu einer extremen Bürde. In den Bereichen, die von Zwängen betroffen sind, ist ihr Sicherheitsverhalten oft extrem. Paradoxerweise lässt sich aber beobachten, dass andere Lebensbereiche, die von außen betrachtet unter Umständen mit viel höherer objektiver Gefahr einhergehen, bei ihnen keinerlei Missempfindungen hervorrufen. So kann es durchaus vorkommen, dass ein Zwangspatient wegen vermeintlich brennender Glühbirnen im Wohnzimmer beunruhigt ist. Andererseits verspürt er aber unter Umständen keinerlei Beeinträchtigungen oder Schwierigkeiten beim Autofahren und manövriert seinen Wagen auch noch bei dichtem Nebel und unter widrigsten Straßenverhältnissen mit einem sicheren Gefühl von einem Ort zum anderen. Nicht eine objektive Gefahr oder ein empirisch belegtes statistisches Risiko hält die Betroffenen zur Erfüllung ihrer Zwangsrituale an, sondern immer nur die subjektive und gefühlsmäßige Bewertung von vagen Gefahren.

Magisches Denken und Aberglaube

Für Kinder ist magisches Denken etwas ganz Normales. «Wenn ich ein Geldstück unter mein Kopfkissen lege, dann geht ein Wunsch in Erfüllung.» Eltern nutzen manchmal sogar magisches Denken für ihre Erziehungsbemühungen: «Wenn du nicht aufisst, dann wird es morgen regnen.» Magisches Denken entsteht in der frühen Kindheit, deutlich vor der Ausbildung mit mehr Rationalität verbundener, logischer Denkstile. Tatsächlich findet es sich in abgemilderter Form aber auch bei vielen Erwachsenen. In der New-Age-Bewegung und der Esoterik haben «Magie» und magisches Denken sogar eine enorme Aufwertung erfahren. In manchen Kreisen gilt es geradezu als «schick», jenseits rationaler Logik zu argumentieren, und der große kommerzielle Erfolg Tausender Dienstleister in dieser «Branche» dokumentiert eine epidemische Bereitschaft zu Irrationalität. Die Psychopathologie, die Krankheitslehre der Psyche, betrachtet magisches Denken hingegen als Symptom und definiert es als irrtümliche Annahme einer Person, sie könne durch Gedanken, Sprechen oder Handeln Einfluss auf ursächlich nicht verbundene Ereignisse nehmen, sie verhindern oder hervorrufen. Die Gesetzmäßigkeiten von Ursache und Wirkung sind innerhalb des magischen Denkens nicht gültig. Letztlich basiert jede Form von abergläubischem Verhalten (z. B. «auf Holz zu klopfen») auf magischem Denken. Besonders ausgeprägt ist dies bei Patienten mit Zwangsstörungen. Bei zahlreichen Betroffenen finden sich Befürchtungen, allein aufgrund bestimmter Gedanken eine Katastrophe heraufbeschwören zu können. «Wenn ich an einen Unfall denke, dann wird ein Unfall geschehen.» Genauso werden Verknüpfungen hergestellt zwischen Handlungen und davon unabhängigen Ereignissen. «Wenn ich jetzt die Wasserflasche öffne, wird mein Freund später einmal verdursten ...» Dies ist ein typisches Beispiel für eine sehr unangenehme Form magischen Denkens, die beim Patienten mit erheblichen Ängsten verbunden ist. Sehr häufig gelingt es den Betroffenen nicht, die dadurch ausgelöste Beunruhigung zu mindern, indem sie sich die Irrationalität dieses Zusammenhangs klarmachen. Selbst wenn sie in der Lage sind zu sagen, dass dieser Gedanke «natürlich völlig aus der

Luft gegriffen sei», bleibt in vielerlei Hinsicht eine Beunruhigung bestehen. Insbesondere gilt dies selbstverständlich dann, wenn die betroffene Person im Sinne des magischen Denkens eine Handlung verändert oder vermeidet. «Ich weiß natürlich, dass da gar nichts dran ist, aber vorsichtshalber habe ich die Flasche dann eben doch nicht geöffnet …» Genau durch dieses Vermeidungsverhalten kommt es immer wieder zu einer Verstärkung des magischen Denkens. Je länger ein Betroffener auf diese Weise seinen irrationalen Gedanken ein Geltungsrecht einräumt, desto stärker dehnt sich der Zwang aus und verlangt seinen Tribut.

Das Misstrauen in die eigene Wahrnehmung

Jeder weiß: Glühende Bügeleisen können unter Umständen gefährlich sein. Wenn sie zu nah an entflammbaren Materialien stehen oder sich beispielsweise in unmittelbarer Umgebung von Kindern befinden, ist Gefahr im Verzug. Ein sorgfältiger Umgang mit diesem Haushaltsgerät erscheint daher sinnvoll. Aber Bügeleisen schalten sich nicht von selbst wieder ein, wenn der Stecker gezogen ist. Das wissen auch Menschen mit Zwangsstörungen. Dennoch reicht bei einigen von ihnen die vage Vorstellung «heißes Bügeleisen», um sie in Alarmbereitschaft zu versetzen. Die Beunruhigung kann so stark werden, dass es ihnen schwerfällt zu realisieren, dass sie das Bügeleisen doch gerade erst verlässlich kontrolliert haben. Sie hatten sich mit eigenen Augen vom Zustand überzeugt, und nun sind sie sich plötzlich der eigenen Wahrnehmung nicht mehr ganz sicher und möchten «lieber noch einmal nachsehen». Ähnliche Phänomene kennen auch andere Menschen: Man hat etwas gemacht und ist sich plötzlich nicht mehr ganz sicher. Manchmal weiß man nicht mehr genau, ob man die Autotür tatsächlich abgesperrt hat. Der zwangskranke Patient allerdings ist auch dann noch beunruhigt, wenn er bereits zum Auto zurückgekehrt ist und den Zustand der Türen ein zweites Mal kontrolliert hat. Die Entlastung wirkt mitunter nur wenige Minuten lang, und dann wird möglicherweise ein weiterer Kontrollgang notwendig, obwohl sich der Betroffene doch gerade erst mit eigenen Augen ein Bild der Situation gemacht hat. Er ist sich der eigenen Wahrnehmung und der eigenen Erinnerung nicht mehr ganz sicher. Er hat kein «Vollständigkeitsgefühl», die Handlung fühlt sich nicht korrekt ausgeführt und abgeschlossen an.

Diese «gefühlte» Unsicherheit basiert keineswegs auf einer tatsächlichen Fehlerhaftigkeit der Sinneseindrücke. In Studien konnte gezeigt werden, dass Zwangspatienten keine «Wahrnehmungsstörungen» haben oder sich bei ihnen öfter als bei anderen, nicht gestörten Personen Fehler einschleichen. Allerdings bewerten sie ihre Wahrnehmung als wenig verlässlich. Während Menschen sonst eher dazu neigen, die eigenen Sinneseindrücke für bare Münze zu nehmen, sind Zwangspatienten hierin oft sehr viel unsicherer. Natürlich gilt für alle Menschen, dass man sich in einzelnen Detailfragen oft nicht genau auf sein Gedächtnis verlassen kann: «Ich bin mir nicht mehr ganz so sicher, ob es tatsächlich ein rotes Auto war; möglicherweise war es doch gelb ...» Eine derartige Unsicherheit der Wahrnehmung ist völlig normal und in der Regel ohne größere Bedeutung für den Lebenszusammenhang. Bei Zwangspatienten hingegen ruft es eine fundamentale Unruhe hervor und ihr Leben wird dadurch in gravierender Weise beeinträchtigt.

Wenn der Zwang der beste Freund ist

Wie bereits beschrieben, erleben die meisten Patienten bei der Ausübung ihrer Zwangsrituale kaum angenehme Gefühle, Lust oder gar Euphorie, sondern sie ist lediglich mit einer merklichen Abnahme der inneren Unruhe und Anspannung verbunden. Dennoch gibt es eine Untergruppe von Patienten, die ihren Zwang förmlich zu kultivieren scheinen und damit angenehme Erlebnisse herbeiführen können. Oliver D. ist dafür ein Beispiel. Er ist alleinstehend und leidet abwechselnd an Sauberkeits- und Ordnungszwängen. Über Monate bemalte er mit einem kleinen Borstenpinsel sämtliche Wände seiner Wohnung, um ein Höchstmaß an Präzision zu erreichen.

Wenn ich vor der großen Wand sitze und mit dem Pinsel Quadratmillimeter für Quadratmillimeter sorgfältig auszumalen beginne, weil ich von dem unbändigen Drang getrieben bin, jede Unebenheit auszugleichen, dann durchströmt mich mit der Zeit immer mehr ein Gefühl der Ruhe und Behaglichkeit. Qual empfinde ich nur, solange ich dieser Aufgabe nicht nachgehen kann. Wenn ich nach der Arbeit nach Hause komme, setze ich mich als Erstes vor mein unvollendetes Werk, betrachte die Stelle, die ich am Vortag geschafft habe, und vertiefe mich für die nächsten Stunden ins Malen.

Dieses Beispiel zeigt, wie wichtig der Zwang als Begleiter im Leben werden kann. Offen räumt Oliver ein, er wüsste gar nicht, was er mit all seiner Zeit anfangen sollte, wenn er nicht seinen Zwangshandlungen nachgehen würde. Zwar fühlt er sich einsam und hätte am liebsten eine Partnerin und ein sehr viel geselligeres Leben. Auf der anderen Seite meint er jedoch auch, dass der Zwang ihm gar nicht genug Zeit lasse, um Bekanntschaften mit anderen einzugehen. Hier ist der Zwang also offensichtlich zum Ersatzpartner geworden. Die Zwangshandlung beruhigt ihn und verschafft ihm zumindest ansatzweise so etwas wie Geborgenheit.

Eine alleinstehende junge Frau, die bei mir in Behandlung war und die ihr Zimmer im elterlichen Haus zu einem fast keimfreien Labor umfunktioniert hatte, berichtete von ähnlichen Erfahrungen.

Bevor ich mein Zimmer betrete, dusche ich, ziehe dann saubere weiße Kleidungsstücke an und betrete mein Zimmer auf einem ganz speziell festgelegten Pfad, der verhindern soll, dass irgendwelche Dinge von außen nach innen gelangen könnten. Eigentlich habe ich gar keine speziellen Befürchtungen, weder vor Keimen noch vor Ansteckung oder ähnlichen Dingen. Ich kann nur sagen, dass ich dieses absolut saubere Zimmer einfach brauche, um mich wohlzufühlen. Für mich ist das wie eine Art Festung. Eine Burg, in die ich mich zurückziehen kann. Das ist der einzige Ort, an dem ich mich wirklich richtig wohl und sicher fühle. Oft höre ich in meinem Zimmer stundenlang Musik, träume vor mich hin und bin glücklich. Wenn mich Freundinnen besuchen, wird es allerdings kompliziert. Nur sehr wenige dürfen mein Zimmer betreten. Auch dann ist es immer erforderlich, dass sie zumindest frische weiße Socken über ihre Strümpfe ziehen und sich nur an speziell vorgesehene Stellen im Zimmer setzen. Außerdem sind anschließend verschiedene Säuberungsrituale notwendig. Zurzeit käme ich nie auf die Idee, die Ruhe und den Frieden meines Zimmers aufzugeben. Im Gegenteil: Diese Erfahrung gehört definitiv zu den besten Dingen, die sich in meinem Leben ereignen.

Man kann sich leicht vorstellen, dass die Behandlung derartiger Patienten vor besonderen Schwierigkeiten steht. Natürlich wissen auch diese Betroffenen um die Einschränkungen, die ihnen die Krankheit auferlegt. Aber Fortschritte in der Therapie sind immer von der Motivation des Patienten abhängig, und solange der Zwang als im Grunde angenehm und gut erlebt wird, erscheint es zweifelhaft, ob der Patient in der Lage ist, genügend Kraft und auch Leidensfähigkeit zu entwickeln, um sich erfolgreich gegen die Zwangserkrankung zu stemmen. Bei einem Teil der Patienten spielen die Zwangsrituale eine so zentrale Rolle für die Stabilisierung der Persönlichkeit und den Erhalt der Funktionsfähigkeit im Leben, dass eine schnelle Behandlung mittels Konfrontationstherapie (siehe Abschnitt 8.5) sogar kontraproduktiv erscheinen kann. Wenn das Leben außerhalb der Zwangserkrankung völlig verarmt ist und der Betroffene kaum noch über Ressourcen verfügt, angenehme Ereignisse zu erfahren, Beziehungen einzugehen oder sich Gutes zu tun, dann kann der plötzliche Wegfall der Zwangssymptomatik dazu führen, dass etwa zugrunde liegende depressive Strukturen mit voller Wucht durchbrechen und den Patienten in eine schwere existentielle Krise stürzen. Manche scheinen außer dem Zwang im Leben tatsächlich nichts mehr zu haben. Für sie sind die besten Augenblicke diejenigen, die sie mit ihren scheinbar sinnlosen Wiederholungen verbringen. Nimmt man ihnen diese Krücke, fallen sie möglicherweise in ein tiefes Loch. Das hat natürlich Konsequenzen für eine Therapie. Bevor man hier daran denken könnte, direkt gegen den Zwang vorzugehen, steht zunächst die Etablierung neuer Ressourcen im Vordergrund. Der Patient muss zunächst lernen, jenseits des Zwangs wieder positive Resonanz zu finden. Hier ist viel Motivationsarbeit nötig. Denn nur wer ein lohnendes Ziel vor Augen hat, schafft den Absprung vom Zwang.

2. ZWANGSSYMPTOME BEI ANDEREN ERKRANKUNGEN

Zwangsgedanken, Zwangsimpulse, Rituale und Perfektionismus treten nicht nur im Rahmen von Zwangsstörungen auf, sondern finden sich auch bei vielen weiteren Erkrankungen. Das gilt beispielsweise für die zwanghafte Persönlichkeitsstörung, Hypochondrie, Essstörungen (Anorexia nervosa und Bulimia nervosa), Tic-Störungen oder verschiedene Impulskontrollstörungen. Selbst Patienten mit Depressionen berichten häufig über ausgeprägte Grübeleien und immer wiederkehrende Gedanken, die auf ersten Blick von Zwangsgedanken nur schwer unterscheidbar sind. Allerdings erleben diese Patienten ihre Grübeleien durchaus ihrer eigenen Stimmung und Persönlichkeit entsprechend. Zudem finden sich im Rahmen einer rein depressiven Erkrankung so gut wie nie Zwangshandlungen oder Rituale.

Seit einiger Zeit wird in der Wissenschaft viel darüber diskutiert, inwiefern ähnlich gelagerte Ursachen unterschiedliche psychische Störungen zur Folge haben könnten. Beispielsweise hat man zeigen können, dass bei verschiedenen Erkrankungen auf neurobiologischer Ebene eine vergleichbare Dysfunktion des Botenstoffs Serotonin vorliegt. Manche Wissenschaftler haben unterschiedliche Erkrankungen auch unter den Aspekten Zwanghaftigkeit und Impulsivität miteinander verglichen und sprechen von so genannten Zwangsspektrumserkrankungen. Ohne hier genauer auf die Details der mit solchen Aussagen verbundenen wissenschaftlichen Theorien eingehen zu können, sollen einige Störungen kurz beschrieben werden, bei denen Zwangssymptome eine wichtige Rolle spielen und die insofern als mit Zwangsstörungen «verwandt» angesehen werden können.

2.1 Somatoforme Störungen

Allgemein spricht man von somatoformen Störungen, wenn Patienten über einen längeren Zeitraum über verschiedene körperliche Beschwerden klagen, die nicht oder nicht hinreichend auf eine organische Ursache zurückzuführen sind. Häufig handelt es sich dabei um Symptome wie Müdigkeit, Schmerzen, Magen-Darm-Probleme oder Herz-Kreislauf-Beschwerden, ohne dass ein Arzt dafür eine entsprechende körperliche Ursache finden könnte, die die Symptome ausreichend erklärt. Vor allem bei zwei Unterformen der somatoformen Störungen lassen sich viele zwangsähnliche Symptome finden: bei der Hypochondrischen Störung und der Körperdysmorphen Störung.

Hypochondrische Störung

Bei Hypochondrie leiden die Betroffenen immer wieder unter ausgeprägten Ängsten, eine schwere Erkrankung zu haben, ohne dass hierfür jedoch irgendwelche Befunde vorliegen. Geringfügiges Missbefinden wird als gefährliches Zeichen einer Krankheit missinterpretiert und führt dazu, dass sich die Betroffenen zwanghaft mit dem eigenen Körper befassen. Sehr häufig suchen sie Rückversicherung bei Ärzten. Doch selbst wenn durch aufwändige medizinische Untersuchungen keinerlei kritischer Befund zu ermitteln ist, führt dies nur zu einer sehr kurzfristigen Beruhigung der Betroffenen. Bereits innerhalb kürzester Zeit werden sie aufs Neue von ihren quälenden Gedanken heimgesucht, eine schlimme Krankheit zu haben. Als «Neutralisierungsverhalten» findet sich neben den häufigen Arztbesuchen vor allem Kontrollverhalten bezüglich des eigenen Körpers, der zum Beispiel täglich mehrmals aufwändig abgetastet und untersucht wird.

Fallbeispiel:
Petra A. leidet seit vielen Jahren unter großen Ängsten, sie könne an Krebs erkranken. Speziell befürchtet sie, dass sich ein Tumor im Bauchraum bilden könnte. Obwohl ihr die verschiedensten Ärzte nach vielen aufwändigen Untersuchungen mehrmals mitgeteilt haben, dass keinerlei Anlass für eine Beunruhigung vorliege, fühlt sich Frau A. nicht entlastet. Sie ist kaum in der Lage, sich von ihren Angstgedanken zu distanzieren und zu erkennen, dass sie irrational sind.
Um ihre Ängste einigermaßen in den Griff zu bekommen, schließt sie sich täglich dreimal für eine halbe Stunde im Badezimmer ein und tastet sorgfältig ihren Bauch ab. Sie prüft jeden Quadratzentimeter, achtet auf Missempfindungen und registriert jede kleinste Auffälligkeit (z. B. Verhärtungen). Frau A. hat auf diese Weise mit der Zeit eine extreme Sensibilität für winzige Missempfindungen in

ihrem Magen-Darm-System entwickelt. Bereits kleinste Anzeichen einer Veränderung verursachen Ängste bis hin zur Panik. Nicht zuletzt durch die täglichen intensiven Abtastprozeduren stellen sich mitunter Hautreizungen oder auch Reizungen der Muskulatur ein, die dann wiederum Anlass für weitere Befürchtungen geben – ein wahrer Teufelskreis. Wenn der Druck bei Frau A. zu sehr steigt, sucht sie ihren Arzt auf und braucht dessen Versicherung, dass keine Krankheit vorliegt. Für eine kurze Zeit sinkt dadurch ihre Angst und lässt sich mittels des Rituals der mehrmals täglichen Kontrolle für eine Weile in Schach halten.

Unschwer lässt sich erkennen, dass hier in vielerlei Hinsicht große Ähnlichkeiten mit einer Zwangserkrankung bestehen. Auch bei der Behandlung gibt es ein vergleichbares Vorgehen. Kognitive Therapietechniken sowie Konfrontationsübungen (vgl. Abschnitt 8.5) stehen dabei im Zentrum der Therapie. Auch die Behandlung mit einem Antidepressivum vom Typ der Serotoninwiederaufnahme-Hemmer (SSRI) kann bei vielen Betroffenen eine Linderung der Beschwerden bewirken.
Allerdings gibt es auch deutliche Unterschiede zu einer Zwangserkrankung. Von Hypochondrie ist nur dann zu sprechen, wenn eine Fehlinterpretation körperlicher Symptome vorliegt, das heißt, der Patient verspürt eine körperliche Empfindung und bewertet sie falsch. In der Regel ist dies bei einer Zwangsstörung nicht der Fall; die Zwangsgedanken treten völlig unabhängig von unmittelbaren und konkreten körperlichen Beschwerden auf.

Körperdysmorphe Störungen

Bei dieser Form von Störung beschäftigen sich die Betroffenen fortwährend und in quälender Weise mit eingebildeten Mängeln und vermeintlichen Entstellungen ihrer äußeren Erscheinung. Hauptsächlich beziehen sich die körperlichen Mängel auf Gesicht und Kopf, Haut, primäre Geschlechtsorgane, Busen, Bauch, Gesäß und Beine. Die Betroffenen fühlen sich hässlich und minderwertig, wobei die extrem negative Bewertung des eigenen Körpers für Außenstehende nicht nachvollziehbar ist bzw. übertrieben erscheint. Die Betroffenen beschäftigen sich meist mehrere Stunden pro Tag mit ihren vermeintlichen körperlichen Mängeln, betrachten sich im Spiegel und quälen sich mit Gedanken, wie sie auf die Umwelt wirken und welche Möglichkeiten es geben könnte, den körperlichen Mangel zu beseitigen. Die Patienten benötigen enormen Zeitaufwand, um sich «herzurichten», bevor sie unter Menschen gehen. Sie vermeiden es, exponiert zu sein, und versuchen, ihre vermeintlichen Entstellungen mit Kleidungsstücken oder Schminke zu verdecken. Die Betroffenen leiden dabei extrem und fühlen sich buchstäblich in ihrer eigenen Haut nicht wohl. Andererseits sind sie nicht in der Lage zu erkennen, dass es sich dabei vorwiegend um ein psychisches Problem handelt. Vielmehr sind sie davon überzeugt, dass allein ihr Aussehen die Ursache all ihres Leidens sei. Nach einem kosmetisch-chirurgischen Eingriff (den Außenstehende für unnötig halten und der übertrieben erscheint) sind sie zumeist mit dem Ergebnis nicht zufrieden und empfinden sich weiterhin als entstellt. Die Befürchtungen, die eine körperdysmorphe Störung kennzeichnen, erinnern sehr stark an Zwangsgedanken. Sie werden von den Betroffenen häufig als sich wiederholt aufdrängende Gedanken beschrieben, die mit Angst und Anspannung einhergehen und denen sie sich normalerweise kaum widersetzen können. Auch die verhaltenstherapeutischen Behandlungsansätze gleichen in vielerlei Hinsicht denen bei Zwangsstörungen. Ähnlich wie bei den bereits beschriebenen Hypochondrischen Störungen profitieren auch diese Patienten häufig von Medikamenten aus der Gruppe der SSRI.

2.2 Essstörungen

Auch Essstörungen und Zwangserkrankungen weisen viele Ähnlichkeiten auf. Typisch für Essstörungen sind wiederholt auftretende zwanghafte Gedanken, zu dick zu sein. Hochgradig zwanghaft wirkt auch die intensive gedankliche Beschäftigung mit Essen, dem eigenen Gewicht und Aussehen.

Vor allem das stundenlange, stark ritualisierte Essverhalten von Magersüchtigen erinnert an Zwangshandlungen. Das Essen wird genauestens abgemessen, angeordnet, und der Verzehr der Nahrung folgt strikten Regeln. Die meisten von Magersucht betroffenen Patienten zeigen darüber hinaus einen ausgeprägten Perfektionismus, Rigidität und allgemein eine große Angst vor Veränderungen. Auch bei Bulimie erinnert der stereotype Ablauf der Ess-Brech-Anfälle an Zwangsstörungen: Vom Einkauf bestimmter Nahrungsmittel, deren Zubereitung, dem anschließen-

den Verschlingen riesiger Portionen innerhalb kurzer Zeit (z. B. zwei Liter Eiscreme) bis hin zu den nachfolgenden korrigierenden Maßnahmen (Erbrechen; Einnahme von Abführmitteln) hat alles eine genaue Ordnung. Zum Schluss wird dann häufig die Wohnung geputzt, Müll beseitigt oder geschlafen. Anders als Zwangsstörungen fokussieren sich Essstörungen vorwiegend auf die Themen Essen, Aussehen und Gewicht. Ein weiteres wichtiges Unterscheidungsmerkmal liegt darin, dass das Suchtverhalten bei Essstörungen zwischenzeitlich mit positiven und mitunter euphorisierenden Gefühlen verbunden ist. Die Ausübung eines Rituals im Rahmen einer Zwangsstörung wird dagegen in aller Regel nicht angenehm oder gar lustvoll erlebt.
Bei der Behandlung von Essstörungen kommen einige Behandlungsbausteine zum Einsatz, die auch bei der Behandlung der Zwangserkrankung eine wesentliche Rolle spielen (zum Beispiel Reizkonfrontationstechniken).

2.3 Tic-Störungen

Tic-Störungen sind dadurch charakterisiert, dass die Betroffenen immer wieder (scheinbar gegen ihren Willen) ungewöhnliche Bewegungen ausführen oder merkwürdige Laute von sich geben. Dazu gehören beispielsweise ein übermäßiges und fast krampfhaftes Blinzeln mit den Augen, Grimassieren, stereotype Bewegungen der Arme, des Rumpfes oder des Kopfes, fortwährendes Räuspern oder Schmatzen bis hin zur Wiederholung von Schimpfwörtern. Es handelt sich um weitgehend unwillkürliche, zumeist plötzlich einschießende Bewegungen oder Laute, die von den Betroffenen nur kurzfristig kontrollierbar sind und in gleicher Form immer wieder auftreten. Kleinere «Tics» kennen viele Menschen, und insbesondere Kinder zeigen derartige Symptome meist als vorübergehendes Symptom, das im Laufe der Entwicklung wieder verschwindet. Bei einigen Menschen kann sich jedoch eine chronifizierte Störung entwickeln, die für die Betroffenen nicht zuletzt auch deshalb mit einem erheblichen Leidensdruck verbunden ist, weil ihr Verhalten von der Umwelt als seltsam und bizarr wahrgenommen wird. Anders als bei einer Zwangsstörung erleben Menschen mit ausgeprägten Tics keine Zwangsgedanken, sondern Impuls und Handlung sind fast unmittelbar miteinander verknüpft und automatisiert. Bei einer ausgeprägten Tic-Störung, die sowohl Bewegungsabläufe als auch Lautäußerungen umfasst, spricht man vom Tourette-Syndrom (benannt nach ihrem Entdecker Gilles de la Tourette). Die Symptome werden in den allermeisten Fällen bereits im Alter zwischen zwei und achtzehn Jahren beobachtet und beginnen in der Regel vor dem siebenten Lebensjahr. Etwa 30 bis 40 Prozent der Patienten mit einem Tourette-Syndrom berichten über gleichzeitig bestehende Zwangshandlungen. Diesen Handlungen geht zumeist der Impuls voraus, etwas richtig oder perfekt zu machen. Klassische Befürchtungen wie bei einer «reinen Zwangsstörung» finden sich hingegen selten.

Vielen Betroffenen gelingt es, die Tics kurzfristig zu unterdrücken bzw. ihre Auftretenshäufigkeit zu beeinflussen. Mithilfe von verhaltenstherapeutischen Techniken können Patienten lernen, Tics besser zu kontrollieren. Auch Entspannungstechniken und Wahrnehmungstraining sowie eine medikamentöse Behandlung können den Therapieerfolg unterstützen.

2.4 Störungen der Impulskontrolle

Diese Störungsgruppe ist durch das Auftreten nahezu unkontrollierbarer Impulse charakterisiert, ein für die Betroffenen selbst oder andere Menschen schädliches oder sinnloses Verhalten durchzuführen. Zu den Impulskontrollstörungen zählen beispielsweise die Trichotillomanie (zwanghaftes Haareausreißen), pathologisches Glücksspiel, Pyromanie («Brandstiftungstrieb»), Kleptomanie (zwanghaftes Stehlen). Ähnlich wie bei der Zwangsstörung berichten viele Patienten über eine ansteigende Anspannung oder Angst, bevor sie die impulsgesteuerte Handlung ausführen. Danach stellen sich häufig Entspannung, aber auch Schuldgefühle ein. In vielerlei Hinsicht ähneln sich damit Impulskontrollstörungen und Zwangsstörungen. Die Durchführung der Impulshandlung ist aber im Gegensatz zu den Zwangsstörungen zumeist nicht mit einer Angstreduktion, sondern mit einem deutlichen Lustgewinn verbunden. Während in der Mehrzahl der Fälle das Zwangsritual nur eine kurzfristige Erleichterung der Anspannung bringt, ist bei einer Impulskontrollstörung die Ausführung der Handlung oft von einer tiefen inneren Befriedigung begleitet. Nicht selten erleben impulskontrollgestörte Menschen ihr Erleben und Handeln auch deutlicher in Einklang mit der eigenen Person und als Teil von sich selbst, als dies bei einer Zwangserkrankung üblich ist. Menschen mit einer Impulskontrollstörungen leiden zumeist weniger unmittelbar unter der Störung, sondern vor allem unter den negativen Konsequenzen der Handlungen (z. B. Strafverfolgung bei Kleptomanie oder Pyromanie, hohe Schulden bei Glücksspiel). Entfielen die negativen Folgen, würden die Handlungen selbst hingegen meist beibehalten werden – und werden es häufig sogar trotz dieser negativen Konsequenzen. Der Behandlungsansatz bei Impulskontrollstörungen ähnelt in mancher Hinsicht dem Vorgehen bei Zwangsstörungen, wobei das positive und stimulierende Erleben der Impulshandlung die Therapie grundsätzlich erschwert.

Trichotillomanie

Patienten, die an Trichotillomanie («zwanghaftem Haarausreißen») leiden, beschreiben einen überwältigenden Druck, sich Haare auszureißen. Dadurch kann es zu deutlich sichtbaren Kahlstellen kommen. Oft wird im Anschluss an das zwanghafte Haarausreißen die Haarwurzel genau untersucht, manchmal auch abgebissen und geschluckt (Trichophagie). Das zwanghafte Haarausreißen beginnt meist in der Jugend und scheint bei Frauen häufiger zu sein als bei Männern. Durch das Haarausreißen wird bei vielen Betroffenen die mit dem Impuls verbundene Anspannung und Unruhe für kurze Zeit geringer. Damit ähnelt die Trichotillomanie sehr stark dem Zusammenspiel von Zwangsgedanken und Zwangshandlungen, die ja auch zu einer Neutralisation negativen Empfindens führen. Die Erkrankung ist insgesamt sehr schambesetzt und wird zumeist so gut wie möglich geheim gehalten. Menschen mit Trichotillomanie erleben ihr eigenes Verhalten sehr unterschiedlich: Ein Teil erlebt das Haarausreißen bewusst entspannend, ein anderer erlebt es selbst als «unnormal und unpassend», wiederum andere berichten davon, ihr Verhalten selbst oft «gar nicht zu registrieren» und darauf nur anhand der Folgen (also z. B. kahlen Stellen auf dem Kopf) aufmerksam zu werden. Therapeutisch haben sich sowohl SSRI als auch verhaltenstherapeutische Behandlungsansätze als erfolgreich erwiesen, die – ähnlich wie bei der Behandlung von Zwangsstörungen – mit recht gutem Erfolg vor allem Techniken der Reaktionsverhinderung beinhalten.

2.5 Psychosen

Mit dem Begriff Psychose werden sehr schwere psychische Störungen beschrieben, die mit einem deutlichen Realitätsverlust der Betroffenen einhergehen und zu einer starken Veränderung des Denkens, Fühlens und Verhaltens führen. Psychosen sind anders als Zwangsstörungen primär durch Veränderungen des Stoffwechsels im Gehirn bedingt. Neurophysiologisch zeigt sich eine deutliche Veränderung der Aktivität des Botenstoffes Dopamin. Bei Zwangsstörungen wird dagegen vor allem eine Störung des Neurotransmitters Serotonin angenommen.
Innerhalb der Gruppe der psychotischen Störungen gibt es eine Vielzahl von Untergruppen; am bekanntesten ist die Schizophrenie. Häufige Symptome sind u. a. Halluzinationen, Wahn und schwere Erregungszustände. Konkret leiden die Patienten in akuten Schüben darunter, dass sie beispielsweise Stimmen hören oder Dinge wahrnehmen, die nicht vorhanden sind. Oft leben sie innerhalb eines Wahnsystems, das fern der Realität und doch voller Schrecken ist. Nicht selten fühlen sie sich von anderen bedroht und verfolgt. Manche glauben beispielsweise, von Geheimdiensten beschattet zu werden, oder sind der Überzeugung, mit Strahlen oder sonstwie manipuliert zu werden. Sosehr man sich auch bemüht, diese Patienten durch Zureden und mit Hilfe vernünftiger Argumente vom Gegenteil zu überzeugen, bleiben sie doch innerhalb ihres unerschütterlichen Wahnsystems gefangen.
Nicht selten sind bei Patienten mit psychotischen Störungen Verhaltensweisen zu beobachten, die Zwangshandlungen ähneln. Ständige Wiederholungen gleicher Handlungen, stereotype Rituale, etwa exzessives Händewaschen, sind Beispiele dafür. Anders als bei Patienten mit Zwangsstörung fehlt den Betroffenen dabei die Distanz zu ihrem Tun. Zwanghaftes Verhalten entsteht bei ihnen vor dem Hintergrund eines starren Wahnsystems, das zu erkennen die Patienten nicht in der Lage ist. Während der Patient mit Zwangsstörung überwiegend die Unsinnigkeit seines eigenen Verhaltens erkennt und zumindest teilweise Krankheitseinsicht hat (z. B.: «Ich weiß, dass ich meine Hände viel zu oft wasche, aber ich halte die Spannung nicht aus, wenn ich es nicht tue»), verteidigt der psychotische Mensch sein Handeln mit wahnhaften Argumenten (z. B.: «Ich muss meine Hände waschen,

weil sonst fortwährend Gift in mich eindringt und mich systematisch vergiftet»).

Bei der Behandlung von Psychosen ist es dringend notwendig, die zugrunde liegenden biologischen Veränderungen mit Hilfe spezieller Medikamente (Neuroleptika) zu therapieren. Ziel ist dabei, den Realitätsbezug der Patienten wiederherzustellen oder zu stabilisieren. Die bei Zwangserkrankungen übliche Behandlung mit einer Reizkonfrontation ist dagegen zumeist nicht ratsam, weil der damit verbundene Stress bei diesen Patienten einen erneuten psychotischen Schub auslösen kann und damit eher zu einer weiteren Schädigung führt.

2.6 Die zwanghafte Persönlichkeitsstörung

Menschen mit Zwängen neigen dazu, besonders hohe Sicherheitsstandards in ihrem Leben zu etablieren. Davon sind jedoch nicht alle Lebensbereiche gleich stark betroffen; das Sicherheitsdenken bezieht sich in der Regel auf wenige klar definierte Gebiete, die dann wiederum auch mit Zwangshandlungen verbunden sind. Bei einer Untergruppe von Patienten allerdings zeigen sich extreme Sicherheitsbedürfnisse bezüglich der gesamten Lebensführung. Bei ihnen handelt es sich um Menschen mit einer zwanghaften Persönlichkeitsstörung. Im Gegensatz zu Patienten, die unter einer Zwangsstörung leiden, neigen sie dazu, sich sehr stark mit ihren zwanghaften Ideen zu identifizieren. Man spricht dann von «Ich-Syntonie». Die Betroffenen erleben ihre eigenen hohen Standards als normal und angemessen. Zwanghaftigkeit ist bei ihnen ein integraler Bestandteil ihrer Persönlichkeit. Die oft ebenfalls anzutreffenden Zwangshandlungen dienen (im Gegensatz zur «normalen Zwangsstörung») zumeist nicht einer «Neutralisation» von Zwangsgedanken, sondern sind vielmehr «gewollte Rituale». Die Betroffenen schaffen es auch leichter, Handlungen zu beenden, und vertrauen ihrer Wahrnehmung deutlich mehr, als dies bei zwangsgestörten Patienten der Fall ist. Andererseits sind sie wahre Sicherheitsfanatiker. Sie sind Meister darin, Risiken und Probleme dort aufzuspüren, wo andere Menschen gar keine Gefahren ahnen würden. Darüber hinaus neigen sie zu einem extremen Perfektionismus in unterschiedlichsten Bereichen. Das Ausmaß dieser Störung geht weit über ein wenig «Pingeligkeit» hinaus: Die Betroffenen verlieren sich in Regeln, (unwichtigen) Details und Vorschriften. So wird beispielsweise die Suche nach dem verlorenen Einkaufszettel wichtiger als der Versuch, sich an die Inhalte des Zettels zu erinnern und die Liste in wenigen Minuten neu zu schreiben. Auch die Planung eines vermeintlich positiven Ereignisses wie eines Wochenendausflugs muss streng durchstrukturiert sein, nichts darf dem Zufall überlassen werden, und praktisch immer muss ein solcher Ausflug mit einer «Leistung» verbunden sein – das Besteigen eines Gipfels wird zum Pflichtprogramm. Freude um der Freude willen existiert für diese Menschen kaum. Spontaneität, Genuss und Spaß widersprechen ihrem Anspruch, alle Dinge möglichst logisch, pragmatisch und durchdacht anzugehen. Und steht ein Plan erst einmal, wird er wie eine verbindliche Dienstvorschrift abgearbeitet – Sinn und Inhalt der aufgestellten Regeln gehen dabei oft verloren, es ist ein Leben nach Struktur um der Struktur willen.

Sie setzen sich selbst oft sehr strenge, ja fast sogar unerreichbare Normen; regelmäßig scheitern sie an ihren überhöhten Ansprüchen und neigen zur Unzufriedenheit. Obwohl alles geplant und durchdacht scheint, sind sie trotzdem häufig nicht in der Lage, wirklich effizient zu sein, weil es ihnen nicht gelingt, die zu lösenden Aufgaben konstruktiv und kreativ anzugehen. Oftmals schaffen sie es gar nicht, zum wirklich Wichtigen vorzudringen, weil sie sich bereits in den Vorbereitungen zur Hauptsache verlieren. Im zwischenmenschlichen Umgang wirken Menschen mit zwanghafter Persönlichkeitsstörung oft sehr gefühlsarm und wenig anziehend. Von anderen werden sie oft als anstrengende Pedanten wahrgenommen. Sie erscheinen im Gespräch mitunter starr und fast sogar feindselig, wenn es um die Durchsetzung bestimmter Regeln und Ordnungen geht. Dass die Dinge nach bestimmten Gesetzmäßigkeiten vollzogen werden sollten, ist für sie ein ungeschriebenes Gesetz, dem sie unhinterfragt folgen. Verletzen andere die erforderlichen Standards, dann kann es passieren, dass sie selbst sich moralisierend über die anderen erheben und sie von oben herab kritisieren. Die Versessenheit auf Perfektion im Detail macht es ihnen schwer, wichtige Entscheidungen zu treffen. Eine zwangsläufige Folge ist, dass die Betroffenen enorm viel Zeit für ein (nach äußeren Maßstäben) nur mageres Ergebnis benötigen. Sie haben Probleme damit, sich von Dingen zu trennen («Das könnte ich noch mal brauchen») oder Geld für eine bestimmte Sache auszugeben («Vielleicht kann man das gleiche Produkt woanders günstiger bekommen»). Ausgeprägter Geiz ist unabhängig von der persönlichen ökonomischen Situation des Einzelnen ein häufiges Symptom.

Der wichtigste Unterschied zur Zwangsstörung liegt zum einen darin, dass bei zwanghafter Persönlichkeitsstörung die Betroffenen meist voll und ganz hinter ihrem rigiden und perfektionistischen Weltbild stehen und es auch verteidigen. Zum anderen findet sich bei Menschen mit zwanghafter Persönlichkeitsstörung nicht das typische Wechselspiel aus beunruhigenden Impulsen, Gedanken oder Vorstellungen auf der einen und angstreduzierenden Ritualen auf der anderen Seite. Überhaupt lässt sich ritualisiertes Verhalten manchmal sogar nur in relativ geringem Ausmaße erkennen. Dennoch sind die Übergänge zwischen beiden Störungen fließend und eine nicht kleine Anzahl von zwangsgestörten Patienten leidet parallel unter einer zwanghaften Persönlichkeitsstörung.

3. DIE HÄUFIGSTEN BEGLEITERKRANKUNGEN

Zwangsstörungen treten relativ häufig in Kombination mit anderen Krankheiten auf. Wenn zur gleichen Zeit eine weitere psychische Störung vorliegt, dann hat das erheblichen Einfluss auf den Verlauf der Erkrankung. Für eine erfolgreiche Behandlung ist es notwendig, dass alle zugrunde liegenden Erkrankungen sorgfältig erkannt und im Rahmen der Therapie berücksichtigt werden. Die wichtigsten Begleiterkrankungen, die nachfolgend kurz vorgestellt werden, sind Depressionen, Angsterkrankungen, Suchterkrankungen und Persönlichkeitsstörungen. Auch Essstörungen treten mitunter begleitend zu Zwangsstörungen auf, wurden aber bereits weiter oben beschrieben.

3.1 Depressionen

Die moderne Fachliteratur geht davon aus, dass bis zu ein Drittel der Patienten mit Zwangsstörungen auch die diagnostischen Kriterien für das Vorliegen einer depressiven Erkrankung erfüllt. Einschränkend muss man allerdings anmerken, dass die Studienlage hierzu durchaus heterogen ist und die berichteten Komorbiditätsraten erheblich schwanken. Dieser Hinweis unterstreicht bereits, dass die Abgrenzung der einzelnen Krankheitsbilder im Einzelfall schwierig sein kann; es erfordert erhebliches Expertenwissen, um hier zu einer verlässlichen Einschätzung zu kommen. Depressionen sind oftmals langwierige und ausgesprochen belastende Erkrankungen, die durch eine gedrückte Stimmungslage und Hoffnungslosigkeit gekennzeichnet sind. Das Interesse an Aktivitäten, selbst solchen, die die Betroffenen früher als positiv erlebt haben, ist nicht mehr vorhanden und das Aktivitätsniveau in den meisten Fällen erheblich reduziert. Die meisten Betroffenen ziehen sich im Laufe der Erkrankung aus sozialen Kontexten zurück. Häufig treten bei Depressionen auch Appetit- und Libidoverlust auf. Im Gegensatz zu den auch gesunden Menschen bekannten so genannten depressiven Verstimmungen dauert die depressive Stimmung bei den Betroffenen über einen meist deutlich längeren Zeitraum an. In schweren Fällen kann die mit einer depressiven Erkrankung verbundene Hoffnungs- und Perspektivlosigkeit auch in einen Suizid münden. Depressionen sind heute mit psychotherapeutischen Verfahren und bestimmten Medikamenten (so genannten Antidepressiva) in der Regel gut behandelbar.

Aus verschiedenen Gründen fällt die Vorstellung, dass Depressionen und Zwangsstörungen häufig gemeinsam auftreten, leicht. Viele Patienten mit Zwangsstörungen geben im Laufe der Erkrankung die Hoffnung auf eine Besserung ihrer Symptome auf und ziehen sich aus Scham zurück. Und auch bei Zwangsstörungen spielen negative Emotionen wie Verzweiflung und Hoffnungslosigkeit eine wichtige Rolle. Nicht zuletzt die häufig erfolgreiche Verwendung ähnlicher medikamentöser Strategien (SSRI) bei beiden Krankheitsbildern deutet darauf hin, dass es zu einem gewissen Grad eine verwandtschaftliche Beziehung beider Erkrankungen gibt. Darüber hinaus ist es durchaus denkbar, dass die fortwährende Belastung durch die Zwangserkrankung, die zunehmenden Einschränkungen und viele oft vergebliche Versuche, die Krankheitssymptome allein zu bewältigen, die Auslösung einer Depression fördern können. Diese kann sich dann durchaus «verselbständigen» und andauern, auch wenn die Zwangsstörung erfolgreich behandelt wird.

Für die Planung und Durchführung einer Therapie ist es daher wichtig, Hinweise darauf zu erhalten, ob die depressiven Symptome bei einem Zwangspatienten vollständig aus der vorliegenden Zwangsstörung heraus zu erklären sind (wie z. B. der bereits erwähnte soziale Rückzug aus Scham gegenüber den Mitmenschen). Eine sorgfältige Diagnostik ist insbesondere deshalb wichtig, weil sowohl Zwangsstörungen depressive Symptome zur Folge haben als auch umgekehrt Depressionen mit zwangsähnlichen Phänomenen verbunden sein können. In diesen Fällen verschwinden die jeweils zu beobachtenden Symptome bei einer erfolgreichen Behandlung der Grunderkrankung in der Regel aber wieder.

Besonders wertvoll bei der Klärung der Frage, ob neben der Zwangsstörung auch noch eine «unabhängige» Depression vorliegt, sind Informationen aus der Vorgeschichte der Betroffenen: Gab es zum Beispiel bereits vor der Entwicklung der Zwangsstörung depressive Episoden oder folgen diese einem eigenen zeitlichen Rhythmus? Auch das Vorliegen depressiver Erkrankungen in der Familie des Betroffenen ist ein wertvoller Hinweis auf eine möglicherweise bestehende entsprechende

Veranlagung. Die Einbeziehung von Angehörigen ist häufig eine wertvolle Quelle für den behandelnden Arzt oder Therapeuten, weil sie aus einer Außenperspektive wichtige Informationen über das Verhalten und Leben des Patienten auch vor der aktuellen Behandlung liefern können.

3.2 Ängste und Phobien

Das Erleben von Angst und Anspannung ist für die meisten Zwangspatienten untrennbar mit ihren Ritualen und Zwangsgedanken verbunden. Die Durchführung der individuellen Zwangshandlungen dient fast immer der Reduktion von Ängsten, die durch bestimmte Situationen oder Reize ausgelöst werden. Die später noch ausführlich dargestellte «Zwei-Faktoren-Theorie» (siehe Abschnitt 5.2) wurde ursprünglich im Zusammenhang mit Angststörungen entwickelt und später auf Zwangsstörungen übertragen. Anlass dafür waren ähnliche Mechanismen bei der Betrachtung insbesondere des Vermeidungsverhaltens zur Regulation auftretender Spannungszustände. Auch dies ist ein Hinweis auf die Nähe der beiden Erkrankungen. Manche Wissenschaftler handeln Zwangsstörungen gemeinsam mit Angsterkrankungen ab, und auch in den medizinischen Klassifikationssystemen werden sie gemeinsam dargestellt.

Die wichtigsten Angsterkrankungen sind die umschriebenen Ängste vor bestimmten Situationen oder Reizen (so genannte spezifische Phobien wie z. B. das häufig zitierte Beispiel der extremen Angst vor Spinnen oder Mäusen) und die umgangssprachlich als «Platzangst» bekannten Ängste vor bestimmten Orten (so genannte Agoraphobien, die sich als Ängste vor öffentlichen Räumen wie Plätzen oder Kaufhäusern äußern können). Darüber hinaus werden plötzlich und scheinbar unkontrolliert auftretende heftige Angstattacken (so genannte Panikattacken), bei denen die Betroffenen unvermittelt unter heftiger Angst mit Herzrasen und Todesängsten leiden, zu den Angststörungen gezählt. Eine weitere Untergruppe der Angsterkrankungen stellt die generalisierte Angststörung dar. Die davon Betroffenen werden in zahlreichen Lebensbereichen in erheblichem Maße von Sorgen um sich, um Angehörige, andere Menschen und um möglicherweise eintretende negative Ereignisse in der Zukunft gequält und sind fortwährend damit beschäftigt, wahrgenommene Risiken zu minimieren (etwa indem eigene Kinder niemals aus den Augen gelassen werden).

Angststörungen gehören gemeinsam mit Depressionen zu den häufigsten psychischen Erkrankungen. Schätzungen gehen davon aus, dass in Deutschland mehrere Millionen Menschen unter manifesten Formen der verschiedenen Arten von Angsterkrankungen leiden. Nach wie vor gibt es unter Fachleuten Diskussionen darüber, ob Zwangsstörungen auch zu den Angsterkrankungen zu rechnen sind. Weitgehende Einigkeit besteht jedoch, dass Ängste bei Zwängen eine wichtige und zentrale Rolle spielen.

Wie bereits erwähnt, bedarf es einer sehr sorgfältigen Diagnostik, um das Vorliegen einer Zwangsstörung von einer darüber hinaus behandlungsbedürftigen Angststörung abzugrenzen. Aufgrund der großen Nähe der Krankheitsbilder ist dies im Einzelfall oft mit erheblichen Schwierigkeiten verbunden. So ist die Abgrenzung zwischen Angststörungen und Zwangserkrankungen besonders schwierig, wenn es sich um umschriebene Ängste vor möglichen zukünftigen Risiken handelt, wie es etwa bei der Angst vor einer HIV-Infektion der Fall sein kann. Das aus dieser Angst resultierende Vermeidungsverhalten kann durchaus große Ähnlichkeit mit einer Zwangsstörung annehmen. Oft scheint sich im Laufe der Zeit etwa aus einer zugrunde liegenden Angst vor HIV oder dem Fuchsbandwurm (z. B. im Rahmen einer spezifischen Phobie oder einer generalisierten Angststörung) über Vermeidungs- und Kontrollmechanismen («War auch wirklich nirgendwo Blut an der Hand meiner Schulkinder?») eine Zwangsstörung zu entwickeln.

Einige Hinweise können eine Differenzierung zwischen Angst- und Zwangsstörungen jedoch erleichtern. In der Regel ist das Vermeidungsverhalten von Patienten mit Angststörungen nicht in ähnlichem Maße ritualisiert wie bei Zwangspatienten. So sind die angstauslösenden Situationen normalerweise recht eng umschrieben (wie etwa Angst vor Fußgängerzonen). Die Betroffenen berichten auch, dass eine Angstreduktion üblicherweise mit der unmittelbaren Flucht aus der Situation einsetzt und keiner komplexen Rituale bedarf, wie sie bei Zwangspatienten zu beobachten sind. Auch die Konsequenzen, die Angstpatienten in den angstbesetzten Situationen befürchten, sind in der Regel sehr konkret (etwa die häufig bestehende Befürchtung, zu sterben oder in Ohnmacht zu fallen), wohingegen Zwangspatienten zwar sehr komplexe und in vielen Fällen wortreich dargelegte, aber letzten Endes doch oft eher unkonkrete zukünftige Folgen befürchten (z. B. die Entwicklung schwerer und seltener Erkrankungen). Ähnlich wie bei Zwangskranken übertragen auch Angstpatienten die angstauslösenden Situationen, im Laufe der Erkrankung oftmals auf weitere Bereiche (so genannte «Generalisierung»). Trotzdem lässt sich sagen, dass die im Vergleich auftretende Unruhe und Anspannung bei Zwangspatienten häufig noch weniger an umschriebene Reize gebunden sind. So ist die Angst eines Zwangspatienten vor «Schmutz» oft erheblich unspezifischer als zum Beispiel der bei einem Angstpatienten vermiedene Besuch der Fußgängerzone. Ein weiterer Unterschied findet sich auf der Ebene der beteiligten Emotionen. Berichten Angstpatienten vor allem über «Angstgefühle» und «Panik», so schildern Zwangspatienten eher Gefühle der unerträglichen Anspannung, Ekel oder ein allgemeines Gefühl des Unbehagens. Im weiteren Verlauf einer Therapie lässt sich bei vielen Zwangspatienten auch ein Gefühl des Ärgers beobachten.

Was die Behandlungsansätze anbelangt, die bei Zwangsstörungen und Angsterkrankungen zur Anwendung kommen, lassen sich wiederum eine Reihe von Übereinstimmungen identifizieren. So werden viele Angsterkrankungen ebenfalls durch die Konfrontation mit dem angstauslösenden Reiz und die Verhinderung der Vermeidungsreaktion behandelt. Und auch bei Angstpatienten können, wie bei Depressionen und Zwangsstörungen, bestimmte Antidepressiva (SSRI) eine Linderung der Symptomatik bewirken. Für die Komorbidität von Angsterkrankungen und Zwängen gilt gleichermaßen, dass möglichst umfassende Informationen über die Art und Weise der auftretenden Symptome, deren Verlauf, erstmaliges Erscheinen und Variation den behandelnden Fachleuten wichtige Hinweise liefern können, ob es sich um zwei parallel verlaufende und miteinander verwobene Erkrankungen handelt oder ob es sich etwa bei der «zwanghaften Vermeidung» bestimmter Situationen eines Angstpatienten «nur» um das Symptom einer vorliegenden Agoraphobie handelt.

3.3 Sucht und Abhängigkeit

Abhängigkeitserkrankungen gehören zu den häufigsten psychischen Erkrankungen. Sie sind durch eine Reihe von körperlichen und psychischen Symptomen gekennzeichnet, die beispielsweise die Einschränkung anderer Tätigkeiten zugunsten der Suchterkrankung, das fortwährende Kreisen der Gedanken um die Substanz oder das unstillbare Verlangen nach Zufuhr des Suchtmittels beinhalten. Körperliche Komponenten von Abhängigkeitserkrankungen bestehen etwa darin, dass die Dosis der bevorzugten Substanz (z. B. Alkohol oder bestimmte Medikamente) im Laufe der Erkrankung fortwährend gesteigert werden muss, um ähnliche Effekte wie zu früheren Zeitpunkten mit geringeren Dosen zu erzielen (Toleranzentwicklung). Im Falle einer Abhängigkeit von Medikamenten, die entspannend wirken (wie z. B. Benzodiazepine), folgt daraus, dass immer größere Mengen der Tabletten eingenommen werden müssen, bevor sich bei den Betroffenen die ursprünglich mit einer halben Einzeltablette erreichte Spannungsreduktion einstellt. Je nach Substanz können Abhängigkeiten eine Reihe von körperlichen Erkrankungen zur Folge haben, die in Zusammenhang mit der Sucht stehen. Dazu zählt die Leberzirrhose bei Alkoholabhängigen oder die Entwicklung von Lungenkrebs bei Rauchern. Die Abhängigen setzen den Konsum aber in der Regel trotz des Wissens um diese Folgen fort.

Die meisten Patienten mit einer Suchterkrankung haben die Abhängigkeit erzeugende Substanz ursprünglich eingenommen, um einen wie auch immer gearteten angenehmen Zustand herbeizuführen. Dies kann das positive Erleben eines Rausches sein, in dem man unbeschwert Dinge tut, die sonst nicht oder nur eingeschränkt möglich wären. Im späteren Verlauf einer Abhängigkeitsentwicklung stellt zunehmend die Vermeidung von Entzugserscheinungen einen wichtigen Grund dar, das Suchtmittel weiterhin zu konsumieren. Hat sich der Körper erst einmal an die regelmäßige Zufuhr einer bestimmten Substanz gewöhnt, giert er beständig nach Nachschub und signalisiert dies über eine Reihe von Symptomen wie z. B. Schwitzen, Zittern der Hände, Übelkeit oder innerer Unruhe. Erhält der Organismus dann eine neue Dosis des Suchtmittels, gibt er für eine Weile Ruhe, um später erneut auf den Abfall des individuellen Pegels aufmerksam zu machen. Dieses «Vermeidungsverhalten», das in der Zufuhr der Substanz zur Verhinderung von Entzugssymptomen besteht, stellt bei vielen Abhängigen im späteren Verlauf ihrer Erkrankung den vielleicht wichtigsten Grund für die Aufrechterhaltung der Sucht dar.

Diese funktionale Komponente des Substanzkonsums schlägt auch die Brücke zur Komorbidität von Abhängigkeitserkrankungen mit anderen psychischen Störungen. Im Zusammenhang mit psychischen Erkrankungen stellen Abhängigkeitsentwicklungen häufig eine Folge gescheiterter Versuche dar, die Symptome anderer – und häufig bereits vorher vorhandener – Erkrankungen zu reduzieren.

Was verbirgt sich hinter diesem Aspekt? Wie zahlreiche andere psychische Erkrankungen auch gehen Zwangsstörungen mit Situationen einher, in denen sich die Betroffenen angespannt, unruhig, vielleicht ängstlich, unsicher, also insgesamt unwohl fühlen. In solchen Zuständen, vielleicht zunächst sehr selten und nur in umschriebenen Situationen, stellt für die Betroffenen das Suchtmittel eine zuverlässige und rasch wirkende Entspannungshilfe dar. Möglicherweise kennen die Betroffenen die positive Wirkung des Suchtmittels auch aus anderen Kontexten (z. B. das wohltuende «Feierabendbier») und versuchen zunächst, ihre positiven Erfahrungen auf Spannungssituationen oder Problemsituationen zu übertragen. Bis zu einem gewissen Grad kennen auch viele Gesunde diese «positive» Funktionalität etwa alkoholischer Getränke oder der beruhigenden Zigarette beispielsweise vor einer Prüfung. Häufig sind die erlebten Zustände des Unwohlseins bei Menschen mit psychischen Problemen aber so stark, dass es mit einem Glas Rotwein oder einer Zigarette nicht getan ist. Nicht nur höhere Dosen etwa an Alkohol, sondern auch andere Substanzen kommen zum Einsatz: So gibt es phantastische Medikamente, die sehr schnell angst- und spannungslösend wirken. Diese Medikamente werden auch von behandelnden Ärzten häufig als erster Beitrag zur Entlastung bei psychischen Problemen (optimalerweise nur für eine kurze Zeit) verordnet. Leider haben sie zumeist den Nachteil, dass sie ausgesprochen schnell in eine Abhängigkeit führen. Ein wesentlicher Aspekt ihres hohen Suchtpotentials liegt in der zuverlässigen Wirkung dieser Substanzen. Die Entwicklung einer Abhängigkeit kann eine Weile dauern. Im Falle einer zugrunde liegenden Zwangsstörung kann das Suchtmittel für eine ganze Weile zuverlässig die Funktion eines «Spannungslösers» übernehmen und kurzfristig zur Entlastung von aufdringlichen Gedanken beitragen. Das grundlegende Problem der Zwangsstörung lässt sich aber auf diesem Wege höchstens für eine Weile im Zaum halten – aber sicherlich nicht beseitigen. Und so kann es geschehen, dass sich bei dem Versuch, dem Zwang mit Hilfe von Medikamenten oder Alkohol Herr zu werden, neben der ursprünglichen Erkrankung auch noch eine Sucht entwickelt.

Da es nach wie vor zahlreiche Einrichtungen und Behandler gibt, die zwar viele andere psychischen Erkrankungen, aber keine akuten Abhängigkeiten behandeln, gilt es, sich bei Vorliegen einer solchen Doppeldiagnose besonders sorgfältig nach den therapeutischen Angeboten einer Klinik oder eines Therapeuten zu erkundigen. Häufig wird die akute Abhängigkeitsproblematik zuerst behandelt, bevor sich die Zwangsbehandlung anschließt. Das genaue Vorgehen bedarf jedoch immer der Berücksichtigung der individuellen Krankheitsgeschichte. Gerade die Entwicklung von Suchterkrankungen vor dem Hintergrund anderer psychischer Erkrankungen stellt ein gutes Beispiel dafür dar, wie der Versuch, die Symptome einer Krankheit zu bewältigen, bei falscher Weichenstellung und ohne Unterstützung von außen zusätzliche Probleme schaffen kann.

Selbstverständlich ist es darüber hinaus auch möglich, dass bereits vor der Entwicklung der Zwangsstörung eine Abhängigkeit bestand und die beiden Erkrankungen vordergründig nichts miteinander zu tun haben. Dieser Fall ist jedoch im Vergleich zur vorher dargestellten Entwicklung der Sucht als fehlgeschlagener «Selbstbehandlung» erheblich seltener und wird sich häufig auf eine weitere gemeinsame Ursache zurückführen lassen.

3.4 Persönlichkeitsstörungen

Unter Persönlichkeitsstörungen versteht man eine Gruppe psychischer Erkrankungen, die durch überdauernde und bestimmte Formen der Wahrnehmungen, der Beziehungsmuster und des Denkens gekennzeichnet sind, die sich sowohl im Hinblick auf die Umwelt als auch die Betroffenen selbst äußern. In mancher Hinsicht lassen sich Persönlichkeitsstörungen am ehesten als übersteigerte Individualität betrachten, die praktisch alle sozialen Beziehungen und Lebensbereiche eines Menschen betrifft. Den Charakter einer krankhaften Störung erhalten die entsprechenden Verhaltensweisen erst dann, wenn sie sich als durchgängiges Muster unabhängig von bestimmten Krankheitsphasen abzeichnen und auf diesem Weg zur dauerhaften Belastung für die Betroffenen werden. Persönlichkeitsstörungen beginnen sich in der Regel während der Jugend zu entwickeln und greifen entsprechend ihrer jeweiligen Akzentuierung nach und nach auf alle möglichen Lebensbereiche über. Die gängigen Klassifikationssysteme in der Medizin unterscheiden eine ganze Reihe verschiedener Typologien wie zum Beispiel die selbstunsichere oder die oben beschriebene zwanghafte Persönlichkeitsstörung. Die selbstunsichere Persönlichkeitsstörung ist etwa durch ein überdauerndes Muster von sozialem Unbehagen und der Angst vor negativer Bewertung durch andere sowie Schüchternheit gekennzeichnet. Für diese Menschen gleichen soziale Kontakte einem Gang über heiße Kohlen. Sie sind ständig darum bemüht, nicht aufzufallen und es ihren Mitmenschen recht zu machen. Der Rückzug aus sozialen oder beruflichen Kontexten ist häufig der einzige Weg für die Betroffenen, sich nicht permanent um ihren Eindruck auf andere Menschen zu sorgen. Naheliegenderweise können diese Menschen aus wiederkehrenden Ritualen wenigstens für eine gewisse Zeit Entlastung und so etwas wie Entspannung ziehen. So wie Menschen mit selbstunsicherer Persönlichkeitsstörung beständig von Bewertungsängsten getrieben werden, ist der Alltag von Menschen mit einer zwanghaften Persönlichkeitsstörung (siehe Beschreibung S. 63 ff.) vom permanenten Streben nach Perfektion und mangelnder Flexibilität gekennzeichnet. Insbesondere diese Ausprägung der Persönlichkeitsstörungen weist naturgemäß eine große Nähe zu den Zwangsstörungen auf. Aber natürlich können Zwangsstörungen auch gemeinsam mit vielen anderen Persönlichkeitsstörungen auftreten. Stellt die Behandlung von Zwangsstörungen die behandelnden Ärzte und Therapeuten bereits vor große Herausforderungen, so erschweren die spezifischen Kommunikations- und Wahrnehmungsmuster von Menschen mit Persönlichkeitsstörungen eine erfolgreiche Behandlung oftmals noch erheblich. Aber selbstverständlich gibt es auch für Persönlichkeitsstörungen erfolgreiche Behandlungsansätze. Sie bestehen zunächst in der Erarbeitung eines Problembewusstseins dafür, dass bestimmte übergeordnete Muster die gesamten Erfahrungen der Betroffenen in der Interaktion mit ihrer Umwelt überlagern. Dieser Prozess braucht Zeit und erfahrene Therapeuten. Es spricht jedoch nichts dagegen, parallel dazu eine möglicherweise bestehende Zwangsstörung erfolgreich zu behandeln.

4. ALLTÄGLICHER ABERGLAUBE AM BEISPIEL «FUSSBALL»

Aberglaube und magisches Denken sind ein weitverbreitetes Phänomen in unserer Gesellschaft. Am Fußball lässt sich das besonders gut beobachten. Manche Spieler tragen beispielsweise Glückspfennige in ihren Stutzen versteckt, um den Ausgang des Spiels positiv zu beeinflussen. Andere greifen auf noch viel skurrilere Mittel zurück, um sich auf diese Weise zu stärken. «Böse Flüche können mir nichts anhaben, weil ich meine Unterwäsche auf links trage.» Diese Äußerung des rumänischen Fußballers Adrian Mutu (früher Juventus Turin) ist ein zugegebenermaßen extremes Beispiel, wie viel Einfluss magisches Denken im Fußball haben kann. Tatsächlich aber hat ein großer Teil der Spieler und Trainer bestimmte Vorlieben und Rituale, um auf diese Art und Weise das Glück ihrer Mannschaft zu erzwingen. Bestimmten Rückennummern werden magische Kräfte beigemessen, Trainer tragen zu offiziellen Spielen ihrer Mannschaft mitunter stets die gleiche Krawatte oder das gleiche Sakko, in der Hoffnung, sich so «das Schicksal gewogen zu machen». Selbst abstruse astrologische Theorien haben Einzug in die Fußballwelt gehalten. So soll der frühere französische Nationalcoach Raymond Domenech seine Mannschaft entsprechend der Tierkreiszeichen der Spieler aufgestellt haben. Er habe darauf geachtet, dass es nie zu viele temperamentvolle «Löwen» im Kader gebe, sondern eine ausgewogene Mischung der verschiedenen Sternzeichen entstünde. Besonders absurd mutet auch die Aussage des früheren englischen Stürmers Gerry Linneker an: «Beim Warmmachen habe ich niemals aufs Tor geschossen, denn ich wollte kein Tor vergeuden. Ich wollte mir die Treffer fürs Spiel aufsparen. In der Halbzeitpause habe ich immer mein Trikot gewechselt, wenn ich kein Tor in der ersten Halbzeit erzielt hatte. Wenn ich dagegen erfolgreich war, behielt ich mein Trikot an.» Am extremsten scheint abergläubisches Verhalten im Fußball bei Afrikas Mannschaften ausgeprägt zu sein. Hier werden wahre Prozessionen und Zeremonien abgehalten, um die Geister gewogen zu stimmen oder Spieler der anderen Mannschaft zu beeinträchtigen.

Ist es tatsächlich möglich, die eigene Trefferquote dadurch zu erhöhen, dass man stets das gleiche ungewaschene Unterhemd trägt? In gewisser

Weise lässt sich eine solche Denkweise sogar durch einen rationalen Kern und eine logische Erklärung rechtfertigen. Wenigstens theoretisch ist es nämlich möglich, dass dadurch – ähnlich wie bei einem Scheinmedikament in der Medizin (Placebo) – Autosuggestionen mobilisiert werden, die tatsächlich dazu führen, dass der entsprechende Spieler sich selbst als besser und stärker erlebt und auf diese Weise seine Leistungsfähigkeit optimaler ausschöpft. Gerade aus der Heilkunde ist bekannt, wie effektiv Scheinmedikamente ohne jeden «aktiven» Wirkstoff bei der Linderung bestimmter Symptome sein können. Der feste Glaube an den Nutzen erschafft den Nutzen! Auch bei Fußballern lässt sich also eine indirekte Wirkung der (irrationalen) Denkweise auf das Ergebnis einer Situation vermuten – wenn auch die logische Verknüpfung von Unterwäsche und Trefferquote natürlich abstrus ist.

Ganz haltlos wird die Lage, wenn man abergläubisches Verhalten bei Fußballfans betrachtet, denn in diesem Fall scheidet auch eine indirekte Beeinflussung aus. Auch wenn der Fan vor dem Fernseher fest an den Sieg der Mannschaft glaubt, so kann die Mannschaft von seiner Autosuggestion nicht profitieren. Der Fan vor dem Fernseher und der Fußballer auf dem Platz sind in diesem Moment getrennte Systeme ohne kausale Verknüpfungen. Dennoch sind gerade Fans besonders anfällig für magisches Denken.

Peter K. (41), Architekt, der sich selbst als nüchtern bezeichnet, ist ein Beispiel, wie ein ganz normaler Mensch in Anspannungssituationen abergläubisches Denken und Verhalten zeigt.

Ich erinnere mich an das WM-Spiel im Juli 2006 in Dortmund. Deutschland stand im Halbfinale gegen Italien. Die WM-Stimmung im Land war nach dem Sieg über Argentinien auf ihrem Gipfel angekommen. Schon im Vorfeld wurden Statistiken gewälzt, die entweder darauf hinwiesen, dass Deutschland wohl keine Chance hätte (noch nie hatte Deutschland bei einer WM gegen Italien gewonnen), oder die darlegen wollten, dass das Spiel überhaupt nicht verloren gehen konnte (noch nie hatte die deutsche Nationalelf unter Jürgen Klinsmann ein Heimspiel in Dortmund verloren). Ich beschloss damals, das Spiel in einer größeren Männerrunde vor dem Fernseher zu sehen, und freute mich schon Tage vorher auf das Match. Ganz Deutschland schien damals vom Fußballfieber infiziert zu sein, jedes zweite Auto fuhr mit Deutschlandwimpel über die Straßen und die allgemeine Euphorie war grenzenlos.

Als ich bei meinem Bekannten eintraf, hatte das Spiel gerade begonnen, und 15 Gäste starrten gebannt auf den Bildschirm, um den Kampf von 22 Männern um einen Ball zu verfolgen. Auch ich war sofort gepackt von der Spannung und der hitzigen Atmosphäre. Aber die Männerrunde saß nicht nur da, sondern gleichzeitig wurde das Spiel vielstimmig kommentiert: «Jetzt bloß nicht leichtsinnig werden!» – «Oh, hast du das gesehen, das war knapp.» – «Klasse gespielt, weiter so.» Es war ein buntes Durcheinander aus Zwischenrufen, Schreckensschreien und Anfeuerungen der vor dem Fernseher Versammelten. Es war faszinierend zu beobachten, wie ein Großteil der Anwesenden sich im Laufe des Spiels immer mehr von abergläubischen Reflexen lenken ließen. «Wir hatten ausgemacht, nicht zu unken, das bringt Pech!» – «Jetzt verschrei bloß nichts!» – «Ich habe meinen Glücksbringer dabei, da kann gar nichts schiefgehen.» – «Daumen drücken, Leute. Daumen drücken, sonst wird nix draus. Die Italiener sind sonst einfach zu stark.» Blödes Zeug, dachte ich, völliger Unsinn. Wie können Erwachsene nur so irrational sein. Ich selbst wähnte mich frei von derlei Kindereien.

Das Spiel war spannend. Jedes Mal, wenn die italienische Mannschaft dem deutschen Strafraum gefährlich nahe kam, begann ich unwillkürlich, meinen Atem anzuhalten. Es war kaum zu ertragen, dem Match so tatenlos zusehen zu müssen. Nachdem auch nach 30 Minuten noch kein Tor für den Gegner gefallen war, veränderte sich bei mir etwas. Ich begann nun bei Angriffen von Italien, die Atmung bewusst und absichtlich zu kontrollieren. Ich tat das nicht vorwiegend, um mich selbst zu beruhigen und der schier unerträglichen Spannung besser begegnen zu können, nein, da war ganz deutlich eine hochgradig irrationale Nuance mit dabei: Ich hoffte tatsächlich, mit Hilfe der Regulation meines Atems Einfluss auf den Spielverlauf nehmen zu können. 40 Minuten war die deutsche Mannschaft nun bereits ohne Gegentreffer. War das nicht ein Hinweis? Gerade eben war wieder so eine Situation gewesen. Die Italiener hatten einen Eckstoß, ich hatte bewusst ganz langsam und entspannt ausgeatmet und prompt wurde der Ball vom deutschen Torhüter abgefangen. Geht doch! Immer wieder legte ich nun diese gleiche seltsame Technik an den Tag. Konnte doch nicht schaden! So saßen wir – die meisten waren Akademiker, die sich im Alltag als differenziert und primär logisch denkende Menschen verstehen –, Daumen drückend, Beschwörungsformeln murmelnd oder eben «bewusst atmend», vor dem Fernseher und waren alle der Hoffnung verfallen, mit Hilfe unseres Verhaltens Einfluss auf das Spiel nehmen zu können.

Doch sosehr wir uns auch bemüht hatten – es gelang uns nicht, Deutschland zum Sieg zu verhelfen. Kurz vor Ende und just in dem Augenblick, als sich alle bereits auf ein Elfmeterschießen eingerichtet hatten, fiel der entscheidende Siegtreffer für die italienische Mannschaft. Das Entsetzen war groß; schon kurze Zeit später war das Match vorbei und Deutschland hatte nach einem weiteren Gegentor verloren. Sofort begannen die Analysen über die möglichen Ursachen dieser bitteren Niederlage. Lag es daran, dass die deutsche Mannschaft zu schwach war? Lag es vielleicht an einer missglückten Auswechslung durch den Trainer? Oder an der Qualität des Balls? Oder hatte ich möglicherweise auch selbst zu dieser Niederlage beigetragen? Hätte ich unter Umständen mehr tun können, um der Mannschaft zu helfen? Hätte ich noch konzentrierter atmen müssen? Oder fester Daumen drücken? Hätte Deutschland möglicherweise gewonnen, wenn ich das Spiel mit anderen Bekannten angesehen hätte? Oder wenn ich das Spiel gar nicht gesehen hätte? Es ist wohl unwahrscheinlich; aber ist es unmöglich? Das kann niemand beweisen.

Selbstverständlich weiß Peter eigentlich, dass all diese Maßnahmen und Überlegungen irrational und unsinnig sind. Typisches magisches Denken. Logisch unzulässige Verknüpfungen. Selbstverständlich gab es keinen Einfluss seiner Atemtechnik auf das Kopfballgeschick deutscher Abwehrspieler. Und trotzdem scheint der Mensch (auch ohne Zwangskrankheit) in starker Weise disponiert zu sein, solche Zusammenhänge für sich herzustellen und an ihre Wirksamkeit zu glauben. Gerade eine mit Anspannung und Stress verbundene Situation, die kaum direkte Einflussmöglichkeiten erlaubt, deren Ausgang aber eine hohe emotionale Bedeutung hat, mobilisiert magisches Denken. Ein WM-Halbfinale hat für einen echten Fußballfan im Augenblick des Spiels und inmitten der aufgeheizten Atmosphäre tatsächlich eine große Wichtigkeit. Wenn man schon sonst nichts tun kann, so doch wenigstens die Daumen drücken! Letztlich ist dies der gleiche Stoff, aus dem auch Zwangserkrankungen gemacht sind. Auf der einen Seite gibt es die Einsicht in die Unsinnigkeit des eigenen Denkens und Handelns. Auf der anderen Seite fällt es aber schwer, diesen Gedanken ganz fallen zu lassen. Man möchte irgendwie die Sicherheit oder zumindest Wahrscheinlichkeit für einen günstigen Verlauf der Dinge behaupten. Während hier magisches Denken und Handeln auf einen sehr kleinen harmlosen Bereich beschränkt bleiben und für das Leben der meisten Fans keinen Krankheitswert nach sich zieht, so ist der zwangserkrankte Mensch ähnlichen Vorgängen fortlaufend und weitgehend hilflos ausgesetzt. Er erträgt es nicht, dass die Möglichkeit von Niederlagen und Fehlschlägen trotz bester Vorsätze unseren Alltag begleitet.

Übrigens half dem französischen Nationaltrainer die Zusammensetzung des Spielkaders nach astrologischen Gesichtspunkten bei der Fußballweltmeisterschaft nur begrenzt weiter: Frankreich unterlag im Finale gegen Italien. Hatten da auch alle die richtige Unterwäsche an?

5. PSYCHOLOGISCHE URSACHEN FÜR ZWANGSSTÖRUNGEN

«Wie, wollen diese Hände denn nie rein werden? (...)
Noch immer riecht es hier nach Blut;
alle Wohlgerüche Arabiens würden diese kleine Hand
nicht wohlriechend riechen machen. Oh, oh, oh! ...»
Lady Macbeth, 5. Akt, 1. Szene

Bereits vor fast 500 Jahren gelang Shakespeare mit seiner Lady Macbeth eine längst weltberühmte literarische Beschreibung für Zwangsstörungen. Nach dem von ihr angestifteten Mord irrt die von Schuldgefühlen gequälte Lady Macbeth Nacht für Nacht durch das Schloss und versucht, ihre vermeintlich blutbeschmierten Hände zu reinigen, um so ein wenig Linderung zu erfahren.
Nebenbei liefert Shakespeare auch gleich eine Erklärung für das bizarre Verhalten der Lady: Auf ihre Gier nach Macht und Einfluss folgen Schuldgefühle und Selbstbestrafung. Es sind moralische Verfehlungen, die dem Zwang vorausgehen. Das Gewissen fordert seinen Tribut und verzweifelt flüchtet sich Lady Macbeth in ihre Reinigungsrituale.
In diesem Punkt ist Shakespeares literarische Beschreibung gar nicht weit vom ersten umfassenden psychologischen Erklärungsmodell der so genannten Zwangsneurose entfernt, die 1894 von Sigmund Freud formuliert wurde. Auch der Begründer der Psychoanalyse sah den Widerstreit von triebhaften (unmoralischen) Wünschen auf der einen und den Forderungen des Gewissens auf der anderen Seite als die Ursache für Zwangsstörungen. Bis zu diesem Zeitpunkt galten Zwangssymptome jahrhundertelang als Teufelswerk und letztlich als Ausdruck eines sündigen und verfehlten Lebens. Die Betroffenen wurden entsprechend stigmatisiert und ausgegrenzt.
Freud beschrieb die Zwangsstörung nun erstmals als das Ergebnis eindeutig benennbarer psychischer Prozesse innerhalb des Menschen und gab ihnen damit den Stellenwert einer psychischen Erkrankung. Obwohl Freuds Konzept bis heute vielfach überarbeitet wurde und psychoanalytische Verfahren bei der Behandlung von Zwängen nicht die Therapie der ersten Wahl darstellen, wurden viele Generationen von Psych-

iatern und Psychotherapeuten durch Freuds Darstellungen inspiriert und beeinflusst. Die heute zur Erklärung herangezogenen lern- und verhaltenstheoretischen Modelle sowie kognitive Konzepte gewannen erst Mitte des 20. Jahrhunderts langsam an Bedeutung. Gleichzeitig ermöglichte der wissenschaftliche Fortschritt eine immer bessere Untersuchung der biologischen Ursachen von Zwangsstörungen, so dass heute zahlreiche organische Faktoren bei der Entstehung und Aufrechterhaltung von Zwängen bekannt sind.

5.1 Das psychodynamische Konzept

Sigmund Freud ging davon aus, dass sich die Betroffenen mit Hilfe ihrer Zwänge gegen übermächtige und in ihrem Weltbild unerlaubte Impulse zu wehren versuchen. Diese Impulse bestehen in aller Regel aus sexuellen bzw. aggressiven Inhalten. Die Zwangsstörung stellt somit den Versuch eines Individuums dar, einen schwierigen innerpsychischen Konflikt zu lösen. Laut Freud entstehen psychische Konflikte vor allem durch Spannungszustände zwischen den psychischen Instanzen des «Es» und des «Über-Ich». Das «Es» repräsentiert dabei die in aller Regel unbewusst wirkenden Triebkräfte eines Menschen. Das «Über-Ich» ist dagegen die regulierende, an geltenden Werten und Normen orientierte Instanz und lässt sich am besten als Gewissen beschreiben. Freud war der Ansicht, dass die meisten seiner zwangskranken Patienten aufgrund einer strengen bzw. extrem auf Sauberkeit fixierten Erziehung ein übermäßig ausgeprägtes Gewissen entwickelt hätten. Dieses Gewissen lasse sich nur schwer mit den in jedem Menschen wirkenden Triebkräften aus dem «Es» in Einklang bringen. Die Zwangssymptome seien das Ergebnis eines ständigen Kampfes zwischen den Triebregungen auf der einen und den Abwehrmechanismen auf der anderen Seite. Mit Hilfe der Zwangshandlungen würde der Betroffene versuchen, die verbotenen Impulse auszulöschen und damit ungeschehen zu machen.

Als Beispiel beschreibt Freud eine Patientin, die sich ihren Schilderungen zufolge auf eine nach ihrer Moralauffassung äußerst verwerfliche sexuelle Beziehung außerhalb ihrer Ehe eingelassen und daraufhin einen Waschzwang entwickelt hatte. Für Freud stellte der Waschzwang eindeutig den Versuch dar, den Verlust der moralischen Reinheit durch eine übertriebene körperliche Reinheit zu ersetzen. Durch diese so genannte Verschiebung des eigentlichen Konfliktes in einen völlig anderen Bereich konnte das zugrunde liegende Problem natürlich nicht gelöst und bewältigt werden. Aus diesem Grund breitete sich die Zwangsstörung im Leben der betroffenen Patientin immer weiter aus.

Inzwischen steht längst fest, dass eine Reduzierung von Zwangsstörungen auf bestehende Konflikte zwischen (sexuellen) Triebregungen und damit nicht zu vereinbarenden moralischen Werten und Normen zu kurz greift. Neben diesem Erklärungsansatz spielen auch eine ganze Reihe weiterer Ursachen und Auslöser eine Rolle. Entsprechend wurde Freuds Modell im Laufe der Zeit beständig überarbeitet und weiterentwickelt. Geblieben ist im Kontext psychoanalytischer Erklärungsansätze allerdings die Überzeugung, dass bei der Entwicklung von Zwangsstörungen ungelöste innerpsychische Konflikte eine wichtige Bedeutung haben. So werden Zwangsstörungen nach wie vor als Abwehrversuch von bedrohlichen, destruktiven Impulsen gesehen. Diese destruktiven Impulse können auf alle möglichen Triebregungen zurückgehen und müssen auch nicht mit einer konkreten Handlung verbunden gewesen sein. Im Falle der oben geschilderten Patientin hätte also unter Umständen schon der Gedanke an einen Ehebruch als Auslöser für eine Zwangsstörung ausreichen können.

Die Rolle von Erziehung und Familie

Neben Sigmund Freud betrachten auch eine ganze Reihe weiterer Vertreter der Psychoanalyse ein übermäßig strenges und mit den Triebregungen unvereinbares Über-Ich als eine zentrale Ursache für die Entwicklung einer Zwangsstörung. Das Über-Ich entsteht ihrer Ansicht nach im Laufe der kindlichen Entwicklung dadurch, dass die von den Eltern und anderen wichtigen Bezugspersonen vorgelebten und vermittelten Werte, Normen und Einstellungen von dem Kind immer stärker verinnerlicht werden und schließlich gar nicht mehr von außen benannt werden müssen. Wächst ein Kind in einer sehr strengen und hochregulierten Umgebung auf, in der Fehltritte und Regelverstöße hart bestraft werden, so entwickelt es folglich auch ein besonders strenges und rigides Über-Ich. Dessen überzogene Anforderungen, beispielsweise in den Punkten Reinlichkeit, Ordnung oder auch moralisches Verhalten, führen dazu, dass das Über-Ich nahezu ständig in Konflikte mit bestimmten Triebregungen gerät.

Triebregungen und die daraus resultierenden Konflikte kennt in abgeschwächter Form wohl jeder Mensch. Während viele dies jedoch als einen normalen Teil ihrer Persönlichkeit akzeptieren und den Konflikt dadurch entschärfen können, wird er von Menschen mit einem übermäßig ausgeprägten Über-Ich als extrem bedrohlich wahrgenommen. Da sich diese Impulse in keiner Weise mit ihren hohen Idealen von Ordnung und Kontrollierbarkeit in Übereinstimmung bringen lassen, können sie ihnen auch nicht in einem überschaubaren Maße nachgeben und so die vorhandene Spannung wieder abbauen. Zwangskranke werden daher in der Psychoanalyse gelegentlich auch als gehemmte Rebellen bezeichnet. Erst der Griff zu entsprechenden Zwangshandlungen helfe ihnen, die für sie unerträgliche Spannung abzubauen. Allerdings führe diese Form der Konfliktlösung dazu, dass sich der Betroffene zunehmend in seiner Zwangssymptomatik verliert und den eigentlich zugrunde liegenden Konflikt immer weiter verdrängt. Dieser Prozess soll unbewusst ablaufen und sich somit der willentlichen Entscheidung des Betroffenen entziehen. Durch eine Psychoanalyse könne es aber gelingen, die verdrängten Konflikte wieder aufzudecken und zu bearbeiten.

Die genaue Rolle des Elternhauses und der Erziehung bei der Entstehung von Zwangsstörungen ist nach wie vor nicht eindeutig geklärt. Dies gilt auch für eine möglicherweise vorhandene genetische Vererbung von Zwangsstörungen. Fest steht jedoch, dass Verwandte ersten Grades von Zwangserkrankten überproportional häufig ebenfalls an Zwangs- bzw. Angststörungen leiden. Zwillingsstudien liefern ähnliche Ergebnisse. Demnach scheint es tatsächlich so etwas wie eine erbliche Veranlagung für Zwangsstörungen zu geben. Vererbt wird offenbar eine gewisse Anfälligkeit («Vulnerabilität»), auf Stresssituationen mit Zwangssymptomen zu reagieren.

Die Rolle von elterlichen Werten wie Ordnung, Sauberkeit oder religiösen Geboten bei der Entstehung von Zwangsstörungen wird auch von Vertretern der Lerntheorien im Rahmen des so genannten Modelllernens thematisiert.

Der Zwang als Sicherheitsstifter

Freuds Nachfolger gelangten bei der kritischen Überprüfung seines Zwangskonzeptes zu der Erkenntnis, dass sein Erklärungsansatz zu kurz greift. So konnte in der psychoanalytischen Praxis längst nicht bei allen Patienten ein vorherrschender Konflikt zwischen einem übermäßig strengen «Über-Ich» und damit unvereinbaren Triebregungen aus dem «Es» ausgemacht werden.

Als problematisch erwies sich die Theorie auch dann, wenn die Zwänge in Verbindung mit weiteren psychischen Störungen auftraten. In diesen Fällen waren viele Psychoanalytiker jedoch der Ansicht, dass die Zwänge eher als eine Art Sicherheitsstifter dienten. Der durch eine Depression, eine Angststörung oder sonstige psychische Störungen geschwächte und verunsicherte Betroffene finde in den ritualisierten Abläufen der Zwänge einen gewissen Halt. Dadurch erscheine ihm sein Leben wieder kontrollierbarer und weniger bedrohlich. Darüber hinaus würden ihn die zeitintensiven Zwangshandlungen von seinen anderen Störungen und Problemen ablenken. Zusammenfassend lässt sich somit festhalten, dass nach Auffassung der Psychoanalyse eine wesentliche Funktion der Zwangsstörung in der Bewältigung unterschiedlicher Formen und Facetten von Ängsten liegt.

Warum aber bleiben die Zwänge aus Sicht der Psychoanalytiker so hartnäckig bestehen und breiten sich meistens sogar noch weiter aus? Der psychoanalytischen Auffassung zufolge stellt die Zwangsstörung für den Betroffenen eine sehr effektive Möglichkeit der Konfliktverdrängung bzw. Konfliktablenkung und damit eine äußerst willkommene Möglichkeit der Problemlösung dar. Der Zwang verkörpert somit zunächst einmal mehr Gewinn als Last. Experten bezeichnen dieses Phänomen als «primären Krankheitsgewinn». Genau dieser Gewinn sorgt nun unter anderem dafür, dass die Störung weiter aufrechterhalten wird. Die Verschiebung des innerpsychischen Konfliktes auf einen anderen Bereich und seine Verdrängung aus dem Bewusstsein des Betroffenen machen zudem eine Lösung des eigentlich zugrunde liegenden Problems unmöglich. Erschwerend kommt ein Aspekt hinzu, der von Experten als «sekundärer Krankheitsgewinn» bezeichnet wird. Neben Hilflosigkeit und gelegentlich auch Unverständnis erhalten die Betroffenen von ihren Familien in aller Regel auch verstärkt Aufmerksamkeit

und Zuwendung. So stehen die Störung und der gemeinsame Versuch ihrer Bewältigung nicht selten im Mittelpunkt des Familienalltags. Auch diese beiden zuletzt genannten Punkte bewirken unter Umständen eine weitere Verfestigung der Zwangsstörung.
Trotz zahlreicher Änderungen und Erweiterungen von Freuds ursprünglichen Modellvorstellungen der Zwangsstörung liegt das erklärte Ziel der psychoanalytisch fundierten Behandlung nach wie vor in der Aufdeckung und Lösung eines angenommenen und erfolgreich aus dem Bewusstsein verdrängten Konflikts des Betroffenen. Die Zwangsstörung wird somit immer noch als Folge eines schweren innerpsychischen Konfliktes angesehen und der therapeutische Prozess zielt darauf ab, diesen Konflikt zu lösen und das Zwangsverhalten damit überflüssig zu machen.

5.2 Die verhaltenstherapeutische Sicht: Der erlernte Zwang

Trotz der beschriebenen kontinuierlichen Weiterentwicklung des ursprünglichen psychodynamischen Erklärungsmodells von Freud sowie der entsprechenden Behandlung bestand für Zwangsstörungen bis zu den sechziger Jahren eine überwiegend schlechte Behandlungsprognose. Die angewandten therapeutischen Strategien führten bei vielen Betroffenen einfach nicht zu der gewünschten Verbesserung.
Im Laufe der sechziger Jahre verschob sich die Aufmerksamkeit dann von psychodynamischen hin zu lerntheoretischen Erklärungsansätzen. Das menschliche Verhalten wurde nicht mehr vorwiegend durch unbewusst ablaufende Prozesse und Dynamiken erklärt, sondern mit Hilfe von Lernprozessen. Die dabei zugrunde gelegten Lerngesetze beruhten zu einem Großteil auf Verhaltensexperimenten mit Tieren, die auf den Menschen übertragen wurden.
Folglich rückte auch im psychotherapeutischen Prozess das beobachtbare Verhalten der Patienten ins Zentrum der Aufmerksamkeit. So suchten die Vertreter dieser neuen Richtung im Rahmen der Zwangsbehandlung beispielsweise nicht länger nach den vorhandenen, aber unbewussten Konflikten zwischen dem «Über-Ich» und dem «Es». Stattdessen ging es in den Therapiesitzungen vorwiegend um das direkt beobachtbare Zwangsverhalten des Betroffenen – wie etwa das Händewaschen oder

die erforderlichen Kontrollgänge durchs Haus. Diese radikale Veränderung kennzeichnete die Geburtsstunde der so genannten Verhaltenstherapie.

Die Verhaltenstherapeuten gingen und gehen davon aus, dass der Betroffene sein Zwangsverhalten aus bestimmten Gründen erlernt hat und es für ihn somit möglich ist, dieses unter bestimmten Bedingungen auch wieder zu verlernen. Seine innerpsychischen Prozesse spielten dagegen zu Beginn der Verhaltenstherapie so gut wie keine Rolle.

In der Zwischenzeit wurde jedoch auch die Verhaltenstherapie erheblich weiterentwickelt. Heutzutage ist es für jeden Verhaltenstherapeuten selbstverständlich, die Gedanken und Gefühle seiner Patienten gleichwertig in den therapeutischen Prozess mit einzubeziehen. Insofern muss auch kein Betroffener befürchten, im Rahmen einer verhaltenstherapeutischen Psychotherapie auf sein nach außen sichtbares Verhalten reduziert zu werden.

Das verhaltenstherapeutische Entstehungsmodell der Zwangsstörung

Zwei Lerngesetze sind für die Erklärung der Entstehung von Zwangsstörungen besonders relevant: das so genannte klassische und das so genannte operante Konditionieren.

Beim klassischen Konditionieren, auch Signallernen genannt, wird ein mit einer bestimmten Reaktion gekoppelter Reiz («Stimulus») durch einen anderen, zunächst vollkommen neutralen Reiz ersetzt. Das bekannteste Beispiel stammt von dem russischen Mediziner und Physiologen Ivan Pawlow, der zunächst beobachtete, dass der Anblick von Futter (ein so genannter unkonditionierter Stimulus) bei Hunden grundsätzlich Speichelfluss (eine so genannte unkonditionierte Reaktion) auslöst. Pawlow und sein Team boten den Hunden daraufhin das Futter einige Male hintereinander in Verbindung mit einem Klingelton (einem zunächst «neutralen Reiz») an. Nach einigen Durchgängen stellten die Forscher fest, dass auch der Klingelton ohne Futter bei den Hunden Speichelfluss auslösen konnte. Der ursprünglich neutrale Klingelton war somit zu einem konditionierten Reiz geworden, der zu einer konditionierten Reaktion führte.

In dem Experiment waren mehrere Durchgänge erforderlich, bis die Hunde eine entsprechende Verknüpfung erfolgreich gelernt hatten. Im

Alltag reicht aber unter Umständen eine einzige Reiz-Reaktions-Verbindung aus, um eine solche Verbindung zwischen einem zunächst neutralen Reiz und einer Reaktion auf einen unkonditionierten Stimulus herzustellen. Das nachfolgende Beispiel soll dies veranschaulichen:

Hans W. fährt jeden Morgen mit der S-Bahn von seinem außerhalb gelegenen Wohnort in die Innenstadt zu seiner Arbeitsstelle. Wenn Hans am Stadtrand zusteigt, ist die Bahn häufig schon sehr voll. Kurz vor seinem Zielbahnhof muss er sich oft mühsam durch die Menschenmassen bis zur Tür kämpfen, um rechtzeitig aussteigen zu können. Vor allem im Winter ist die Luft in der S-Bahn oft sehr stickig, so dass Hans manchmal richtig flau im Magen wird. Er ist dann immer froh, wenn er endlich aussteigen kann. Eines Tages hat Hans in seiner Mittagspause unbemerkt etwas Verdorbenes gegessen. Als er am frühen Abend am S-Bahnhof auf seinen Zug wartet, fällt ihm plötzlich ein deutliches Unwohlsein im Magen auf. Kurz nachdem er in die S-Bahn eingestiegen ist, wird ihm schwindelig. Seine Übelkeit wird immer schlimmer und er bekommt kaum noch Luft. Verzweifelt und mit weichen Knien versucht er am nächsten Bahnhof auszusteigen. Aufgrund der dicht gedrängten Menschenmassen gelingt ihm das nicht und er bricht zum Entsetzen der übrigen Fahrgäste mit Magenkrämpfen zusammen. Nach diesem traumatischen Erlebnis fühlt sich Hans wochenlang nicht mehr in der Lage, morgens in eine volle S-Bahn einzusteigen.

Dieses Beispiel zeigt nicht nur, dass auch ein einmaliges intensives Erlebnis ausreicht, um für einen gewissen Zeitraum eine stabile Verknüpfung zwischen einem zunächst neutralen Reiz und einer Reaktion auf einen unkonditionierten Stimulus herzustellen.
Es macht darüber hinaus auch deutlich, dass die Verbindung zwischen dem ursprünglichen Reiz und der darauf folgenden Reaktion sowohl bewusst als auch unbewusst erfolgen kann. Entscheidend für die klassische Konditionierung ist die Gleichzeitigkeit der Reize. In dem oben aufgeführten Beispiel ist die S-Bahn für Herrn W. zum Hinweisreiz (Signal) für die drohende Gefahr eines Zusammenbruchs geworden.
Das operante Konditionieren geht in einer Erweiterung der klassischen Konditionierung davon aus, dass Verhaltensweisen, die unmittelbar belohnt («positiv verstärkt») werden, in Zukunft häufiger gezeigt werden. Wird ein Verhalten dagegen direkt bestraft, so tritt es künftig seltener auf.

Darüber hinaus gibt es noch zwei weitere Mechanismen, die das Verhalten beeinflussen: Bei der so genannten negativen Verstärkung wird ein als unangenehm empfundener Zustand durch ein bestimmtes Verhalten beendet – etwa wenn durch das Zwangsverhalten die zuvor aufgetretenen Ängste und Anspannungen vorübergehend nachlassen. Oder auch dann, wenn im fortgeschrittenen Stadium einer Suchterkrankung die quälenden Entzugssymptome durch eine erneute Einnahme des Suchtmittels beseitigt werden. Diese Erfahrungen führen dazu, dass sich das Verhalten stabilisiert und künftig häufiger gezeigt wird.

Die vierte Möglichkeit einer Verhaltensbeeinflussung besteht schließlich darin, dass durch eine bestimmte Handlung eine als angenehm empfundene Konsequenz verloren geht und das Verhalten dadurch gewissermaßen indirekt bestraft wird. Das klassische Beispiel hierfür sind vorübergehende Fernseh- oder Süßigkeitenverbote in der Kindererziehung.

Zusammenfassend lassen sich im Rahmen der operanten Konditionierung somit vier verschiedene Konsequenzen unterscheiden: Zwei davon werden das ursprüngliche Verhalten durch positive bzw. negative Verstärkung aller Wahrscheinlichkeit nach häufiger auftreten lassen. Die beiden anderen führen hingegen durch unmittelbare Bestrafung bzw. Bestrafung durch Verlust vermutlich zu einer Abnahme des vorab gezeigten Verhaltens.

Neben den Lerngesetzen des klassischen und operanten Konditionierens gibt es natürlich noch eine Reihe weiterer Gesetzmäßigkeiten. So wurden beispielsweise auch Theorien darüber entwickelt, wie Menschen durch die Beobachtung anderer Menschen lernen und deren Wertvorstellungen, Regeln und Normen übernehmen. Diese Lernmechanismen sind beispielsweise für die Frage relevant, inwiefern Kinder das eventuell bestehende Zwangsverhalten ihrer Eltern übernehmen.

Die Zwei-Faktoren-Theorie

Das von der Verhaltenstherapie trotz einiger Mängel nach wie vor am häufigsten verwendete Modell zur Entstehung und Aufrechterhaltung von Zwängen stammt von dem Lerntheoretiker Mowrer und verknüpft inhaltlich die klassische mit der operanten Konditionierung.

Mowrer hatte sich ursprünglich experimentell mit der Erforschung von Angststörungen beschäftigt. Aber aufgrund der bereits angesprochenen

zahlreichen Parallelen von Angst- und Zwangsstörungen konnte die Zwei-Faktoren-Theorie auch das Verständnis für die Zwangsstörungen erheblich voranbringen.
Laut Mowrer liegt der Zwangsstörung im ersten Schritt eine klassische Konditionierung zugrunde. Dabei wird von dem Betroffenen ein eigentlich neutraler Reiz – etwa eine verschmutzte Türklinke – mit einem davon unabhängigen, aber als sehr unangenehm empfundenen Ereignis – zum Beispiel akutem Ärger am Arbeitsplatz – in Verbindung gebracht. Aufgrund des gleichzeitigen Auftretens der dadurch ausgelösten negativen Gefühle wie Angst und Anspannung mit dem neutralen Reiz stellt der Betroffene unbewusst eine Verbindung zwischen den beiden Ereignissen her. Zukünftig reicht dann unter Umständen allein der Anblick einer verschmutzten Türklinke aus, um die gleichen negativen Gefühle wieder auszulösen.

Negative Verstärkung als Motor der Zwangsstörung

Damit eine Zwangsstörung entwickelt und aufrechterhalten wird, ist im Rahmen des Zwei-Faktoren-Modells noch ein weiterer Schritt erforderlich. Indem der Betroffene etwas unternimmt – zum Beispiel seine Hände wäscht oder den Kontakt mit der verschmutzten Türklinke vermeidet –, lassen die als unangenehm empfundenen Ängste und Anspannungen nach. Sein Verhalten wird also im Sinne der operanten Konditionierung belohnt.
Der Wegfall der negativen Konsequenzen führt wie oben beschrieben dazu, dass das entsprechende Verhalten künftig immer häufiger gezeigt wird. Die ausgewählte und vermeintlich erfolgreiche Verhaltensstrategie wird schließlich immer häufiger zur Bewältigung unangenehmer Gefühle eingesetzt und das Zwangsverhalten dadurch immer weiter stabilisiert.
Das Zusammenwirken von aktiver und passiver Vermeidung und die fortschreitende Ausbreitung und Verallgemeinerung der angstauslösenden Phänomene in Verbindung mit der jeweils kurzfristig spürbaren Entlastung führt bei den Betroffenen zu einem Teufelskreis, in dem sie früher oder später vollständig gefangen sind.
Aufgrund seiner Klarheit und Einfachheit ist das Zwei-Faktoren-Modell im klinischen Bereich auch heute noch sehr beliebt, um Patienten und

Angehörigen eine Vorstellung von der Entwicklung und Aufrechterhaltung der Zwangsstörung zu vermitteln.

Allerdings ist der Ansatz von Mowrer inzwischen auch kritisiert worden. So können beispielsweise längst nicht alle Betroffenen von Situationen berichten, die eine klassische Konditionierung beinhalten, wie sie oben beschrieben wurde. Schwierig wird es auch, wenn die Zwei-Faktoren-Theorie nicht nur auf Handlungs-, sondern auch auf Gedankenzwänge angewendet wird. So ist das relativ einfache Schema wenig dazu geeignet, die Rolle von Gedanken wirklich angemessen zu berücksichtigen. Auf der anderen Seite berichten aber viele Betroffene, dass die gedankliche Auseinandersetzung mit ihrem Verhalten eine wichtige Komponente der Erkrankung darstellt. Grundsätzlich ist wohl anzumerken, dass eine direkte Übertragung von ursprünglich aus theoretischen Modellen abgeleiteten Begriffen wie klassischer oder operanter Konditionierung auf das komplexe menschliche Verhalten in der Regel zu stark vereinfachend ist.

Trotz der komplexen Modelle der psychologischen Theorien ist die Entstehung und Aufrechterhaltung von Zwangsstörungen immer noch mit vielen offenen Fragen verbunden. Dennoch enthalten sie wertvolle und im therapeutischen Alltag für eine erfolgreiche Behandlung unverzichtbare Elemente.

5.3 Welche Reize Zwänge auslösen können

Nicht alle Reize sind in gleicher Weise dazu geeignet, Zwangsgedanken und Zwangshandlungen auszulösen. Kaum ein Betroffener wird beispielsweise davon berichten, dass der Anblick einer Blume oder die Berührung eines Baumes zu entsprechenden Zwängen geführt haben.

Häufige Auslöser von Zwangsgedanken sind dagegen unangenehme Gerüche, vermeintlicher Schmutz auf Türklinken oder Wegen, die Berührung mit anderen Menschen oder der Anblick von scharfen bzw. spitzen Gegenständen.

Bestimmte Reize oder Themen wie Angst vor Krankheiten oder Vergiftung, Furcht vor aggressiven oder sexuellen Impulsen oder auch vor Unkontrollierbarkeit und Chaos sind demnach deutlich stärker als Verursacher einer Zwangsstörung geeignet als andere. Warum das so ist, lässt sich zu einem großen Teil aus der menschlichen Entwicklungsgeschichte erklären: Furcht vor Bäumen oder Blumen ist entwicklungsgeschichtlich gesehen wenig sinnvoll. Dagegen stellte die Angst vor einer möglichen Infektion mit Keimen in einer regelmäßig von Seuchen geplagten Umgebung lange Zeit eindeutig einen Überlebensvorteil dar. Und auch die darauf folgenden Handlungen – wie das konsequente Vermeiden der Situation oder das Ergreifen von Gegenmaßnahmen wie exzessives Händewaschen – erscheinen vor diesem Hintergrund durchaus nachvollziehbar und erklären das häufige Vorkommen von Wasch- und Kontrollzwängen: Hygienische Maßnahmen und territoriales Verhalten zur Kontrolle und Abgrenzung eines sicheren Lebensbereichs waren für unsere Vorfahren hilfreiche Verhaltensweisen, um das Überleben der eigenen Art zu sichern.

Die Signalwirkung bestimmter Reize und die Bereitschaft, auf diese wesentlich schneller und intensiver zu reagieren, wird in der Wissenschaft auch als «Preparedness» bezeichnet. Glücklicherweise geht heutzutage von den allerwenigsten Signalreizen tatsächlich eine reale Bedrohung aus. Insofern kann die deutliche Reaktion darauf – ähnlich wie auch die intensive körperliche Reaktion auf Stress – in gewisser Weise als eigentlich unnötig und übertrieben angesehen werden.

Trotzdem stellt die Preparedness-Theorie eine wichtige Erweiterung der psychologischen Theorien um biologisch verankerte Mechanismen dar, die lange Zeit nicht in angemessener Weise berücksichtigt wurden.

5.4 Das kognitive Modell

Lange Zeit stritten Vertreter der Psychoanalyse und der Verhaltenstherapie darum, ob Menschen primär von unbewussten psychischen Prozessen bestimmt oder durch spezifische Lernbedingungen beeinflusst und geformt werden.

Viele Forscher ließen über diesen Streitpunkt die Frage außer Acht, inwieweit Denk- und Bewertungsprozesse an der Entstehung und Aufrechterhaltung von Zwangsstörungen beteiligt sind. Erst seit rund zwanzig Jahren wird die Rolle der Kognitionen – darunter sind geistige Prozesse wie Denken, Schlussfolgern, Erinnern und Planen zu verstehen – bei der Entstehung von Zwängen stärker beachtet. Der britische Psychologe und Wissenschaftler Paul Salkovskis war einer der Ersten, der die Bedeutung von ungünstigen Bewertungen und Fehlinterpretationen im Rahmen einer Zwangsstörung thematisierte. Er betrachtete Zwangshandlungen vor allem als das Ergebnis negativer Bewertungen von unangenehmen, aber harmlosen aufdringlichen Gedanken.

Die Normalität aufdringlicher Gedanken

Viele Menschen kennen das Phänomen, dass sich ihnen von Zeit zu Zeit unangenehme oder auch abstoßende Gedanken und Bilder aufdrängen. Ausgelöst durch banale Assoziationen – wie beispielsweise einen Zeitungsartikel oder einen Radiobericht –, können diese mitunter sehr konkret und damit auch gleichermaßen beängstigend und unangenehm sein.

Aufdringliche Gedanken: Missbrauchte Kinder

Andreas U. sitzt im Auto und hört eine Radiomeldung über ein Projekt zur Unterstützung missbrauchter Kinder. Unwillkürlich stellt er sich missbrauchte Kinder vor und muss daran denken, wie ein Kind von einem Peiniger geschlagen und vergewaltigt wird. Er hat selbst eine siebenjährige Tochter, und plötzlich kommt ihm in den Sinn, dass auch ihr dieses Schicksal widerfahren könnte. Ein Unbekannter könnte seiner Tochter auf dem Schulweg auflauern und sie ins Auto zerren. Diese Vorstellung löst bei ihm äußerst unangenehme Gefühle aus. Andreas spürt in sich eine Mischung aus Wut, Hass und gleichzeitig Angst. Er stellt sich dann vor, dass er dem Täter gegenüberstehen und wie er mit ihm abrechnen würde. Er würde erst von ihm ablassen, wenn er niedergeschlagen und regungslos am Boden läge! Plötzlich wird ihm bewusst, dass er im Auto sitzt und alles nur ein unangenehmer Tagtraum war. Erleichtert schüttelt er den Kopf über seine abstrusen Gedanken. Er sucht einen anderen Radiosender und verfolgt dann aufmerksam eine Fußballübertragung. Die Gedanken an den Missbrauch sind verschwunden.

Aufdringliche Gedanken: Schwerer Verkehrsunfall

Wolfgang H. hört in den Verkehrsmeldungen, dass es auf der angrenzenden Autobahnstrecke nach einem schweren Unfall zu Staus und Behinderungen kommt. Aufgrund von Räumungsarbeiten mussten zwei Spuren vorübergehend gesperrt werden. Wolfgang stellt sich vor, wie die Verletzten aus den Autowracks geborgen und anschließend in ein Krankenhaus geflogen werden. Er sieht die schockierten Eltern vor sich, die von der Polizei über den Tod ihres Sohnes informiert werden. Die Gedanken sind für ihn äußerst unangenehm und bedrückend. Was, wenn er für einen solchen Unfall verantwortlich wäre und den betroffenen Eltern gegenübertreten müsste? Nachdem er sich von diesem unangenehmen Gedanken wieder befreit hat, ist er sehr froh, in keinen Unfall verwickelt zu sein und einfach nach Hause zu seiner Familie fahren zu können. Trotzdem bleibt ein bedrücktes Gefühl zurück, und er fährt deshalb besonders vorsichtig.

Die beiden oben aufgeführten Beispiele zeigen, dass Gedanken in Assoziationsketten eine Eigendynamik entwickeln und dann auch nicht mehr bewusst gesteuert oder kontrolliert werden können. Untersuchungen zeigten, dass rund 90 Prozent aller Befragten von solchen unangenehmen aufdringlichen Gedanken berichten konnten. Insofern handelt es sich um ganz normale Phänomene, die kein Anzeichen für Gesundheit oder Krankheit darstellen.

Die Entwicklung von aufdringlichen Gedanken zu Zwangsgedanken

Salkovskis geht von der zentralen Annahme aus, dass aufdringliche oder als unsinnig und abstoßend erscheinende Gedanken zunächst einmal ein völlig normales Ereignis darstellen. Er ist der Ansicht, dass der menschliche Geist fortwährend mehr oder weniger sinnvolle und unsinnige Gedanken produziert. In dem ständigen Strom menschlicher Assoziationen stellt das Auftauchen aller möglichen Gedankenzusammenhänge einen wichtigen Aspekt der menschlichen Problemlösungskapazität dar. Man könnte den Vorgang mit einer Art Brainstorming vergleichen, bei dem zunächst alles Mögliche generiert wird, letztendlich aber nur ein ganz kleiner Teil zur Anwendung kommt. Was genau sinnvoll verwertbar ist, wird im Rahmen eines Beurteilungsprozesses entschieden. Bei zwangsgestörten Patienten scheint es nun so zu sein, dass sie auf der Grundlage ungünstiger Grundhaltungen bereits die vorurteilsfreie Betrachtung der gesamten Bandbreite an produzierten Ideen als potentiell gefährlich bewerten. Allein schon das Auftreten bestimmter Ideen erscheint auf der Basis ihrer Wertvorstellungen und Moral als problematisch. Bei den meisten Menschen haben der größte Teil der auftauchenden Assoziationen keinen Bestand. Nur die hervorspringenden und für Problemlösungsprozesse notwendigen werden weiterverarbeitet. Das sind vor allem diejenigen, die Implikation für unser Handeln haben.

Die Besonderheit bei Zwangspatienten besteht also weniger darin, dass sie besonders schlimme Gedanken hätten, sondern welche Bewertungen und gefühlsmäßigen Bedeutungen sie diesen normalen, wenn auch als unsinnig und belastend empfundenen Gedanken zuschreiben. Viele Zwangspatienten bewerten aggressive Gedanken auf der Basis ihrer hohen moralischen Ansprüche als derart negativ, unzulässig und verwerflich, dass sie mit Unruhe, Angst und depressiven Verstimmungen darauf reagieren. Der Gedanke (z. B. «Ich könnte jemanden auf der Straße übersehen») erscheint gefährlich; sein Auftreten wird so fehlinterpretiert, als bestünde nun tatsächlich augenblicklich die Gefahr, einen anderen Menschen zu überfahren. Um den schlechten Gedanken zu neutralisieren und die Anspannung zu lindern, wird Zwangsverhalten ausgeübt. Der von seinen Phantasien geplagte Mensch fährt nun besonders vorsichtig beziehungsweise er kehrt immer wieder um, um nachzukontrollieren, ob er nicht vielleicht doch jemanden überfahren haben könnte. Oder er vermeidet zukünftig grundsätzlich, Auto zu fahren. Abbildung 4 veranschaulicht diesen Mechanismus.

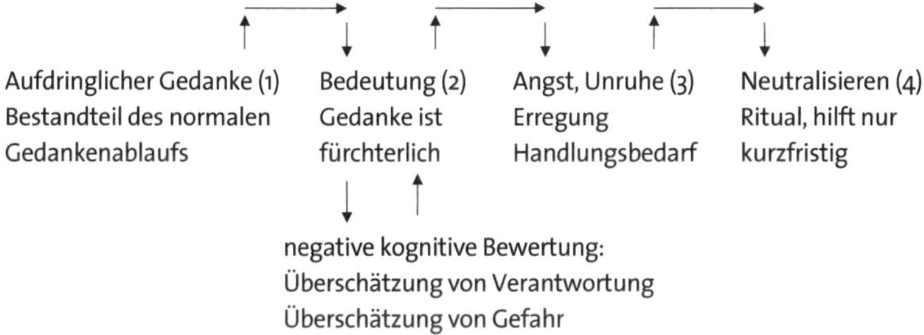

Abbildung 4: Mechanismus der Zwangsgedanken

Unangenehme Gedanken wirken auf Menschen mit Zwangsstörungen auch deshalb so bedrohlich, weil sie die Wahrscheinlichkeit der negativen Folgen eines Ereignisses häufig überschätzen. Ein Unfall wird fast automatisch mit schweren Verletzungen oder gar Tod assoziiert. Dass die Wahrscheinlichkeit von Bagatellschäden sehr viel höher ist und nur in sehr seltenen Ausnahmefällen Todesopfer zu beklagen sind, wird außer Acht gelassen. Tatsächlich fahren zwangsgestörte Patienten in aller Regel ganz besonders vorsichtig Auto, sind dabei hoch konzentriert und dürften – rein statistisch gesehen – durchschnittlich seltener Verkehrsunfälle verursachen als die sonstige Bevölkerung. Größer ist vergleichsweise die Wahrscheinlichkeit, dass ein Patient mit Zwangsstörung völlig unverschuldet in einen Verkehrsunfall gerät und somit frei von jeder Eigenverantwortung selbst zum Opfer wird. Doch neben einer allgemeinen Überschätzung von Gefahren zeigen Patienten mit Zwangsstörungen auch ein weit überdurchschnittliches Verantwortlichkeitsgefühl. Auch wenn sie nach den Maßstäben anderer keine Verantwortung trifft, erleben sie selbst sich doch im Zentrum der Verantwortlichkeit. Schon ein unangenehmer aufdringlicher Gedanke kann ausreichen, sie in Alarmbereitschaft zu versetzen. Der Gedanke «Ich könnte mein Baby töten», der zugegebenermaßen belastend, aber dennoch ungefährlich ist und der sich manchen jungen Eltern in Stresssituationen (ohne weitere Folgen) aufdrängt, führt bei einigen Zwangspatienten dazu, dass sie glauben, allein aufgrund der Existenz des Gedankens bestünde eine reale Gefahr der Ausführung der Tat, wenn keine Gegenmaßnahmen ergriffen werden. Auch in diesem Beispiel ist die Wurzel des Übels vor allem die problematische Bewertung des Gedankens und die daraus abgeleitete Fehlinterpretation. Statt den Gedanken allmählich verblassen zu lassen, bekommt er immer größere Wichtigkeit und es werden Gegenmaßnahmen ergriffen. Gerade weil die Patienten bestimmten Gedanken und Bildern so viel Bedeutung beimessen und diese mit allen Mitteln zu neutralisieren suchen, kommt es langfristig gesehen zu einer «Aufwertung» dieser Gedanken.

Man kann nicht absichtlich nichts denken. Die paradoxe Aufforderung, an eine bestimmte Sache nicht zu denken, führt dazu, dass wir uns gerade die Sache vorstellen müssen. Ebenso verhält es sich mit unangenehmen aufdringlichen Gedanken: Gerade weil sie schlecht, böse oder verboten sind und der Patient allerhand tut, um die mit ihnen assoziierte Gefahr in Schach zu halten, werden sie viel bedeutsamer, als sie es eigentlich sind. Es kommt bei diesen Patienten zur psychologischen Vermischung von Gedanken, Gefühlen und Handeln. Während Menschen in aller Regel wissen, dass ein Gedanke allein noch nichts damit zu tun hat, ob man tatsächlich in einer bestimmten Art und Weise handeln wird, erleben viele zwangskranke Menschen einen schlechten negativen Gedanken so, als hätten sie bereits auf diese Weise gehandelt oder wären unmittelbar in der Gefahr, genau so zu handeln («Wenn der Gedanke in mir entsteht, dass ich mein Kind an die Wand werfe, so bedeutet das, dass ich in der allergrößten Gefahr bin, tatsächlich mein Kind an die Wand zu werfen, und dass ich es wahrscheinlich tun werde, wenn ich nicht sofort Vorsichtsmaßnahmen dagegen treffe»). Für den Patienten sind der Gedanke einer Handlung und die Handlung selbst moralisch äquivalent.

Mögliche Auslöser für eine derartige problematische Bewertung aufdringlicher Gedanken sind, so Salkovskis, spezifische Denkfehler, die seiner Ansicht nach bereits in der Kindheit gelernt werden. Als typisch nennt er dabei die Annahme, dass bereits eine kleine Einflussmöglichkeit auf das Ergebnis einer Situation die vollständige Verantwortlichkeit für das Ergebnis nach sich zieht. Dies würde beispielsweise bedeuten, dass ein Mensch sich für die Krankheiten seiner gesamten Umgebung verantwortlich fühlt, nur weil unter bestimmten Umständen auch er selbst zum Überträger einer Infektion werden könnte.

Die meisten Menschen mit Zwang wünschen sich vor allem eine Befreiung von unangenehmen und aufdringlichen Gedanken. Gerade das scheint aber auf direktem Wege nicht erreichbar zu sein. Die Implikationen für die Behandlung von Zwangsstörungen liegen auf der Hand: Nicht der Versuch, die aufdringlichen Gedanken selbst zum Verschwinden zu bringen, steht im Mittelpunkt der Therapie; Ziel ist vielmehr eine Beeinflussung der zugrunde liegenden Denkstrukturen sowie des Verhaltens der Patienten.

5.5 Zusammenfassende Bewertung der verschiedenen Modelle

Die wenigsten Therapeuten folgen heutzutage in ihrer täglichen Arbeit puristisch einem einzigen Denkansatz. Bei den meisten dürften sich Anleihen aus unterschiedlichen Schulen finden. Kaum ein Verhaltenstherapeut wird beispielsweise versuchen, ein intensives Reizkonfrontationstraining (siehe Abschnitt 8.5) durchzuführen, ohne sich vorher genau mit der Biographie des Patienten, seinen früheren Beziehungserfahrungen und seinen aktuellen Denkmustern zu befassen. Insgesamt lässt sich in den vergangenen Jahren immer deutlicher eine Tendenz erkennen, dass die Grenzen zwischen den verschiedenen Therapierichtungen durchlässiger werden. Dies könnte zur Annahme einer gewissen Beliebigkeit hinsichtlich der Wahl der Behandlungsmethode verleiten. Daher sei bereits an dieser Stelle bemerkt: Eine Therapie, die Reizkonfrontationsübungen außer Acht lässt, wird in aller Regel nicht zu einer spürbaren Reduktion der Zwangssymptomatik führen.

6. ALLES GENETISCH ODER WIE VIEL BIOLOGIE STECKT IM ZWANG?

Unser Verhalten wird zu einem nicht unerheblichen Teil über biologische und chemische Systeme geregelt und ist aller Wahrscheinlichkeit nach auch zu einem gewissen Teil genetisch festgelegt. In den letzten Jahren haben sich Wissenschaftler deshalb verstärkt mit der Frage beschäftigt, welche Faktoren auf neurobiologischer Ebene an Zwangsstörungen beteiligt sein könnten und ob eine scharfe Trennung zwischen der Betrachtung psychologischer und biologischer Erklärungen überhaupt sinnvoll ist.

Bei nahezu allen psychischen Erkrankungen wird inzwischen davon ausgegangen, dass sowohl psychische als auch biologische Aspekte eine Rolle spielen, die sich gegenseitig verstärken oder auch abschwächen können. Erst durch das Zusammenspiel von Veränderungen auf neurochemischer oder genetischer Ebene und bestimmten psychischen Prozessen wie Denkstilen, bestimmten Verarbeitungsmustern und persönlichen Erfahrungen entsteht das jeweilige Krankheitsbild in seiner spezifischen Ausprägung. So leiden längst nicht alle Menschen mit einem bestimmten Gendefekt zwangsläufig unter derselben Erkrankung und umgekehrt entwickeln auch nicht alle Menschen mit einer schwierigen Kindheit automatisch eine psychische Störung. Allerdings weisen diese Betroffenen eine größere Anfälligkeit («Vulnerabilität») für die Entwicklung psychischer Erkrankungen wie auch der Zwangsstörung auf. Kaum eine psychische Störung lässt sich ausschließlich mit Hilfe der einen oder anderen Dimension erschöpfend erklären. Häufiger Auslöser von Zwangsstörungen ist beispielsweise das Zusammentreffen einer vorhandenen erblichen Veranlagung und einer akuten psychischen Belastung. Ist die Störung erst einmal da, kann sie zudem sehr unterschiedlich verlaufen. Viele Betroffene berichten davon, dass sich ihre Zwänge in Zeiten großer Belastung verstärken und in entspannten Phasen deutlich zurückgehen. Allerdings lässt sich sagen, dass ein dauerhafter Rückgang der Zwänge ohne eine fachgerechte Behandlung sehr unwahrscheinlich ist.

6.1 Neurobiologische Erklärungen der Zwangsstörung

Bei allen Gedanken, Gefühlen und Verhaltensweisen arbeiten in unserem Gehirn verschiedene Systeme zusammen, die sich auf unterschiedliche Aufgaben spezialisiert haben. Eine zentrale Steuerzentrale im Gehirn überwacht und koordiniert diese Systeme. Wenn eines von ihnen zu stark oder schwach aktiviert ist, kann dadurch das Gleichgewicht des Gesamtsystems empfindlich gestört werden.

Neurobiologisch gesehen handelt es sich bei Zwängen um eine Störung der Regelkreisschleifen zwischen verschiedenen Bereichen des Gehirns (Frontalhirn, Basalganglien und limbischem System). Das Frontalhirn übernimmt eine wichtige Funktion bei der Planung und Durchführung von Handlungen. Die Basalganglien sind vor allem für die Ausführung von Bewegungsabläufen und hochautomatisierten Verhaltensweisen zuständig und haben darüber hinaus noch eine wichtige Filterfunktion: Sie sorgen dafür, dass einmal begonnene Handlungs- und Gedankengänge auch konsequent zu Ende geführt und nicht durch unwichtige und ablenkende Impulse gestört werden.

Anhand spezifischer Untersuchungen mit Hilfe der so genannten Positronen-Emissions-Tomographie (PET), eines bildgebenden Verfahrens aus der Nuklearmedizin, konnte bei Zwangspatienten eine vorliegende Überaktivität der oben genannten Regelkreise gefunden werden. Dieses Ergebnis lässt auf eine gestörte Filterfunktion der Basalganglien schließen. Offenbar werden bei den Betroffenen die von der Frontalhirnaktivität kommenden gefühlsmäßigen Bewertungen, Befürchtungen und Impulse, die normalerweise problemlos von den Basalganglien weitergeleitet bzw. unterdrückt werden, nicht mehr gestoppt.

Die Enthemmung der Frontalhirnfunktionen führt dieser Theorie nach dazu, dass die Betroffenen an einmal eingeschlagenen motorischen bzw. kognitiven Vorgängen haften bleiben und diese nicht mehr angemessen steuern und beeinflussen können. Das Ergebnis sind stereotyp ablaufende Gedanken- und Verhaltensmuster, die als Zwangsgedanken bzw. Zwangshandlungen in Erscheinung treten.

Kann eine Zwangsstörung erfolgreich behandelt werden – beispielsweise mit Hilfe einer Verhaltenstherapie oder durch die Gabe eines Selektiven Serotoninwiederaufnahme-Hemmers –, so normalisiert sich die

Überaktivität in den oben genannten Regelkreisen wieder. Diesen Effekt konnten Forscher wiederum mit Hilfe der PET-Untersuchungen eindrucksvoll belegen. Das Ergebnis zeigt, dass eine enge Wechselwirkung zwischen psychologischen und neurophysiologischen Prozessen besteht: Eine Psychotherapie kann offenbar Prozesse im Gehirn verändern, die sich dann in biologischen Indikatoren widerspiegeln. Umgekehrt lassen sich durch die Einnahme bestimmter Medikamente neurochemische Systeme verändern, die dann auch das psychische Erleben beeinflussen. Wie genau diese beiden Dimensionen zusammenspielen, ist bislang jedoch noch nicht abschließend geklärt. Es gibt noch eine Reihe weiterer Hinweise, dass neurobiologische Prozesse bei der Entstehung von Zwängen eine Rolle spielen. Beispielsweise können verschiedene neurologische Erkrankungen wie etwa Morbus Parkinson, Epilepsie oder Chorea Huntington mit Zwangssymptomen einhergehen. Ebenso können Kopfverletzungen im Bereich der Basalganglien oder des orbifrontalen Kortex zwanghaftes Verhalten auslösen.

Für Betroffene bedeutet das konkret, dass ihnen bei der Behandlung ihrer Erkrankung sowohl medikamentöse Interventionen als auch psychotherapeutische Verfahren zur Verfügung stehen, die in den meisten Fällen zu einer deutlichen Verbesserung beitragen. Bei welchen Patienten welche Art der Intervention zu welchem Zeitpunkt und aus welchem Grund wirkt, lässt sich allerdings aus den bis heute vorliegenden Forschungsergebnissen nicht vorhersagen.

6.2 Veränderungen im serotonergen System

Damit Impulse im Gehirn von einer Nervenzelle zur nächsten übertragen werden können, sind so genannte Botenstoffe («Neurotransmitter») erforderlich. Die Nervenzellen sind durch eine Lücke, den «synaptischen Spalt», voneinander getrennt. Damit der Impuls dieses Hindernis überwinden kann, braucht er die Hilfe der Botenstoffe. Diese werden von der vorgeschalteten Nervenzelle in den Spalt geschüttet und nach der Impulsweitergabe wieder von der Zelle aufgenommen. Ein wichtiger und bekannter Botenstoff zur Impulsübertragung ist «Serotonin».

Als vermittelnde Substanz ist Serotonin an einer ganzen Reihe von Prozessen beteiligt – beispielsweise an der Stimmungs- und Appetitregulation sowie dem Sexualtrieb. Aufgrund seiner verschiedenen Aufgaben spielt Serotonin auch bei einer Reihe psychischer Erkrankungen, wie etwa Depressionen, Angsterkrankungen oder psychosomatischen Störungen, eine zentrale Rolle.

Die Bedeutung des serotonergen Systems für Zwangsstörungen wurde eher zufällig durch die Tatsache entdeckt, dass die ursprünglich zur Depressionsbehandlung eingesetzten Selektiven Serotoninwiederaufnahme-Hemmer (SSRI) bei den Betroffenen gleichzeitig vorhandene Zwangssymptome bessern konnten. Auch hier ist jedoch der genaue Wirkmechanismus bislang noch nicht abschließend geklärt, da das Serotonin gleichzeitig auf eine ganze Reihe von Regelkreisen und zentralen Strukturen einwirkt und diese entsprechend verändert.

Somit ist unklar, ob und welche Rolle genau ein Mangel an Serotonin im Gehirn bei der Entstehung von Zwängen spielt. Offenbar sind hier auch noch weitere Botenstoffe beteiligt, wie etwa das Dopamin und auch Glutamat, das wiederum die Serotoninausschüttung beeinflusst.

Wie so häufig bei der Suche nach den exakten Ursachen psychischer Störungen sind die Ergebnisse der Studien nicht einheitlich, und es ist sehr schwer, diese übersichtlich und zusammenfassend zu interpretieren. Tatsache ist aber, dass die überwiegende Mehrzahl der Zwangspatienten gut auf eine Behandlung mit SSRI anspricht und diese mittlerweile zur Standardbehandlung gehören.

7. DAS LEBEN IST GEFÄHRLICH

Sind Menschen mit Zwängen nicht einfach ein bisschen verrückt? Ihr extremes Sicherheitsbedürfnis scheint auf den ersten Blick nicht dem gesunden Menschenverstand zu entsprechen. Vieles wirkt übertrieben und geradezu absurd. Wer selbst keine Zwänge hat, kann über das Verhalten der Betroffenen oft nur den Kopf schütteln. Die meisten Menschen betrachten ihre eigenen Sicherheitsstandards hingegen als normal und als Konsequenz vernünftiger Vorsicht. Aber ist es wirklich möglich, eine klare Grenze zwischen einem rational begründbaren Sicherheitsbedürfnis und einer übertriebenen irrationalen Angst zu ziehen? Im Folgenden soll gezeigt werden, dass dies häufig nicht gelingt. Auch gesunde Menschen verhalten sich in vielen Bereichen entsprechend einer «gefühlten» Gefährdung, die einer realistischen Grundlage entbehrt. Anders als bei Menschen mit Zwangsstörungen sind ihre Befürchtungen und Ängste jedoch gesellschaftlich und kulturell akzeptiert. Einer rationalen Überprüfung halten sie dennoch häufig auch nicht stand.

Wir leben in gefährlichen Zeiten! Verfolgen wir die vielen Meldungen in den Medien, so könnte man zum Schluss kommen, dass das Leben noch nie so gefahrenreich war wie heute. Wo wir auch hinblicken, überall lauern Risiken: Laut Statistik ereignet sich in Deutschland alle vier Sekunden ein Unfall, Krankheiten bedrohen uns, die Erderwärmung bringt uns Überschwemmungen oder Dürre, Feinstaub und Stickoxyde machen uns krank, Kindermörder laufen frei herum, die Zahl der HIV-Infizierten steigt … Überall ermahnt uns ein großer Zeigefinger zur Vorsicht; wir können uns den Schreckensmeldungen kaum entziehen.

Was tun gegen so viele Gefahren? Zum Glück gibt es Versicherungen gegen den Unbill des Lebens. Aber bin ich überhaupt ausreichend versichert? Auch für den Krankheitsfall im Ausland? Und was, wenn ich Opfer eines Überfalls werde? Oder andere schädige? Reicht tatsächlich die Deckungssumme meiner Unfallversicherung? Habe ich überhaupt geprüft, welche Fälle wirklich von meiner Haftpflichtversicherung abgedeckt werden? Habe ich auch mein Todesrisiko hoch genug abgesichert? Und meinen Ruhestand? Schön wäre auch noch eine Versicherung gegen Klimawandel, gegen Demenz und gegen unangenehme Vorkommnisse jeder Art. Aber liest man nicht ständig, dass sich die Versicherungen im Schadensfall weigern zu zahlen? Da bräuchte man dann eine Rechtsschutzversicherung. Wenn man die nicht hat, könnte das einem das Genick brechen.

So viele Gefahren auf der einen und so viele Sicherheit verheißende Ratschläge auf der anderen Seite! Da kann einem der Kopf brummen. Zahlen und Statistiken haben eine fast magische Wirkung auf Menschen. Sie zielen direkt auf unser Gefühl; sie machen Angst oder geben Zuversicht. Aber inwieweit entsprechen dargestellte Zahlen und Fakten wirklich einem bedrohlichen Risiko für den Einzelnen? Und wie groß ist das «gefühlte Risiko» im Vergleich zum tatsächlich empirisch ermittelten?

Ein besonders markantes Beispiel dafür ist die Gefahr einer HIV-Infektion. Innerhalb der Medizin gibt es einen breiten Konsens, dass das HI-Virus die Ursache für Aidserkrankungen ist. Man geht davon aus, dass nach einer Latenzzeit von meist mehreren Jahren bei den Infizierten die immer noch unheilbare Krankheit Aids ausbricht. Laut den Schätzungen des Robert Koch-Instituts (Stand Ende 2016) gibt es in Deutschland derzeit 88 400 Menschen mit einer HIV-Infektion. Durchschnittlich ist damit etwa einer von tausend Menschen HIV-positiv. Die meisten Betroffenen gehören dabei zu speziellen Risikogruppen. Jährlich gibt es rund 3200 Neuinfektionen. Zwei Drittel davon sind Männer, die Sex mit Männern haben, und etwas über 8 Prozent Menschen, die intravenös Drogen konsumieren. Über 10 Prozent sind Personen, die aus Ländern mit hoher HIV-Rate stammen und sich überwiegend in ihren Herkunftsländern infiziert haben. Lediglich circa 15 Prozent der HIV-Träger wurden durch heterosexuellen Kontakt in Deutschland infiziert.

Wie groß ist nun eigentlich das Risiko, sich in Deutschland bei ungeschütztem heterosexuellem Geschlechtsverkehr mit einem Fremden mit HIV zu infizieren? Auch bei den meisten nicht zwangserkrankten Menschen ist in diesem Fall das «gefühlte Risiko» beträchtlich. Auf ungeschützten Sex mit einem «Fremden» würden sich die meisten nicht einlassen wollen. Erst recht nicht mit einer Person, die HIV-infiziert ist! «Schon ein einmaliger Kontakt kann zu einer Infektion führen!» So steht es auf den Seiten der Aidshilfe. Aber wie groß ist denn das Infektionsrisiko tatsächlich?

Bei einer Transfusion von HIV-kontaminierten Vollblut- oder Plasmaprodukten liegt das Infektionsrisiko bei über 90 Prozent. Bei vaginalem Geschlechtsverkehr beträgt das Risiko hingegen nur einen Bruchteil davon, kann im Einzelfall jedoch auch stark variieren. Das präzise Infektionsrisiko hängt unter anderem von der Viruskonzentration in der entsprechenden Körperflüssigkeit ab und dem gleichzeitigen Vorliegen von Geschlechtskrankheiten. Zahlen der US-amerikanischen Gesundheitsbehörde CDC (Centers for Desease Control and Prevention) aus dem Jahr 2017 geben Hinweise zu den Risiken bei den verschiedenen Infektionsquellen. Das Übertragungsrisiko vom HI-Virus bei einem ungeschützten vaginalen Sexualkontakt zwischen heterosexuellen Partnern dürfte dabei zwischen 0,04 (Männer) und 0,08 (Frauen) Prozent liegen, wenn einer der beiden Partner Virusträger ist. Das durchschnittliche Risiko liegt damit bei 4–8 Fällen je 10 000 ungeschützten heterosexuellen HIV-infizierten Sexualkontakten. Ist es eine kleine Gefahr, wenn es bei vaginalem Geschlechtsverkehr mit einer infizierten Person mit 99,9-prozentiger Wahrscheinlichkeit zu keiner Ansteckung kommt?

Zum Glück ist in Deutschland durchschnittlich nur einer von tausend Erwachsenen HIV-positiv. Geht man nun davon aus, dass der nette neue Partner, dem man sexuell näherkommen will, demnach nur mit einer Wahrscheinlichkeit von rund 1:1000 infiziert ist, so würde dies bedeuten, dass die mittlere Infektionsgefahr bei einmaligem ungeschützten Geschlechtsverkehr 1:(1000 × 1000) beträgt, also 1:1 000 000. Das Risiko, sich in Deutschland bei einem einzelnen heterosexuellen Kontakt zu infizieren, ist also sehr gering. Sicherlich kann dieses Risiko im Einzelfall viel höher liegen, wenn der Partner (unbekannterweise) beispielsweise einer Hochrisikogruppe angehört. Aber selbst unter der Annahme, dass unser Unbekannter ein zweihundertfach erhöhtes Risiko trüge (also mit 20-prozentiger Wahrscheinlichkeit ein HIV-Träger ist), steigt das Ansteckungsrisiko bei zwanzigfachem ungeschützten heterosexuellen Kontakt durchschnittlich nur auf rund 2 Prozent. Natürlich kann theoretisch auch der erste Kontakt ausreichen, um sich zu infizieren, wahrscheinlich ist es indessen nicht.

Zusätzlich kann eine medikamentöse Behandlung eines HIV-Infizierten die Virenlast so weit senken, dass im Einzelfall gar kein Infektionsrisiko mehr nachweisbar ist. Da die große Mehrzahl der Infizierten behandelt wird, sinkt das Ansteckungsrisiko also nochmals. Noch dazu haben die medizinischen Innovationen der vergangenen Jahre dazu geführt, dass in den westlichen Industrienationen heutzutage kaum jemand an Aids stirbt. In Deutschland stehen den 460 Aidstoten aus dem Jahr 2016 rund 10 000 Todesopfer gegenüber, die durch banale Unfälle im Haushalt (z. B. Sturz von der Leiter) ums Leben gekommen sind. Trotzdem bleibt HIV für viele eine gefühlte Gefahr, das Putzen der Fenster assoziiert dagegen kaum jemand mit Risiken.

Um alle Missverständnisse auszuräumen – selbstverständlich können innerhalb einer Gesellschaft bereits sehr geringe Infektionsrisiken ausreichend dafür sein, dass sich eine Seuche immer stärker ausbreitet. Gerade weil das Infektionsrisiko in Deutschland bislang gering ist, nehmen die Neuinfektionen nicht dramatisch zu. Je mehr Menschen infiziert wären, desto schneller die Ausbreitung. Also tut jede Gesellschaft gut daran, Gefährdungen schon im Keim zu ersticken. Dies ist insbesondere dann wichtig, wenn es – wie im Fall des HI-Virus – nach wie vor keine echten Heilungsmöglichkeiten gibt. Ein möglicher explosionsartiger Anstieg der HIV-Infektionen, wie er in manchen Gegenden der Welt zu verzeichnen war, wäre für uns gesellschaftlich eine Katastrophe. Auch wenn das Infektionsrisiko in Deutschland derzeit für den Einzelnen minimal ist: Die Angst vor HIV und Aids scheint gesellschaftlich wünschenswert.

Zigarettenkonsum hingegen stellt ein unermesslich viel größeres Gesundheitsrisiko dar. Jedes Jahr sterben in Deutschland weit über 40 000 Menschen an Lungen- oder Bronchialkrebs. Diese Krebsform wird von den meisten Wissenschaftlern als direkte Folge fortgesetzten Zigarettenkonsums angesehen. Weitere Raucher sterben infolge ihres Nikotinkonsums vorzeitig an anderen Erkrankungen. Das ist alarmierend, und umso erfreulicher ist es, dass der Zigarettenkonsum in Deutschland seit Jahren abnimmt. Auf der anderen Seite schockieren uns ständige Meldungen über die kontinuierliche Zunahme von Krebs in unserer Gesellschaft. Umweltgifte, Formaldehyd, Pflanzenschutzmittel …, lauern nicht überall versteckte Gefahren? Hier sollte man bei der Interpretation der Befunde sehr vorsichtig sein. Paradoxerweise ist in den Ländern mit der größten Lebenserwartung der Anteil der Krebstoten am höchsten. Irgendwann stirbt eben jeder Mensch, und Krebs ist eine klassische Alterserkrankung. Je gesünder eine Gesellschaft ist, desto mehr Menschen sterben an Krebs. Würden wir alle 120 Jahre alt werden, wir alle würden an Krebs erkranken und viele daran auch sterben. Wenn andererseits morgen ein sensationell wirksames Medikament gegen Krebs gefunden würde, würden die erfolgreich Behandelten einige Zeit später an einer anderen Erkrankung sterben. Die schockierenden Pressemeldungen würden dann lauten: Dramatische Zunahme bei plötzlichem Herztod. Das würde bei vielen Menschen dann wieder neue Ängste auslösen und Berater auf den Plan rufen, die uns verschiedenste Empfehlungen geben, wie wir dem Herztod entrinnen können.

Wie wir es auch drehen und wenden, wir entkommen dem unbehaglichen Gefühl der Unsicherheit nicht, auch wenn deutlich wird, wie wenig rational (auch bei «Gesunden») letztlich eine Risikobeurteilung zustande kommt. Die Wahrnehmung von «Gefahr» bzw. «Sicherheit» ist meist weit jenseits von Vernunft. Oft wirken Darstellungen von potentiellen Gefahrenquellen in Film, Fernsehen und Zeitungen nachhaltig auf unsere eigene Wahrnehmung gefährlicher Situationen. Dabei scheinen sich die Sicherheitsstandards unserer Gesellschaft immer weiter zu verschieben. Was gestern noch als sicher galt, ist heute schon gefährlich. Doch bei all dem wird weniger unser Verstand als unser Gefühl angesprochen. Tatsächlich werden wir vor allem durch die Medien so massenhaft mit Mord, Verbrechen, Krieg und Krankheit konfrontiert, dass sich mancher dieser geballten Ladung an Katastrophen emotional kaum entziehen kann.

Entgegen vielen Vermutungen gab es in Deutschland in den vergangenen Jahrzehnten einen konstanten Rückgang bei Mord und Todschlag auf rund 550 Fälle pro Jahr. Zwischen 1990 und 1997 lagen die Zahlen noch mehr als doppelt so hoch. Ein besonders eindrucksvolles Beispiel für ein «gefühltes Risiko» sind auch Sexualstraftaten an Kindern: Für das Jahr 2016 weist die Polizeiliche Kriminalstatistik (PKS) eine Zahl von rund 12 500 Ermittlungsverfahren hinsichtlich sexuellen Missbrauchs von Kindern und Jugendlichen aus. Die Dunkelziffer dürfte um ein Vielfaches höher sein, weil in der Mehrzahl der Fälle der Täter aus dem sozialen «Nahbereich» des Kindes stammt und es daher häufig nicht zu einer Anzeige kommt. In 25 Prozent stammt der Täter aus der engsten Kernfamilie, in weiteren 50 Prozent ist es ein Verwandter, ein Freund der Familie oder jemand aus Schule oder Sportverein, der das Vertrauen des Kindes ausnutzt und deshalb häufig nicht mit Entdeckung rechnen muss. Dennoch haben Eltern aber in der Regel keine Angst vor dem Missbrauch innerhalb der Familie oder des Bekanntenkreises. Das Gefühl der Gefahr zielt stattdessen auf den «bösen fremden

Mann», der dem Kind auflauert, es anlockt, überredet oder gar entführt. Dass ein Kind wirklich auf offener Straße von einem Fremden entführt wird, ist – entgegen der gefühlten Gefahr – extrem selten. Dennoch fragen sich viele Eltern, ob es verantwortbar ist, dass ihr Kind ohne Begleitung eines Erwachsenen den Weg zur Schule oder zum Bäcker zurücklegt. Kann heutzutage nicht hinter jeder Ecke ein Kinderschänder stehen? Da hilft es wenig zu belegen, dass, rein statistisch gesehen, das Risiko auf dem Schulweg gering ist. Der Glaube, dass wir heute in einer besonders gefährlichen Zeit leben, in der im Vergleich zu früher viel mehr Sexualdelikte an Kindern stattfinden, ist ebenso weit verbreitet wie falsch. Gut lässt sich das an der Häufigkeit sexuell motivierter Kindermorde zeigen. Tatsächlich sterben derzeit in Deutschland jährlich durchschnittlich vier bis fünf Kinder im Rahmen eines solchen Verbrechens. Früher gab es zehn bis 15 Fälle pro Jahr. Nach einem kontinuierlichen Rückgang gab es 2013 dann erstmals in der Geschichte Deutschlands ein Jahr, in dem nach den Erkenntnissen der Polizei kein einziges Kind Opfer eines Sexualmordes geworden ist. Aber in der heutigen Mediengesellschaft wird in Presse, Hörfunk, Fernsehen und zunehmend im Internet so intensiv über kleinste Details eines jeden neuen Kindermords berichtet, dass solche Ereignisse ganz nah an unser Erleben und Fühlen heranrücken. Fast so, als wären wir dabei gewesen. Ein extrem seltenes Phänomen bekommt auf diese Weise eine emotionale Wichtigkeit, die ihm – auf Basis mangelnder Relevanz – eigentlich nicht zusteht. Dem Gefühl hat der Verstand aber nicht immer etwas entgegenzusetzen.

Auch um hier keine Missverständnisse aufkommen zu lassen: Jedes Vergehen an einem Kind oder auch Erwachsenen, das nicht verhindert werden kann, ist eines zu viel. Natürlich ist es auch zu begrüßen, dass heute der Missbrauch von Kindern und Jugendlichen (aber auch Erwachsenen) durch Personen aus dem sozialen Nahbereich nicht mehr so tabuisiert oder sogar geduldet wird wie vielleicht noch vor einigen Jahren. Es ist darüber hinaus leider davon auszugehen, dass es nach wie vor viel zu viele Übergriffe gibt, die nirgendwo erfasst oder bestraft werden und für die Betroffenen häufig jahrelanges Leid bedeuten. Unsere Schilderung reduziert die Betrachtung ganz bewusst auf die Ebene statistischer Kennwerte, um zu veranschaulichen, wie Fakten und unsere Bewertungen derselben insbesondere bei emotional besetzten Themen nicht immer nach Gesetzen der Logik ineinander überführbar sind.

Betrachtet man Statistiken wirklich aufmerksam und ausschließlich mit kühlem Verstand, so muss man zu dem Schluss kommen, dass das Leben des Einzelnen in Deutschland niemals so beschützt und sicher war wie heute. Wir leben in einem der sichersten Länder der Erde, wir haben eine ausgesprochen niedrige Mordrate, dafür ist die Lebenserwartung so hoch wie noch nie. In fast allen Städten unseres Landes kann man praktisch überall sogar nachts unbewaffnet durch verlassene Straßen laufen, ohne einen Überfall befürchten zu müssen. Anders als vor 50 Jahren kann man in vielen Flüssen wieder schwimmen und unsere Nahrungsmittel unterliegen strengen Kontrollen. In Deutschland verhungert niemand, Taifune oder Erdbeben verschonen uns weitgehend. Trotzdem ist heute das Sicherheitsgefühl vieler (gesunder!) Menschen nicht sehr groß. Wie ist das zu verstehen? Noch vor hundert Jahren war der Einzelne viel stärker verschiedensten lebensgefährlichen Bedrohungen ausgesetzt. Ob Krankheit, Hunger, Krieg oder mangelnder Arbeitsschutz und schlechte Hygiene: Das Leben der meisten Menschen war um ein Vielfaches gefährdeter als unseres. Noch extremer war die Situation in der Mitte des 19. Jahrhunderts. Zu dieser Zeit steckte die moderne Medizin noch in den Kinderschuhen und für eine Vielzahl von Erkrankungen gab es keinerlei effiziente Hilfe. Nachwuchs zu bekommen bedeutete häufig, mit ansehen zu müssen, wie jedes dritte Kind innerhalb der ersten Lebensjahre durch Infektionen starb. Ein schlechter Sommer bedeutete Missernten, Hunger und Elend. Das Leben war voller realer Gefahren. Wie konnte man damals nur so viele Bedrohungen aushalten? Aber fühlten sich die Menschen damals wirklich unsicherer als wir heute? Man kannte es wohl nicht anders, und viele Dinge, die uns heute erschrecken, waren damals Normalität. Man nahm es notgedrungen einfach hin.

Die «gefühlte Sicherheit» dürfte zu allen Zeiten in erheblichem Maße unabhängig von äußeren Gefahren gewesen sein. Kopfschüttelnd nehmen wir zur Kenntnis, was Menschen in anderen Kulturen aushalten müssen. Denkt man heute an Krieg, Hunger und Krankheit in Afrika oder im Nahen Osten, dann erscheint uns unvorstellbar, wie unter solchen Umständen alltägliches Leben überhaupt möglich sein soll oder Menschen gar behaupten könnten, sie seien nicht ängstlich – von «glücklich» ganz zu schweigen. Für einen im Elend lebenden Afrikaner wäre es eine Farce, hätte er die gesellschaftliche Diskussion um (nicht gesundheitsschädliches) «Gammelfleisch» verfolgt, die in den Medien immer wieder aufflammt. Vor dem Hintergrund unseres mitteleuropäischen Sicherheitsbedürfnisses erscheint uns diese Thematik dagegen wichtig. Das Gefühl von Gefährdung ist aber offenbar nicht primär Resultat objektiver Risiken, sondern scheint – teilweise unabhängig von akuter und objektivierbarer Gefährdung – ein permanenter innerer Motor des Menschen zu sein, der ihn antreibt, noch mehr Schutz zu suchen. Damit hat das Gefühl von Unsicherheit etwas Lebenserhaltendes und Adaptives. Wir überleben länger, auch wenn unser Leben nicht unbedingt glücklicher ist.

Wir leben heute in einer Zeit, die der Illusion der Beherrschbarkeit von Gefahren besonders verfallen ist. Bei jedem Unglück wird sofort ein Schuldiger dingfest gemacht, der verantwortlich gewesen sein muss. Unglück geschieht nicht einfach. Nein, wenn etwas passiert, so liegt dies immer in der direkten Verantwortung von Menschen, die entweder nicht aufgepasst haben oder Böses wollten. Hätte man nur besser vorgesorgt – so der Zeitgeist –, dann wäre das Unglück sicherlich vermeidbar gewesen. Tatsächlich gibt es aber keine völlige Sicherheit, egal, wie viel Vorsorge man auch betreibt. Ein Schicksalsschlag bricht mitunter auch in ein Leben ein, wenn in allen Bereichen exzellent vorgesorgt und abgesichert wurde. Ein Unfalltod ist auch dann manchmal nicht zu verhindern, wenn alle möglichen Sicherheitsmaßnahmen ergriffen wurden. Dank der hervorragenden Prävention konnte in den vergangenen 30 Jahren die Zahl der Verkehrstoten von knapp 20 000 im Jahr 1970 auf unter 3200 im Jahr 2016 gesenkt werden. Und dennoch gibt es trotz Sicherheitsgurten, Knautschzonen, besseren Reifen, Airbags, Kindersitzen, niedriger Promillegrenze usw. weiterhin Unfälle mit Toten und Schwerverletzten. Risiken lassen sich immer nur minimieren, gegen die Folgen von Katastrophen kann man sich zum Teil schützen. Es ist aber eine Illusion zu glauben, Gefahren von vornherein global ausschließen zu können. In jedem Leben gibt es Ereignisse und Umstände, die gefährlich sind. In jedem Leben ereignet sich Krankheit. Allein: Wir wissen nicht vorher, wann was geschieht, und diese Unsicherheit ist manchmal kaum zu ertragen. Der Hinweis auf Wahrscheinlichkeit, Logik und Rationalität bringt den Menschen meistens nicht die ersehnte Sicherheit, unabhängig davon, ob sie zwangskrank sind oder nicht. Denn die Verunsicherung wohnt primär nicht im Denken, sondern vor allem in der Emotion.

8. DIE THERAPIE VON ZWANGSSTÖRUNGEN

Lange Zeit hatte die Zwangsstörung den Nimbus einer chronisch verlaufenden und unbehandelbaren Störung. Wer zwangskrank war, galt mehr oder weniger als hoffnungsloser Fall. Es gab keine Medizin, keine Kur oder sonst ein Verfahren, das echte Linderung oder gar Heilung versprochen hätte. Bis weit ins 20. Jahrhundert hinein herrschte eine sehr pessimistische Einschätzung der Therapierbarkeit von Zwangserkrankungen. Eine echte Wende gab es erst in den 1960er Jahren, als innerhalb der Verhaltenstherapie die Wirksamkeit der Konfrontationsbehandlung erkannt wurde. Die Patienten lernten dabei, sich mit den angstbesetzten Situationen aktiv zu konfrontieren, und verzichteten bewusst darauf, Zwangshandlungen zur Linderung der Anspannung oder Angst auszuführen. Dieses weiter unten detailliert beschriebene Verfahren führte zu beeindruckenden Symptomreduktionen und gilt noch heute als zentrales und wirksamstes Element einer erfolgreichen Behandlung. Damals wurde auch erstmals die positive Wirkung spezieller Medikamente entdeckt. Die heute eingesetzten Wirkstoffe beeinflussen speziell den Botenstoff Serotonin im Gehirn des Menschen und führen so auf biologischem Wege bei vielen Patienten zu einer Symptomreduktion. Die Wirksamkeit medikamentöser Behandlung erreicht zwar selten das Ausmaß der Besserung nach einer Verhaltenstherapie, ist aber für viele Betroffene dennoch eine wichtige Unterstützung und kann auch die Wartezeiten auf einen Psychotherapieplatz leichter erträglich machen. Detaillierte Informationen zur medikamentösen Behandlung werden später in einem eigenen Abschnitt (8.7) dargestellt.
Bei Therapieresistenz (wenn weder Psychotherapie noch medikamentöse Behandlung eine Besserung bringen) kommen in seltenen Fällen noch andere Verfahren zur Anwendung. Dazu gehören neurochirurgische Behandlungen, Elektro-Konvulsions-Therapie (EKT) und transkranielle Hirnstimulation. Bislang liegen allerdings für die Wirksamkeit der letztgenannten Behandlungen keine ausreichenden wissenschaftlichen Belege vor, so dass deren Einsatz bei der Behandlung von Zwangsstörungen sehr umstritten ist. Für Verhaltenstherapie und Phar-

makotherapie gibt es dagegen eine Fülle von sorgfältigen Studien, die deren Wirksamkeit klar belegen.

8.1 Die Angst der Patienten vor einer Behandlung

Ob ein Betroffener eine Behandlung wahrnimmt oder sich gegen eine Therapie entscheidet, hängt häufig weniger von einer genauen Diagnosestellung und den Absichten des behandelnden Therapeuten oder Arztes ab als vielmehr vom Patienten selbst und seiner Einstellung gegenüber Krankheit und Behandlung. Die vermutete Kosten-Nutzen-Analyse des Betroffenen entscheidet, ob er Hilfe sucht. Dies ist bei einer Grippe nicht grundsätzlich anders als bei einer Zwangsstörung. Wer stark erkältet ist und über schmerzende Stirnhöhlen klagt, hat eigentlich Grund, seinen Hausarzt aufzusuchen und sich medikamentös unterstützen zu lassen. Unter anderem könnte die Einnahme eines Antibiotikums hilfreich sein. Auf der anderen Seite wäre eine ärztliche Konsultation jedoch auch lästig und mit dem Eingeständnis verbunden, «es nicht mehr alleine zu schaffen». Man würde sich damit offiziell in die «Krankenrolle» begeben und müsste gegebenenfalls eine ungeplante Krankschreibung hinnehmen. Zudem ist ein Arztbesuch mit einem zeitlichen Aufwand verbunden, man muss eine Praxisgebühr entrichten, und auch die Einnahme von Medikamenten möchten viele Menschen, wenn möglich, lieber vermeiden. Wenn es selbst bei einer einfachen Erkältung bereits ein komplexer Entscheidungsprozess ist, ob professionelle Hilfe gesucht wird oder nicht, so gilt dies umso mehr für psychische Erkrankungen. Dem Gang zum Psychotherapeuten oder Psychiater haftet noch immer etwas Anrüchiges an. Viele Patienten brauchen Jahre, bis sie den Weg in eine Praxis finden. Ängste vor einer Behandlung, die Furcht vor Stigmatisierung und die Scham über das eigene Verhalten spielen eine wesentliche Rolle dabei, dass sich viele Menschen mit Zwangsstörungen entscheiden, mit ihrem Leiden alleine zu bleiben. «Ich schaffe das schon irgendwie …» Dieser Satz ist oftmals eher eine Aufforderung und flehentliche Bitte an sich selbst als eine realistische Einschätzung der eigenen Situation. Denn wenn man Menschen mit Zwangsstörung befragt, wie ihr Leben in einzelnen Bereichen aussieht und wie hoch ihr Leidensdruck ist, so wird deutlich, dass sich auch diejenigen, die es lieber alleine «schaffen wollen», meist in einer sehr quälenden Situation befinden. Von außen betrachtet, besteht ihr Leben häufig vor allem aus Anstrengung, Frustration und Vermeidung von Angst. In besonders schweren Fällen nehmen diese Symptome Ausmaße an, die das Leben der Betroffenen nur noch als ein Dahinvegetieren erscheinen lassen. Die Leidensfähigkeit von Patienten mit Zwängen ist in der Tat oft extrem hoch. Viele kennen es auch seit Jahren oder gar Jahrzehnten nicht mehr anders; das Leiden am Leben ist zur Normalität geworden.

Ein Laie kann dies kaum verstehen. Wenn gute Behandlungsmöglichkeiten für Zwangsstörungen vorliegen, müsste doch jeder Betroffene mit Freuden und Begeisterung davon Gebrauch machen! Menschen mit Zwängen erleben dies ganz anders. Natürlich wissen sie, dass ihr Leben unglücklich ist und sie ein Dasein in der Gefangenschaft des Zwangs fristen. Natürlich sind sie unzufrieden mit dem Status quo und wünschen sich Veränderung. Auf der anderen Seite erleben viele eine mögliche Veränderung des Zustands zunächst als so bedrohlich und risikoreich, dass sie es vorziehen, einer Behandlung aus dem Weg zu gehen.

Auch zu Beginn einer Therapie ist diese Ambivalenz der Betroffenen häufig deutlich spürbar: Natürlich möchten sie einerseits «den Zwang weghaben»; andererseits scheinen die Folgen eines Wandels für sie aber unkalkulierbar und machen Angst. Eine erfolgreiche Therapie führt zu weit mehr als «nur» einer Reduktion der Zwangssymptome. Sie ist oft mit einer tief greifenden Veränderung der Person und des Lebens verbunden. Sie erfordert, Risiken einzugehen und bisherige Lebensregeln zu überprüfen. Sie eröffnet aber auch neue Wahlmöglichkeiten und Freiheiten. Der Zwang und seine spezifische Dynamik aus Zwangsgedanken und Ritualen ist demgegenüber etwas vergleichsweise sehr Beständiges und Verlässliches. Diese Sicherheit gegen eine unsichere Alternative einzutauschen, ist nicht einfach und stellt für viele Betroffene eine große Herausforderung dar.

Aus der Perspektive des Behandlers sehen die angestrebte Veränderung und die Welt jenseits des Zwanges natürlich weit weniger bedrohlich aus; er versucht, den Patienten für die Mitarbeit an diesem Veränderungsprozess zu gewinnen. Konkret heißt das, ihn immer wieder zu ermutigen, sich von der vermeintlichen Sicherheit der Zwänge zu verabschieden und das Neue, Unbekannte zu wagen. Letztlich aber entscheidet der Patient selbst, ob er dazu bereit ist. Die Behandlungsnotwendigkeit unterliegt somit nie einem einzelnen objektiven Kriterium. Der persönliche Leidensdruck, die Beurteilung der eigenen Situation, der Mut, sich auf Neues einzulassen, und die Hoffnung auf eine positive Veränderung bestimmen die Bereitschaft, sich in eine Behandlung zu begeben.

8.2 Wer sollte eine Behandlung wahrnehmen?

Leicht ausgeprägte Zwangssymptome, magisches Denken und abergläubisches Verhalten finden sich bei sehr vielen Menschen. In der Regel führt dies zu keiner wesentlichen Beeinträchtigung des Lebensalltags. So haben viele Menschen schon einmal die Anzahl der Stufen beim Treppensteigen gezählt oder es vermieden, auf die Fugen zwischen den Platten eines Gehweges zu treten. Ausgeprägte Zwangsstörungen, bei denen Patienten täglich bis zu mehrere Stunden für die Ausübung ihrer Zwangsrituale aufwenden müssen, sind dagegen fast immer mit einem deutlichen Verlust an Lebensqualität verbunden. Aus therapeutischer Sicht wird man in diesem Fall stets eine Behandlung empfehlen. Wer beispielsweise nicht nur bei der Fahrt in den Urlaub, sondern täglich bei jedem Verlassen der Wohnung nachkontrollieren muss, ob die Haustüre sicher verschlossen ist, der verliert zunehmend Zeit, Energie und Freiheit. Wenn man aufgrund des Zwanges in zentralen Bereichen seines Lebens nicht mehr so handeln kann, wie man eigentlich möchte, dann ist eine Behandlung dringend angezeigt. Dennoch ist dies ein Schritt, den viele Betroffene nicht gehen. Nach derzeitigem Wissensstand gibt es in Deutschland rund 500 000 bis 1 Million Menschen, die – gemessen an den vorliegenden Symptomen und basierend auf den einschlägigen Klassifikationssystemen – an einer behandlungsbedürftigen Zwangsstörung leiden. Demgegenüber ist allerdings nur ein Bruchteil von ihnen in ärztlicher oder psychologischer Behandlung. Offensichtlich suchen auch Patienten mit deutlich ausgeprägten Zwangssymptomen in vielen Fällen keine professionelle Hilfe.

8.3 Was bedeutet Psychotherapie?

Lange Zeit wurde der Begriff Psychotherapie in Deutschland völlig willkürlich gebraucht; noch immer ist er rechtlich nicht eindeutig geschützt. Unter den Anbietern von «Psychotherapie» finden sich daher sowohl exzellente Experten als auch windige Scharlatane. Erst seit 1999 sind wenigstens die Berufsbezeichnungen «psychologischer Psychotherapeut» und «ärztlicher Psychotherapeut» geschützt. Nur derjenige darf sie verwenden, der eine lange Ausbildung und Qualifikation absolviert hat. Den Begriff Psychotherapie kann dagegen weiterhin mehr oder weniger jeder verwenden, ohne dass damit eine Garantie für eine qualitativ hochwertige Behandlung verbunden wäre. Während ärztliche oder psychologische Psychotherapeuten in der Regel etwa zehn Jahre Erfahrung in Studium und Beruf gesammelt haben, bevor sie in eigener Praxis als Psychotherapeut tätig werden können, erwerben beispielsweise Absolventen von Heilpraktikerschulen ihr Wissen in ein bis zwei Jahren. Auch Hausärzte, bei denen auf dem Praxisschild «Psychotherapie» steht, haben in aller Regel keine profunde Ausbildung in dieser Disziplin. Es empfiehlt sich also, genau nachzufragen, welche Form von Psychotherapie ein Behandler wirklich anbietet.

Wenn im Folgenden von Psychotherapie die Rede ist, so sind zunächst einmal nur diejenigen Formen gemeint, die tatsächlich von gut ausgebildeten (approbierten) Psychotherapeuten angeboten und deren Kosten von gesetzlichen Krankenkassen bezahlt werden. Zurzeit sind dies verhaltenstherapeutische und tiefenpsychologisch fundierte Verfahren (inklusive der Psychoanalyse). Zwar gibt es darüber hinaus eine Vielzahl anderer Methoden wie beispielsweise Gesprächspsychotherapie, Hypnotherapie, systemische Therapie, Gestalttherapie usw. Bislang konnten diese Methoden jedoch ihre wissenschaftlich fundierte Wirksamkeit bei der Behandlung verschiedener psychischer Erkrankungen nicht ausreichend belegen, so dass sie zurzeit nicht im Leistungskatalog der gesetzlichen Krankenkassen enthalten sind. Wer in Deutschland eine ambulante Psychotherapie machen möchte, die von der Kasse bezahlt werden soll, kann dies nur bei einem Psychotherapeuten mit Kassenzulassung tun, der entweder tiefenpsychologisch fundiert (bzw. psychoanalytisch)

arbeitet oder als Verhaltenstherapeut tätig ist. Alle anderen Therapieformen müssen aus eigener Tasche bezahlt werden.
Während bei einigen psychischen Störungen (z. B. bei manchen Persönlichkeitsstörungen) tiefenpsychologische Verfahren und verhaltenstherapeutische Verfahren ähnliche Wirksamkeit zeigen, lässt sich für Zwangsstörungen klar sagen, dass verhaltenstherapeutische Ansätze einer tiefenpsychologischen Behandlung oder einer Psychoanalyse im Regelfall weit überlegen sind. Die Verhaltenstherapie gilt bei Zwangsstörung heute im Vergleich zu allen anderen Psychotherapiemethoden als das mit Abstand am besten überprüfte und bewährte Behandlungsverfahren.

8.4 Grundlagen der Verhaltenstherapie

Eine Grundannahme der Verhaltenstherapie besteht darin, dass eine Vielzahl von Verhaltens- und Denkweisen nicht zufällig entstehen, sondern im Rahmen spezifischer Entstehungsbedingungen «gelernt» wurden. Wie in Abschnitt 5.2 dargelegt, spielen dabei Modelllernen, klassische Konditionierung und operantes Lernen zentrale Rollen. Eine Verhaltenstherapie zielt im weitesten Sinne darauf ab, ein neues Lern- und Erfahrungsfeld zu entwickeln, das es dem Patienten ermöglicht, sich effektive Bewältigungsstrategien seiner Probleme und Krankheitssymptome anzueignen. Anders als bei tiefenpsychologisch fundierten und psychoanalytischen Therapierichtungen liegt der Fokus der Aufmerksamkeit dabei weniger auf unbewussten Prozessen innerhalb der Psyche des Menschen, sondern orientiert sich vor allem an den von Patient und Therapeut beobachtbaren Verhaltensweisen und gemeinsam identifizierten Denkprozessen. Die Verhaltenstherapie setzt zahlreiche Behandlungstechniken ein, die wissenschaftlich überprüft wurden und deren Wirksamkeit bei der Behandlung psychischer Krankheiten als bewiesen gilt. Das zentrale Ziel einer Behandlung besteht primär aus einer dauerhaften Symptomreduktion; der Patient soll befähigt werden, zukünftig wieder selbstbestimmt, eigenverantwortlich und erfolgreich das eigene Leben zu gestalten. Dazu wird vor dem Hintergrund der individuellen Entstehungsbedingungen der Störung und der Faktoren, die eine entscheidende Rolle bei der Aufrechterhaltung der Erkrankung spielen, ein

Behandlungsplan entwickelt, der eine strukturierte, planvolle und zeiteffektive Besserung der Symptomatik ermöglichen soll. Im Folgenden werden zunächst einige zentrale Therapieprinzipien vorgestellt und die Wirksamkeit verhaltenstherapeutischer Interventionen bei Zwangsstörungen beschrieben.

Selbstmanagement

Ist es nicht von Zeit zu Zeit sehr behaglich, Taxi zu fahren? Nach anstrengenden Terminen, bei strömendem Regen oder für den Transport eines schweren Koffers bietet eine Taxifahrt unzweifelhaft viele Annehmlichkeiten. Einfach auf dem bequemen Rücksitz Platz nehmen, die gewünschte Adresse nennen und sich durch die Gegend kutschieren lassen. Man entspannt sich, hängt seinen Gedanken nach und ist froh, einen ortskundigen Fahrer zu haben, der einen schnell und sicher zum Ziel bringt. Patienten, die eine Behandlung aufsuchen, wünschen sich oft Ähnliches von ihrem Therapeuten. Gerne würden sie einfach Platz nehmen und sich vom Gegenüber ins gelobte Land der Zwangsfreiheit fahren lassen. Bedauerlicherweise gibt es keine einfache Mitfahrgelegenheit zur Überwindung der Erkrankung. Der Betroffene selbst muss lernen, sich durch das Leben zu manövrieren, ohne dauerhaft auf die Expertise eines Chauffeurs oder Lotsen angewiesen zu sein. Natürlich ist es das Ziel einer Verhaltenstherapie, den Patienten vor dem Hintergrund eines fundierten therapeutischen Wissens und eines klaren Behandlungskonzeptes zu unterstützen. Der Therapeut ist anfangs der Begleiter, Wegweiser und Experte; der Patient ist – zumindest zu Beginn der Therapie – der Geführte und Unerfahrene. Anfangs macht der Verhaltenstherapeut viele Vorgaben zu Struktur und Therapieinhalten, um so die Grundlagen für eine erfolgreiche Behandlung zu legen. Ein Hauptziel der Zusammenarbeit besteht aber darin, dass der Therapeut auf Dauer überflüssig wird und sich der Patient selbst zum Experten seiner Erkrankung entwickelt. Daher werden dem Betroffenen im Rahmen der Therapie nicht irgendwelche Übungen aufgezwungen; ein wesentlicher Bestandteil der Behandlung besteht vielmehr darin, dass er zunehmend in die Lage versetzt wird, aktiv und ohne Hilfe des Therapeuten gegen seine Krankheitssymptome vorzugehen. Um diesem Ziel näher zu kommen, wird er im Rahmen der Therapie seine Selbstwahrnehmung schärfen, seine eigene Motivation hinterfragen, sich selbst Ziele setzen und Methoden einüben, die ihn dabei unterstützen, diejenigen Dinge umzusetzen, die er sich vorgenommen hat. Dazu gehört es auch zu lernen, sich selbst wertzuschätzen, sich zu belohnen und freundlich mit sich umzugehen. Der Betroffene soll die Befähigung erlangen, nach Beendigung der Behandlung die Therapie alleine und für sich selbst fortzusetzen. Er soll zukünftig kritische Situationen erkennen können, eigenes Verhalten beurteilen und selbstverantwortlich Entscheidungen darüber treffen, wie er in spezifischen Situationen handelt. Therapie bedeutet eben nicht, Taxi zu fahren und nur dem Fahrer eine Adresse zu nennen, an der man dann später ausgeruht aussteigt. Therapie bedeutet immer auch, die eigenen Standpunkte zu hinterfragen und neue Fertigkeiten zu erwerben, die es ermöglichen, selbst das Steuer in die Hand zu nehmen und seinen eigenen Weg zu finden. Für viele ist dies anfangs ein schwieriges Unterfangen; sie können sich kaum vorstellen, wie man selbst durchs Leben manövriert, ohne ständig anzuecken. Das Ziel einer Selbstmanagement-Therapie besteht aber gerade darin, den anderen zu befähigen, wirklich selbst Akteur des eigenen Lebens zu werden und nicht in einer Opferrolle hängen zu bleiben. So schön Taxifahren auch sein mag – eine echte und tief greifende Veränderung des eigenen Lebens und der eigenen Möglichkeiten lässt sich nur dann erreichen, wenn man selbst die Initiative für sein Leben in die Hand nimmt.

Das Transparenzprinzip

Transparenz bedeutet im Rahmen einer Therapie, dass der Patient möglichst zu jedem Zeitpunkt der Behandlung wirklich versteht, warum und wann bestimmte Vorgehensweisen gewählt werden. Genauso, wie sich ein Patient mit Gehirnerschütterung wünscht, dass man ihm erklärt, weshalb man einzelne Untersuchungen vornimmt (z. B. ein EEG oder MRT), versucht man innerhalb einer Verhaltenstherapie zu erklären, warum bestimmte Behandlungsschritte notwendig sind. Verhaltenstherapie ist nicht diffuse, unerklärbare Magie, sondern basiert auf Rationalität, Verständlichkeit und Überprüfbarkeit.

Wer an Psychotherapie denkt, stellt sich manchmal einen charismatischen Guru vor, der dem Patienten scharf in die Augen blickt, ihm dann die Wahrheit über sein Leben verrät und ihm sagt, was er zu tun hat. Ein

Seher oder Zauberer, der stets weiß, was gut ist, der einen in Trance versetzt und in unbekannte Landschaften führt, ohne je ein Wort über seine Methode oder Technik zu verlieren. Es gibt innerhalb der «Psychoszene» tatsächlich einige Heilsversprecher, die vor allem darauf zu achten scheinen, dass das Gegenüber nicht versteht, was sie therapeutisch eigentlich tun und warum sie es tun. Alles wirkt geheimnisvoll und damit auch irgendwie aufregend. Die Beziehungsdynamik, die in einem solchen Fall entsteht, gleicht der eines kleinen unwissenden Kindes zu einem allwissenden, mächtigen Elternteil. Endlich weiß jemand, wo es langgeht, und kennt den Weg zum Glück. Kultiviert der Therapeut die Rolle des Retters, entsteht oft ein Kommunikationsmuster, das weder von Gleichberechtigung noch von Transparenz gekennzeichnet ist, sondern im Wesentlichen auf Manipulation und Hierarchie basiert. Der «Klient» wird – angeblich zu seinem Besten – «behandelt», ohne selbst nachvollziehen, geschweige denn mit entscheiden zu können, was warum und wann geschieht.

Im Rahmen einer Verhaltenstherapie wäre das in jedem Falle kontraproduktiv, ja nachgerade gefährlich. Die Verhaltenstherapie setzt darauf, dass der Patient selbst lernt, die Zusammenhänge zwischen seinem eigenen Denken, seinem Verhalten und den damit einhergehenden Gefühlen zu erkennen. Es handelt sich um ein Verfahren, das sich an der vom Patienten direkt erfahrbaren und überprüfbaren Lebenswirklichkeit orientiert und nicht auf spekulative Theorien, Mystik oder Magie zurückgreift. Wenn der Patient die Beobachtungsaufgabe erhält, genau auf die Veränderung seiner Gefühle vor, während und nach einer Zwangshandlung zu achten, dann kann er selbst die Erfahrung machen, wie hier Veränderung stattfindet. Der Therapeut begleitet den Patienten bei dessen eigenen «Entdeckungen» und muss ihn nicht belehren, ihm nichts vorsetzen, woran er zu glauben hat. Die gemeinsame Untersuchung der Lebenswirklichkeit und die Entwicklung daraus stringent ableitbarer Konsequenzen sind das zentrale Fundament einer Verhaltenstherapie. Wenn der Patient Inhalte in Zweifel zieht und sich bei verschiedenen Übungen unsicher ist oder diese hinterfragt, dann ist dies positiv, zeigt es doch die aktive Auseinandersetzung des Patienten mit den Therapieinhalten.

Verhaltenstherapie fördert den mündigen Menschen, der selbst für sich entscheidet und eigenständig Veränderung erreicht. Eine zentrale Aufgabe für den Therapeuten besteht deshalb darin, dem Patienten immer wieder zu verdeutlichen, weshalb bestimmte Übungen gemacht werden, was genau damit intendiert ist. Der Patient soll selbst erkennen, warum einzelne Verhaltensweisen für ihn problematisch sind. Nie soll er auf ein Objekt reduziert werden, das brav gehorcht, ohne die Hintergründe zu verstehen. Der Patient wird vielmehr eingeladen, im Rahmen eines «Selbstexperiments» neuartige Verhaltensweisen auszuprobieren. Das Transparenzprinzip ist die Voraussetzung dafür, dass der Patient langfristig selbst zum Experten seiner Störung wird. Zwar würden sich einige Patienten wünschen, dass der Therapeut mehr Verantwortung für sie übernimmt. Kurzfristig wäre dies sicherlich auch entlastend, auf Dauer wäre eine solche Intervention aber wenig hilfreich und würde zu einer Abhängigkeit vom Therapeuten führen. Nur der verstehende Patient, der selbst die Dynamik der eigenen Störung erkannt hat, die aufrechterhaltenden Faktoren identifiziert und seine eigenen Veränderungswünsche klar formuliert, wird jene aktive Rolle im Behandlungsprozess spielen können, die notwendig ist, um langfristig dem Zwang zu trotzen und der Krankheit das Wasser abzugraben. Wer Rettung oder Erlösung durch andere sucht, ist bei einem Verhaltenstherapeuten grundsätzlich falsch. Wer dagegen Werkzeuge braucht, um selbst effektiv zu gestalten, wird aus einer Verhaltenstherapie viel mitnehmen können.

Die Bedeutung der therapeutischen Beziehung

Zahlreiche Effektivitätsstudien zur Wirksamkeit von Psychotherapie haben eindrucksvoll dargelegt, dass ein erheblicher Anteil des Behandlungserfolgs von so genannten unspezifischen Faktoren abhängt. Zum überwiegenden Teil ist damit gemeint, dass allein schon eine enge und vertrauensvolle therapeutische Beziehung zwischen Patient und Therapeut eine Verbesserung der Symptome bewirken kann. Wenn ein Patient sich ganz anvertrauen kann, sich vom Gegenüber verstanden und ermutig fühlt sowie darüber hinaus weiß, dass der Therapeut ihm über einen längeren Zeitraum helfend beiseitesteht, dann ist bei einigen Erkrankungen allein schon hierdurch eine Besserung zu erreichen. Natürlich ist auch bei der Therapie zwangskranker Patienten eine gute Beziehung wichtig. Aber allein durch Verständnis, Einfühlung, Freundlichkeit und Ermutigung wird kaum ein Betroffener zukünftig mit seiner Störung besser umgehen können. Zwar berichten Menschen mit Depressionen oder auch mit Angsterkrankungen oft über beeindruckende Besserungen auf der Basis von vertrauensvoller Zuwendung. Bei zwangserkrankten Menschen ist dies indessen kaum zu beobachten.

Wichtiger als bei vielen anderen Erkrankungen sind bei Zwangsstörungen – neben Wertschätzung und Empathie – eine sehr profunde Kenntnis der Krankheit, ein klares, strukturiertes Vorgehen in der Behandlung und eine gezielte Anwendung spezifischer Therapietechniken (z. B. des Reizkonfrontationstrainings). Nichtsdestotrotz muss natürlich auch im Rahmen einer Verhaltenstherapie eine gute vertrauensvolle Basis zwischen Therapeut und Patient vorhanden sein, um die Behandlung der Zwangsstörung zielführend durchzuführen. Auch wenn Vertrauen und Sympathie für sich genommen noch nichts gegen die Zwangsstörung ausrichten können, sind sie doch eine «conditio sine qua non» für eine erfolgreiche Behandlung. Schon aus praktischen Erwägungen leuchtet dies unmittelbar ein: Im Rahmen des Expositionstrainings verbringt der Patient viele Stunden mit seinem Therapeuten in einer Extremsituation. Er konfrontiert sich mit angstbesetzten und jahrelang vermiedenen Dingen, macht mit dem Therapeuten Übungen im häuslichen Umfeld und teilt mit ihm zwangsläufig eine sehr intensive emotionale Erfahrung. Diese Form von Therapie stellt eine große Herausforderung für den Betroffenen dar. Ausschließlich auf der Grundlage von Vertrauen ist es ihm möglich, sich auf ein solches Wagnis einzulassen. Daher ist es wichtig, dass Patienten genau darauf achten, wie sie den Therapeuten in den ersten Stunden erleben. Zeigt sich innerhalb der ersten Sitzungen, dass sich kein Vertrauen einstellt, so ist eine weitere Behandlung nicht zu empfehlen. Im Gegenteil, der Patient verbaut sich damit die Chancen auf eine zielführendere Behandlung bei einem anderen Kollegen, da nach Bewilligung durch die Krankenkasse ein Therapeutenwechsel nicht immer unproblematisch ist. Sollten Sie selbst unsicher sein, inwieweit Ihr Therapeut für Sie der Richtige ist, so bietet sich die Möglichkeit, dieses Problem direkt anzusprechen. Oft kann gerade durch eine Thematisierung dieser Aspekte mehr Klarheit entstehen und eine für Patient und Therapeut stimmige Entscheidung getroffen werden. Viele Betroffene sind froh, oft nach langer Wartezeit einen Therapieplatz gefunden zu haben, und wollen diesen dann nicht leichtfertig wieder aufgeben. Dennoch sollten sie berücksichtigen, dass eine Behandlung durch einen Therapeuten, zu dem der Betroffene keine vertrauensvolle Beziehung herstellen kann, vermutlich auch nicht den gewünschten Erfolg bringen wird.

Wie gut wirkt die Verhaltenstherapie?

Die Verhaltenstherapie gilt bei Zwangsstörungen als das bewährteste Behandlungsverfahren. Auch Medikamente erreichen im Durchschnitt nicht das Ausmaß an Symptomreduktion, das im Rahmen von großen wissenschaftlichen Studien für die Verhaltenstherapie ermittelt wurde. Um sich ein Bild zu machen, wie die durchschnittliche Wirksamkeit dieses Verfahrens tatsächlich zu bewerten ist, wurden in so genannten Metaanalysen die Studienergebnisse aus verschiedenen Untersuchungen zusammengeführt. Dabei zeigt sich, dass rund 80 Prozent der Patienten von einer Verhaltenstherapie profitieren. Mehr als die Hälfte von ihnen erreicht eine Symptomreduktion von durchschnittlich 70 Prozent. Nur ca. 10 bis 20 Prozent der Behandelten scheinen keine Besserung zu erzielen. Besonders ermutigend an diesen guten Behandlungsergebnissen ist die Tatsache, dass in Langzeituntersuchungen die meisten Patienten auch nach einem Zeitraum von ein bis zwei Jahren die Symptomverbesserungen aufrechterhalten konnten. Nur eine kleine Minderheit der Patienten fällt wieder gänzlich in alte Verhaltensmuster zurück, während über 80 Prozent das Erreichte behaupten können und sich manche sogar weiter verbessern.

Spricht man im wissenschaftlichen Kontext bei der Behandlung zwangsgestörter Patienten von Verhaltenstherapie, dann beinhaltet dies stets die Durchführung eines intensiven Reizkonfrontationstrainings. Die Patienten setzen sich dabei bewusst einem üblicherweise gemiedenen Reiz aus (z. B. Berührung eines vermeintlich schmutzigen Gegenstands) und verzichten anschließend auf ein beruhigendes Zwangsritual (z. B. Händewaschen). Manche Kritiker wenden daher ein, die positiven Effekte einer Verhaltenstherapie würden überschätzt, weil dieses Verfahren lediglich für eine kleine Minderheit der Patienten akzeptabel sei. Die Erfahrungen aus der Praxis zeigen ein anderes Bild. Natürlich sind die meisten Betroffenen zu Beginn der Therapie ambivalent und keineswegs restlos vom Nutzen eines Konfrontationstrainings überzeugt. Erst im Laufe der Behandlung und nach dem Aufbau einer vertrauensvollen Beziehung zwischen Patient und Behandler sowie der Klärung von Motivation und Zielen entsteht die Bereitschaft, sich auf etwas einzulassen, das vorher undenkbar schien. Die Patienten, die auch nach mehreren Wochen Therapie eine Reizkonfrontation weiterhin strikt ablehnen, sind letztlich eine kleine Minderheit.

Die meisten Wirksamkeitsstudien zur Verhaltenstherapie wurden in Universitätskliniken und anderen großen Krankenhäusern durchgeführt. Hier ist die Betreuung der Patienten besonders intensiv und manchmal sind einzelne Abteilungen auf das Thema Zwangsstörungen spezialisiert. Über 90 Prozent der Patienten werden allerdings nicht in Kliniken behandelt, sondern suchen Hilfe bei ortsnahen, ambulant tätigen Psychotherapeuten. Daher stellt sich die Frage, inwieweit so gute Verbesserungen auch unter «normalen Umständen», sprich im Rahmen einer ambulanten Verhaltenstherapie, möglich sind. Aktuelle Auswertungen aus unserer eigenen Praxis zeigen, dass auch bei einer ambulanten Therapie nachhaltige Erfolge zu erzielen sind. Wir werteten den Behandlungsverlauf von 34 Patienten mit Zwangsstörungen aus, die vor Durchführung der ambulanten Therapie nie in einer Spezialklinik gewesen waren. Nachdem ein intensives Reizkonfrontationstraining durchgeführt worden war, erreichten die untersuchten Betroffenen Symptomverbesserungen von durchschnittlich über 70 Prozent. Auch 24 Monate nach Beendigung der Therapie konnten fast alle Patienten diese guten Ergebnisse aufrechterhalten, einige konnten sie sogar noch einmal nachhaltig verbessern. Diese Zahlen sind vor allem deshalb ermutigend, weil sie zeigen, dass keineswegs immer eine zeitaufwändige teilstationäre oder gar stationäre Behandlung notwendig ist, um Zwangsstörungen wirksam zu therapieren.

Leider lassen sich diese guten Ergebnisse derzeit nicht allgemein auf die ambulante Verhaltenstherapie in Deutschland übertragen, denn noch immer ist der Ausbildungsstand zahlreicher Behandler unbefriedigend. Vor allem bei der Planung und Durchführung eines intensiven Reizkonfrontationstrainings zeigen sich oft viele Defizite. Dies sollte man bei der Suche nach einem geeigneten Therapeuten berücksichtigen und sich frühzeitig über dessen Expertise bei der Behandlung von Zwängen erkundigen (siehe auch Seite 190 ff.).

Prognostische Faktoren

Je größer die eigene Motivation des Patienten ist, sein Leben wirklich zu verändern, desto besser ist seine Aussicht, von einer Behandlung zu profitieren. Insbesondere die Bereitschaft, sich auf die Therapie ganz einzulassen und sowohl alleine als auch in Begleitung des Psychotherapeuten Konfrontationsübungen durchzuführen, ist entscheidend für die Erfolgsaussichten. Natürlich können auch die Stabilität der Grundpersönlichkeit und die Dauer der Erkrankung einen Einfluss auf die Prognose haben. Je mehr «gesunde» Anteile vorhanden sind, je besser ein Mensch sozial integriert ist, desto leichter fällt es ihm in der Regel, sich gegen die Störung zu wehren und auf den Zwang «zu verzichten». Sind das dominierende Symptom vorwiegend Zwangsgedanken, erschwert dies meistens die Behandlung und damit auch den Therapieerfolg. Das Gleiche gilt für den Fall, dass der Patient unter einer ausgeprägten depressiven Symptomatik leidet. Oft steht dann zunächst die medikamentöse Therapie im Vordergrund, bevor sinnvoll verhaltenstherapeutisch an den Zwängen gearbeitet werden kann.
Von besonderer Bedeutung für die Prognose ist die Fähigkeit des Patienten, sich grundsätzlich von seinen Zwangsgedanken und -handlungen distanzieren zu können. Dies ist nicht immer der Fall. Je stärker ein Patient davon überzeugt ist, dass seine Zwangsbefürchtungen im Grunde genommen berechtigt und realistisch sind, desto schwieriger ist es oft, einen therapeutischen Zugang zu finden.

Ist die Krankheit vollständig heilbar?

«Werde ich die Zwänge wieder ganz los?» Für viele Patienten ist dies eine drängende Frage, hoffen sie doch auf ein dauerhaftes Ende aller Symptome. Wie im Kapitel über die Ursachen der Zwangsstörung gezeigt, gibt es eine Vielzahl unterschiedlicher Aspekte, die bei der Entstehung und Aufrechterhaltung der Störung eine Rolle spielen: biologische Aspekte wie beispielsweise Stoffwechselprozesse im Gehirn, möglicherweise sogar hirnanatomische Besonderheiten, aber vor allem natürlich auch multiple psychologische Faktoren wie frühe Kindheitserfahrungen, Lerngeschichte, Persönlichkeitsaspekte und kognitive Verarbeitungsprozesse. Bis heute ist die Zwangserkrankung ein nur teilweise aufgeklärtes Phänomen, bei dem immer noch viele Fragen offen sind. Anders als bei manchen körperlichen Erkrankungen gibt es zumindest bislang keine einfache Therapie, die an einer einzelnen, klar identifizierten Ursache ansetzt und diese punktgenau beseitigt. Natürlich würden wir unseren Patienten am liebsten mitteilen können, dass in den meisten Fällen eine «vollständige Heilung» erfolgt und sie mit größter Wahrscheinlichkeit völlig symptomfrei weiterleben werden. In vielen Fällen sieht die Wirklichkeit jedoch anders aus. Zwar lassen sich heute mit Verhaltenstherapie und Medikamenten in der Mehrzahl der Fälle deutliche Besserungen erreichen, völlige Symptomfreiheit jedoch berichtet – auch nach Abschluss einer erfolgreichen Behandlung – nur eine Minderheit der Betroffenen. Zwar bestätigen rund 80 Prozent der Patienten eine Reduktion der Symptomatik, ein erheblicher Teil muss allerdings damit rechnen, auch langfristig von Restsymptomen ihrer Zwangserkrankung begleitet zu werden. Beispielsweise zeigt sich, dass einige Menschen, die unter Waschzwang litten, auch nach einer Therapie in manchen Situationen (etwa unter Stress) «Zwangsdruck» spüren und das Bedürfnis haben, sich wieder vermehrt zu waschen. Das Ausmaß der fortdauernden Symptome und die resultierende Beeinträchtigung sind allerdings bei Weitem nicht mehr mit dem Zustand vor der Behandlung vergleichbar. Den meisten Betroffenen gelingt es, den weiterhin auftretenden Zwangsimpulsen besser zu widerstehen. Selbst Jahre nach einer erfolgreichen Verhaltenstherapie sind sie in der Lage, in den meisten Situationen dem Zwang zu trotzen, statt in altes Verhalten zurückzufallen. Auch Intensität und Heftigkeit von Zwangsgedanken sind nach einer Therapie weit weniger stark ausgeprägt und die Betroffenen fühlen sich ihnen nicht mehr hilflos ausgeliefert. Dennoch: Wer in jungen Jahren unter der Befürchtung litt, sich mit Bakterien zu infizieren, und aus diesem Grunde einen Waschzwang entwickelte, wird später kaum eine Tätigkeit als Arzt in der Entwicklungshilfe wählen. Zum Glück gibt es aber viele andere Möglichkeiten, seinen Lebensweg zu finden.

8.5 Der Ablauf verhaltenstherapeutischer Behandlung

Selbstmanagement, Transparenzprinzip und Reizkonfrontation sind Schlagworte, die das Fundament einer Verhaltenstherapie umschreiben. Wie aber sieht eine Behandlung ganz praktisch aus? Das folgende Kapitel versucht ein konkretes Bild über Beginn, Fortgang und Abschluss einer verhaltenstherapeutischen Behandlung zu vermitteln.

Vom Erstkontakt zur Therapie

Im Erstgespräch geht es dem Behandler vor allem darum, sich einen ersten Eindruck vom Patienten und seiner Krankengeschichte zu verschaffen. Er erfragt Symptome und überprüft diagnostisch, um welche Art der Erkrankung es sich genau handelt. Liegt ausschließlich eine Zwangserkrankung vor oder leidet der Patient zusätzlich an anderen Störungen? Welche Auswirkungen hat die Störung auf den Alltag und wo treten Beeinträchtigungen auf? Welche Therapien wurden bereits begonnen oder durchgeführt? Was war der Beweggrund, gerade jetzt therapeutische Hilfe zu suchen? Neben der Klärung solcher Fachfragen sollte das Erstgespräch jedoch auch dazu dienen, dass der Patient sich ein Bild von seinem Gegenüber machen kann und notwendige Informationen erfragt. Das ist für die meisten Patienten gar nicht so einfach, denn viele sind aufgeregt und unsicher, wie sie ihre eigene Problematik am besten schildern sollen. Während der Therapeut tagtäglich ähnliche Gespräche führt und ihm diese Situation vertraut ist, betritt der Patient an dieser Stelle Neuland. Viele sind sehr damit beschäftigt, keine Fehler zu machen, nicht das Falsche zu sagen und einen guten Eindruck zu hinterlassen.

Leider führt diese Aufregung manchmal dazu, dass es die Patienten versäumen, im Erstgespräch eigene relevante Fragen hinsichtlich der Therapie zu stellen. Dabei gibt es viele Aspekte, die bereits in diesem Rahmen geklärt werden können und die für den Erfolg einer Therapie von Wichtigkeit sind. Wie sehen die Erfahrungen des Therapeuten bei der Behandlung von Menschen mit Zwangsstörungen aus? Werden begleitend Medikamente empfohlen? Was genau geschieht eigentlich in einer Therapie? Wie sind Dauer und Aufwand einer Behandlung? Findet ein intensives Konfrontationstraining statt? Wird es möglich sein, auch Übungen außerhalb der Praxis in Begleitung des Therapeuten durchzuführen? Die Klärung dieser Fragen spielt deshalb eine große Rolle, weil ein erheblicher Teil der niedergelassenen Verhaltenstherapeuten zwar allgemein über gute Behandlungskompetenz verfügt, in der praktischen Therapie von Zwangsstörungen jedoch relativ unerfahren ist. Auch zeigen viele Therapeuten keine Bereitschaft, den Patienten bei zeitaufwändigen Reizkonfrontationsübungen außerhalb der Praxis zu begleiten. Der Erfolg einer Verhaltenstherapie bei Zwangsstörungen hängt allerdings gerade entscheidend davon ab, wie intensiv und in welcher Form das Konfrontationstraining durchgeführt wird. Ein Therapeut mag noch so nett und verständnisvoll sein: Wenn die von ihm angebotene Behandlung kein sorgfältig geplantes Reizkonfrontationstraining enthält, dann ist die Wahrscheinlichkeit eines Therapieerfolgs von vornherein viel kleiner.

Erkundigen Sie sich daher bereits im Erstgespräch über das Vorgehen innerhalb der Therapie. Für die meisten Hilfesuchenden spielt bei der Therapeutensuche auch eine große Rolle, wie vertrauenswürdig und sympathisch sie das Gegenüber erleben. Wer bereits im Erstkontakt feststellt, dass der andere Aversion, Ablehnung oder andere negative Gefühle bei ihm auslöst, dem kann nicht ernsthaft zu einem Therapieversuch bei diesem Behandler geraten werden. Zwar ist es keineswegs notwendig, dass man sofort tiefes Vertrauen fasst und auf den ersten Blick von der Person des anderen restlos überzeugt ist; eine grundsätzliche Sympathie ist jedoch in aller Regel vorteilhaft und ein sehr ernst zu nehmendes Kriterium für eine weitere Zusammenarbeit. Sollte einem bereits nach einem Erstgespräch klar werden, dass ein Behandler nicht der Richtige ist, so ist es sinnvoll, sofort nach Alternativen Ausschau zu halten, anstatt weitere Termine zu vereinbaren. Dies ist umso wichtiger, als bei vielen Therapeuten zwischen Erstgespräch und Therapiebeginn eine mehrwöchige (manchmal mehrmonatige) Wartezeit liegen kann.

Aufklärung über Krankheitsbild und Therapie

Zu Beginn der Behandlung haben nur wenige Patienten eine genauere Kenntnis über die Ursachen und die Dynamik von Zwangsstörungen sowie deren Therapiemöglichkeiten. Meistens sind die Vorstellungen der Betroffenen ungenau und einseitig. Wer beispielsweise der Ansicht ist, dass die eigenen Zwänge ausschließlich etwas mit dem negativen Verhalten des Partners zu tun hätten, der übersieht wichtige Aspekte, die für eine erfolgreiche Therapie relevant sind. Daher spielt in einer Verhaltenstherapie eine sorgfältige Aufklärung des Patienten zu Beginn der Behandlung eine wesentliche Rolle. Bei dieser Art der Psychoedukation werden psychologische und biologische Ursachenmodelle knapp dargestellt (vgl. Kapitel 5) sowie wesentliche Mechanismen der Erkrankung, Therapiebausteine und deren zeitliche Anordnung im Ablauf der Behandlung erklärt.

Damit wird die individuelle Krankheitsgeschichte des Patienten in einen allgemeineren Kontext des Verstehens und Erklärens gesetzt. Gleichzeitig werden die Grundlagen für die Behandlung dieser speziellen Erkrankung vermittelt. Allerdings sollte der Patient nicht einfach belehrt, sondern der Versuch unternommen werden, die vom Therapeuten vermittelte Information in einen Zusammenhang mit seinen Erfahrungen zu stellen. Folgender Dialog zwischen Herrn X. und seinem Therapeuten verdeutlicht beispielhaft einen Ausschnitt aus einem solchen «Aufklärungsgespräch». Herr X. wird von gewalttätigen Zwangsgedanken gequält, die er durch ausgedehnte Zwangshandlungen zu besänftigen versucht.

Patient: ... genauso ist es bei mir. Ich verschaffe mir mit Hilfe meiner Zwangshandlungen immer wieder ein Gefühl der Sicherheit. Leider hält die meistens nicht lange an. Aber woher kommen überhaupt diese schrecklichen Zwangsgedanken? Das kann doch nicht normal sein, immer wieder daran zu denken, dass durch mich jemand getötet werden könnte.

Therapeut: Was glauben Sie denn, was normal wäre?

Patient: Na ja, dass man eben ganz normales Zeug denkt, aber nicht so unangenehme und brutale Dinge.

Therapeut: Tatsächlich ist es durchaus normal, von Zeit zu Zeit auch an unangenehme oder sogar brutale Dinge zu denken. Sehr viele Menschen berichten, dass sie immer mal wieder unsinnige, manchmal auch gewalttätige Gedanken oder Phantasien haben.

Patient: Aber das ist doch krank! Wie kann man denn nur so etwas denken?

Therapeut: Wir Menschen können oft gar nicht selbst darüber entscheiden, an was wir denken möchten. Seltsame Bilder und Gedanken stellen sich oft ganz von selbst ein.

Patient: Das ist es ja gerade; ich möchte das ja gar nicht denken, ich will das auf gar keinen Fall denken!

Therapeut: Sehen Sie, das ist ein interessanter Unterschied zwischen uns beiden. Zwar habe auch ich mitunter unschöne Gedanken, die mir unangenehm sind. Ich messe dem aber nichts Krankes bei und finde das auch nicht so schlimm. Erst neulich war ich von einem vor mir herfahrenden Autofahrer so genervt, dass ich mir vorgestellt habe, wie ich ihm hinten ins Auto fahre.

Patient: Aber wenn man denkt, dass man jemanden tötet, dann ist das doch schrecklich!

Therapeut: Schlimm fände ich es, wenn Sie tatsächlich jemanden töten würden. Wenn ab und zu der Gedanke daran aufblitzt, dass man jemanden töten könnte, dann hat das zunächst keine schlimme Konsequenz.

Patient: Aber ist das nicht irgendwie fast das Gleiche? Wenn ich so etwas denke, kann das dann nicht auch jederzeit passieren?

Therapeut: Keineswegs! In Wirklichkeit treten die schrecklichen Dinge, die Zwangspatienten sich vorstellen, nie ein. Wenn all das passieren würde, was ich in meinem Leben bisher so gedacht habe, dann – fürchte ich – würden wir dieses Gespräch heute hier nicht führen können, sondern ich säße vermutlich in einem Gefängnis! Herr Meier, es ist mir ganz wichtig, hier den Unterschied zwischen Gedanken und Handlungen zu betonen. Einen Menschen zu töten ist etwas ganz anderes, als den Gedanken zu haben, ich könnte jemanden töten. Zunächst einmal dürfen wir an alles Mögliche denken. Wie wir dann handeln, ist eine ganz andere Sache.

Patient: Was Sie da sagen, verwirrt mich ein wenig, denn bisher habe ich mir wirklich nie vorgestellt, dass es normal sein könnte, so widerwärtige Dinge zu denken.

Therapeut: Deshalb ist mir dieser Punkt auch so wichtig. Zunächst einmal ist Denken ein Prozess, der sich nur teilweise willentlich steuern lässt. In vieler Hinsicht könnte man auch sagen: «Es denkt sich von selbst.» Da findet in unserem Gehirn ein ständiges großes Brainstorming statt, wir haben fortwährend Assoziationen und dabei kommt allerhand nützliches, aber auch krudes Zeug zum Vorschein. Dieser Mechanismus ist grundsätzlich etwas, das alle Menschen kennen. Bei Ihnen gibt es nun allerdings eine ganze Menge Gedanken, die Sie extrem beunruhigend und unverzeihlich finden. In dieser Hinsicht findet bei Ihnen eine sehr starke Bewertung Ihrer eigenen Gedanken statt. Sie verurteilen sich selbst dafür, dass Sie an so etwas überhaupt denken. Aber gerade das erzeugt erst das eigentliche Problem. Es ist kaum möglich, willentlich an etwas nicht zu denken, und genau das versuchen Sie fortwährend.

Patient: Wie meinen Sie das?

Therapeut: Ich möchte Ihnen eine Aufgabe stellen: Denken Sie jetzt an alles Mögliche, aber bitte nicht an einen rosa Elefanten ... An was denken Sie jetzt?

Patient: Hm, ich verstehe, worauf Sie hinauswollen. Natürlich denke ich an einen rosa Elefanten.

Therapeut: Ganz genau, wir können Gedanken nicht einfach wegwischen oder ungeschehen machen. Höchstens kann es uns gelingen, dass die Intensität eines Gedankens verblasst, aber einfach ausradieren lässt er sich nicht. Aber gerade dadurch, dass Sie den Gedanken an sich so schrecklich finden und versuchen, ihn mit Hilfe von Zwangshandlungen zu neutralisieren, geben Sie ihm erst ein Gewicht, das ihm ursprünglich gar nicht zukommt. Der Gedanke daran, dass man jemanden töten könnte, ist zunächst einmal völlig banal und unwichtig. Aber Ihre extrem negative und schuldbehaftete Bewertung des Ganzen macht ihn erst zu etwas Besonderem und sorgt dadurch dafür, dass dieser Gedanke zukünftig bedeutungsvoll ist. Der Versuch, ihn zu eliminieren, führt dazu, dass er umso sichtbarer wird. Sie können das damit vergleichen, was passiert, wenn Sie einen Fleck aus einer Hose rubbeln wollen. Anfangs hat den Fleck vielleicht gar niemand gesehen und er ist nur ganz klein – und jetzt fangen Sie an, mit einem scharfen Lösungsmittel daran zu reiben. Der Fleck wird größer und größer. Irgendwann dominiert er tatsächlich das ganze Aussehen der Hose.

Patient: Denkt wirklich jeder so schreckliche Dinge wie ich?

Therapeut: Ich meine, alle Menschen denken ab und zu schlimme Dinge. Ich glaube, bei Ihnen sind die Intensität und das gefühlsmäßige Erleben dabei sehr viel ausgeprägter, und bedauerlicherweise treten diese Gedanken bei Ihnen sehr viel häufiger und intensiver auf als bei anderen Menschen. Das ist aber zu einem gewissen Teil eine hausgemachte Angelegenheit, denn gerade dadurch, dass Sie versuchen, die Gedanken zu vertreiben, geben Sie diesen Gedanken eine besondere Wichtigkeit und erzeugen sie auch immer wieder selbst.

Patient: Das habe ich noch nie so gesehen. Darüber muss ich nachdenken.

Den Zwang begreifen

In jeder Therapie ist es hilfreich, den individuellen Ursachen der Erkrankung besondere Beachtung zu schenken. Ursachenforschung bedeutet in diesem Fall, Gedanken, Gefühle, Verhaltensweisen, aber auch Erinnerungen und alte Erfahrungen, die die Störung erstmalig ausgelöst haben oder immer wieder verschlimmern, zu identifizieren. Es geht also darum, die Bedingungen für die Entstehung und Aufrechterhaltung der Erkrankung kennen zu lernen. Ziel ist es, dass der Patient selbst die Hintergründe seiner Zwangssymptome genauer begreift und Konsequenzen daraus zieht. Die Untersuchung lebensgeschichtlicher Ereignisse während der Entstehung der Erkrankung spielt hierbei eine genauso wichtige Rolle wie eine aufmerksame Betrachtung, welche Faktoren gegenwärtig die Zwänge in ihrer Dynamik beeinflussen. Folglich kommt auch der Selbstbeobachtung des Patienten in dieser Therapiephase eine besonders wichtige Rolle zu.

Die Selbstbeobachtung, die sich zum Beispiel durch Führung eines Tagebuchs umsetzen lässt, dient dabei der Beantwortung wichtiger Fragen: Wann genau treten Zwangssymptome verstärkt auf? Wie äußern sie sich und wie sehen die Handlungen aus, die den inneren Druck jeweils in Schach zu halten? Wie sehr gibt ein Patient dem Zwang nach? Wie verhält sich die Umwelt in dieser Situation? Je effektiver eine Zwangshandlung gegen die zuvor gespürte Unruhe, Angst und Unsicherheit wirkt, desto größer ist die Wahrscheinlichkeit, dass ein Betroffener zukünftig wieder auf genau dieses Ritual zurückgreift. Zwar erkennen viele Betroffene durchaus, dass dies langfristig dazu führt, dass sie ihren Zwangshandlungen mehr und mehr verfallen. Auf der anderen Seite schaffen sie es aber trotzdem nicht, davon abzulassen, weil sie einfach den Eindruck haben, die erlebten unangenehmen Gefühle nicht zu ertragen. Bevor man hier versucht, therapeutisch etwas zu verändern, ist es zunächst einmal wichtig, genau zu begreifen, wie der Mechanismus zwischen Gefühlen, Gedanken, Zwangsgedanken und Zwangshandlungen im Einzelfall aussieht.

Mit Hilfe von Selbstbeobachtung soll der Patient ein zunehmend differenziertes Bild seiner Störung entwickeln. Dabei lernt er zu unterscheiden, wie er in spezifischen Situationen reagiert. Anfangs erscheint ihm das noch wirr und unklar. Im Laufe der Therapie lernt er jedoch, beispielsweise den Unterschied zwischen Gedanken, Gefühlen, Körpersymptomen und Verhalten besser zu unterscheiden. Im Rahmen einer solchen «Verhaltensanalyse» versucht man im Detail herauszufinden, wie der präzise Ablauf der Störung aussieht, und schließt daraus, wie die Zwangssymptomatik im individuellen Fall am effizientesten angegangen werden kann.

Patienten sind häufig erstaunt, wenn sie im Rahmen dieser Untersuchung feststellen, wie sehr der Zwang (den sie doch eigentlich so hassen) ihnen offenbar auch hilft, unangenehme Emotionen leichter zu bewältigen. In einigen Fällen lässt sich eine regelrechte «Funktion» des Zwangs herausarbeiten.

Fallbeispiel (weiblich, 41 Jahre, alleinstehend):
Als ich begonnen habe, mich intensiver damit zu befassen, wann genau ich eigentlich meinen Zwängen verfalle, musste ich feststellen, dass dies fast immer in Situationen geschah, in denen ich mich einsam und hilflos fühlte. Ich muss dazu sagen, dass ich keine Familie habe und nur sehr wenige Freunde. Gerade am Wochenende war ich meist die ganze Zeit allein und fühlte mich elend. So seltsam es auch klingen mag: Ich habe entdeckt, dass mein Zwang mir half, diese schreckliche einsame Zeit besser zu ertragen. Ich saß dann stundenlang da und habe immer wieder die gleichen Dinge kontrolliert, obwohl mir schon bewusst war, dass das irgendwie sinnlos ist. Ich konnte Stunden damit verbringen, einen einzigen Rosenbusch zurückzuschneiden, bin alle zehn Minuten wieder hingerannt, habe mein Werk kontrolliert und nochmals einen winzigen Zweig abgeschnitten. So vergingen meine Wochenenden. Der Zwang ließ mich die Einsamkeit leichter ertragen.

Patienten lernen, Situationen zu identifizieren, in denen die Zwänge besonders heftig auftreten. Oft sind das nicht nur äußere Gegebenheiten (wie beispielsweise die Konfrontation mit vermeintlich schmutzigen Türklinken). Viele Patienten erkennen zunehmend auch Gefühlszustände, die häufig in Zwangsverhalten münden. Die Patientin in obigem Beispiel berichtet von innerer Leere und Einsamkeit. Noch häufiger werden von Patienten allerdings unterdrückter Ärger und Wut genannt. Oft finden sich Patienten mit Zwängen in Situationen wieder, die sie einerseits als ärgerlich und unangenehm empfinden. Andererseits haben viele von ihnen aber den Eindruck, selbst keinerlei Einfluss auf den Fortgang der Situation zu haben, und unterdrücken ihre Wut. Häufig bleiben dann die eigenen Bedürfnisse auf der Strecke, und es gelingt nicht, sich adäquat gegen andere abzugrenzen. Die Betroffenen neigen dann dazu, vieles hinzunehmen und sich selten zu wehren. Auch wenn sie innerlich vor Wut kochen, finden sie häufig keine geeignete Sprache dafür. Diese «Aggressionshemmung» zeigt sich bei einem großen Teil der Patienten. Wird Ärger unterdrückt, so erleben viele von ihnen anschließend einen deutlich erhöhten Zwangsdruck, der dann mit Hilfe von Zwangsritualen besänftigt wird. Ein wichtiger Hintergrund für diesen gehemmten Umgang mit Aggressivität ist wiederum das Gefühl von Unsicherheit, das bei vielen Betroffenen auch schon vor der manifesten Erkrankung vorhanden war.

Zusammenfassend lässt sich sagen, dass die Patienten in diesem Abschnitt der Therapie ein Modell der Erkrankung kennen lernen, das ihnen hilft, Ordnung und Überschaubarkeit in das empfundene Chaos zu bringen. Immer besser verstehen sie nun das Zusammenspiel der eigenen Geschichte und äußerer Faktoren in der Gegenwart, von Gefühlen, Gedanken, Zwangsritualen und den damit verbundenen positiven und negativen Konsequenzen. Haben viele Patienten am Anfang noch das Gefühl, der Krankheit einfach hilflos und verzweifelt ausgeliefert zu sein, so beginnen sie jetzt langsam zu entdecken, wie sie durch ihr eigenes Verhalten selbst dazu beitragen, die Erkrankung zu «füttern» und auf diese Weise dafür zu sorgen, dass sie immer wieder die gleichen unangenehmen Erfahrungen machen. Sie erleben sich zu diesem Zeitpunkt der Therapie häufig zum ersten Mal nicht länger nur als Opfer, sondern erkennen ihren eigenen Beitrag zur Aufrechterhaltung der Störung. Erst wenn Therapeut und Patient im Einzelfall genau verstanden haben, wie die Störung abläuft, können sie gemeinsam darüber nachdenken, welche Ziele einer Behandlung sinnvoll sein könnten und wie diese zu erreichen sind.

Motivation und Zielsetzung

Würde man einen Patienten in der ersten Therapiestunde fragen, was genau seine Zielsetzung bezüglich seiner Zwangsstörung ist, so würden die meisten sagen, sie möchten einfach keine Zwänge mehr haben. Am schönsten wäre es, alle Dinge «ganz normal» tun zu können, ohne irgendwelche Wiederholungen einbauen zu müssen oder von quälenden Zwangsgedanken geplagt zu werden. Zu diesem Zeitpunkt haben die Patienten selbst meist noch gar keine Vorstellung davon, wie das innere Wechselspiel aus Zwangsgedanken und Zwangshandlungen im Einzelnen aussieht. Sie kennen noch keine spezifischen Auslöser, wissen nicht, welche Rolle der Partner bei der Aufrechterhaltung der Krankheit spielt, und sind sich über die Funktion der Störung völlig im Unklaren.

Erst im Rahmen der genauen Untersuchung der Störung wird ihnen bewusst, wie sehr sie die Erkrankung «nutzen», um bestimmte unangenehme Situationen besser bewältigen zu können. Haben sie selbst die «Vorteile» des Zwangs entdeckt, ist es manchmal gar nicht mehr so einfach, genau zu sagen, welches Ziel denn nun anzustreben ist. Denn am liebsten wäre den Patienten natürlich, dass alle Zwangssymptome von heute auf morgen ausblieben, ohne dafür Risiken eingehen, unangenehme Gefühle ertragen und eigene Verhaltensweisen verändern zu müssen. Findet die genauere Diskussion der Ziele und der Motivation des Patienten zu einem Zeitpunkt statt, an dem er selbst schon ein klareres Bild seiner Störung hat, so fallen die Überlegungen, was er wirklich erreichen möchte, wesentlich realistischer und differenzierter aus. Ein Verhalten nach dem Motto «Wasch mir den Pelz, aber mach mich nicht nass» wird eine Veränderung kaum zulassen. Hat ein Patient den Mechanismus seiner Krankheit dagegen begriffen, so kann wirklich überlegt werden, was er zu investieren bereit ist. Dabei spielen natürlich auch die aktuellen Lebensumstände eine Rolle. Wer sich zum Beispiel gerade auf sein Examen vorbereitet und monatelang intensiv lernen muss, hat möglicherweise weder Kraft noch Zeit, sich bis zum Ende der Prüfungen auf eine Therapie einzulassen, die einen völligen Verzicht von Zwangsverhalten anstrebt. Einigen Patienten verschafft der Zwang auch so viel Stabilisierung, dass ein plötzlicher Verzicht sie fast unweigerlich in eine große Leere und Depression werfen würde. Manchem Patienten wird dann klar, dass er am Status quo lieber nicht allzu viel ändern möchte, da er ein sicheres Leben mit der Krankheit einer vermeintlich unsicheren Zukunft ohne Zwang vorzieht. Die meisten Betroffenen, die in Therapie kommen, entscheiden sich jedoch für weitreichende Veränderungen, was konkret bedeutet, in allen mit der Zwangserkrankung verbundenen Lebensbereichen neue Verhaltens- und Denkweisen zu erproben.

Die genauen Ziele sollten dabei möglichst scharf formuliert werden. «Weniger Händewaschen» ist vage und ungenau. «Nur noch nach Toilettenbesuch und vor dem Essen die Hände jeweils maximal 30 Sekunden waschen» ist dagegen ein klar umrissenes Ziel, das messbar ist und ein überprüfbares Kriterium für Erfolg darstellt. Je präziser die Ziele vereinbart werden, desto leichter lassen sich später Enttäuschungen vermeiden. Unrealistische Vorstellungen können frühzeitig identifiziert werden, auch wenn dies mit Frustrationen für die Betroffenen verbunden ist. «Nie wieder Zwangsgedanken haben» wäre ein utopisches und in den meisten Fällen unerreichbares Therapieziel. «Auftretenden Zwangsgedanken nicht mehr wehrlos ausgeliefert sein, sondern eigene Planungen trotzdem durchführen» erscheint dagegen als maßvoll und ist in den meisten Fällen erreichbar.

Den Zwang herausfordern

Patienten mit Zwangsstörungen sind meist zutiefst davon überzeugt, dass sie ihrem Zwang wenig entgegenzusetzen haben. Einige berichten, sie würden zwar immer wieder versuchen, einem Zwangsimpuls oder Zwangsgedanken zu widerstehen; sie könnten das aber fast nie lange aushalten. Je länger Menschen daran gewöhnt sind, ihre Anspannung durch Zwangsrituale zu reduzieren, desto automatisierter werden die Abläufe. Es ist ihnen zur Selbstverständlichkeit geworden, sich beispielsweise in besonders intensiver Weise die Hände zu waschen, Türschlösser mehrmals zu kontrollieren oder die Berührung mit vielen Dingen zu vermeiden. Häufig ist das übertrieben anmutende Verhalten über die Jahre zutiefst verinnerlicht und zur festen Gewohnheit geworden. Die Betroffenen müssen nicht mehr über jeden Handgriff nachdenken, sondern viele Abläufe haben sich – ähnlich wie bei einem trainierten Sportler – verselbständigt und laufen routinemäßig ab. Manchmal fallen den Betroffenen die zwanghaften Züge an ihrem Verhalten gar nicht mehr selbst auf. Wenn Türen nur mit dem Ellbogen geöffnet werden (das dadurch «beschmutzte» Hemd landet abends im Wäschekorb), so ist dies irgendwann so selbstverständlich, dass den Betroffenen ein anderes Verhalten gar nicht mehr in den Sinn käme.
Den Zwang herauszufordern bedeutet in diesem Zusammenhang, gemeinsam mit dem Patienten einen der vielen zur Gewohnheit gewordenen Zwänge genauer unter die Lupe zu nehmen und damit zu experimentieren. Statt – wie sonst üblich – den Zwang um jeden Preis zu vermeiden, werden Situationen aufgesucht, die den Zwang hervorrufen oder verstärken.

Jutta K. hat bereits seit Jahren massive Waschzwänge. Sie achtet immer darauf, weder Türklinken noch andere potentiell verschmutzte Dinge zu berühren, und wäscht sich täglich mindestens zehnmal ausführlich die Hände. Um notfalls Verschmutzungen sofort beseitigen zu können, hat sie stets Desinfektionstücher bei sich. Nachdem sich Frau K. und der Therapeut in den vergangenen Stunden ein genaueres Bild gemacht haben, wie die Entstehungsbedingungen der Erkrankung aussehen und sich die Störung auf den Lebensalltag der Patientin auswirkt, lädt er die Patientin nun zu einem Experiment ein:

Therapeut: Frau K., ich möchte mit Ihnen eine kleine Übung machen, wenn Sie einverstanden sind. In meinen Augen ist es ganz wesentlich, dass wir nicht nur über den Zwang sprechen, sondern ihn so genau wie möglich aus der Nähe untersuchen können. Ich möchte Sie bitten, mit mir nun eine Übung zu machen, bei der wir absichtlich einen erhöhten Zwangsdruck bei Ihnen erzeugen.
Frau K.: Das klingt aber nicht gerade einladend ...
Therapeut: Keine Sorge, ich werde die ganze Zeit dabei sein und gemeinsam mit Ihnen beobachten, was passiert. Trotzdem will ich Sie bitten, diese Herausforderung anzunehmen. Ich möchte, dass Sie die Türklinke meiner Praxistür ganz bewusst und ausführlich mit Ihren bloßen Händen berühren. Ich weiß, dass sich dies für Sie fast unzumutbar anhört. Ich bitte Sie aber, gemeinsam mit mir auszuprobieren, was geschieht, wenn wir diese Übung machen. Das Ziel ist dabei nicht, dass Ihnen diese Übung gelingt, ohne dass Sie mit der Wimper zucken. Im Gegenteil, ich weiß, dass für Sie die Berührung der Klinke mit einer erheblichen Anspannung verbunden sein kann.
Frau K.: Allerdings! Normalerweise würde ich eine solche Berührung vermeiden oder mir zumindest unmittelbar danach die Hände waschen.
Therapeut: Ich möchte Sie bitten, dass Sie auf ein solches Verhalten zunächst verzichten. Konkret will ich, dass Sie die Türklinke anfassen und sich dabei vorstellen, dass dieser Griff bereits von vielen anderen Menschen angefasst worden ist und möglicherweise mit Bakterien, Keimen oder anderen unangenehmen Dingen verschmutzt ist. Anstatt, wie sonst üblich, den Griff nur ganz vorsichtig anzufassen, möchte ich, dass Sie ihn fest umschließen. Ich werde Ihnen die Übung einmal vormachen. *(Therapeut steht auf, geht zur Tür, fasst den Türgriff fest an.)* Ich spüre jetzt genau den Türgriff. Er fühlt sich kühl an. Ich mache mir klar, dass dieser Türgriff bereits von vielen anderen Menschen berührt wurde. Ich bleibe noch einige Augenblicke in dieser festen Berührung und beobachte, was mit mir passiert. Jetzt lasse ich den Griff wieder los. Ich spüre genau in mich hinein und versuche zu verbalisieren, was gerade passiert: Ich fühle mich angespannt, nervös und habe Angst.

(Frau K. beobachtet den Therapeuten und schweigt.)

Therapeut: Frau K., ist Ihnen deutlich geworden, wie diese Übung aussehen soll?

Frau K.: Das schon, aber ich habe, ehrlich gesagt, keine Ahnung, warum ich so etwas machen muss.

Therapeut: Müssen tun Sie gar nichts! Sie selbst werden immer entscheiden, welche Übung Sie machen und welche nicht. Von meiner Seite ist es eine Einladung zu einem Experiment, bei dem ich gemeinsam mit Ihnen im Detail beobachten möchte, was die Folgen sind, wenn wir den Zwang bewusst herausfordern.

Frau K.: Darf ich mir danach dann gleich die Hände waschen?

Therapeut: Auch hier werden grundsätzlich immer Sie selbst entscheiden, wie Sie sich verhalten. Ich werde Sie niemals mit Gewalt daran hindern, sich die Hände zu waschen. Ich möchte Sie allerdings bitten auszuprobieren, die Hände frühestens nach unserer Therapiesitzung zu waschen. Wir haben jetzt noch 25 Minuten Zeit. In meinen Augen wäre es lohnenswert herauszufinden, wie sich Anspannung und Angst im Laufe dieser 25 Minuten verändern. Vielleicht bleiben sie gleich, möglicherweise gehen sie aber auch von selbst zurück.

Frau K: Ich habe, ehrlich gesagt, Angst, dass die Anspannung explodieren wird und dass ich das gar nicht aushalte.

Therapeut: Ich schlage Ihnen vor, dass Sie das einfach ausprobieren. Sie fordern den Zwang heraus. Sie warten nicht, bis er irgendwann kommt, sondern indem Sie die Türklinke in die Hand nehmen, treten Sie ihm absichtlich entgegen und provozieren ihn.

Frau K: Na gut, ich bin zwar total nervös, aber wir können das schon probieren.

Therapeut: Dann stehen Sie jetzt bitte auf; ich werde Ihnen noch einmal vormachen, wie die Übung genau aussieht. *(Therapeut fasst die Türklinke bewusst an und verharrt so einige Augenblicke und lässt dann wieder los.)* Und jetzt bitte Sie ...

Für die meisten Patienten ist es ganz und gar ungewöhnlich, absichtlich und bewusst Situationen herbeizuführen, die mit Zwang verbunden sind. Sie versuchen ja immer das Gegenteil; sie vermeiden alle möglichen Dinge, um bloß nicht in schwierige Situationen zu kommen, und gehen dem Zwang so gut wie möglich aus dem Weg. Für die meisten Patienten ist eine derartige Übung ein spannender und überaus motivierender Einstieg in die aktive Bekämpfung ihrer Erkrankung. Natürlich ist so eine kleine Konfrontation zunächst mit großen Ängsten und Anspannung verbunden. Auf der anderen Seite steuern die Patienten selbst die Situation. Nichts geschieht gegen ihren Willen. Sie wissen, dass sie notfalls jederzeit die angstbesetzte Situation verlassen könnten und viele glauben im Vorfeld auch, dass sie dieser Konfrontation höchstens wenige Momente gewachsen sein werden. Sehr häufig zeigt sich dann bei diesem Realitätstest, dass der Patient dem Zwang weit besser standhält, als er vorher glaubte. Natürlich ist die Spannung zunächst immens, allerdings erreicht sie rasch einen Deckeneffekt und steigt nicht weiter. Manchmal bleibt die Intensität für eine Weile gleichmäßig hoch, ohne allerdings auch nur ansatzweise die befürchtete dramatische Eskalation von Angst zu erzeugen. Tatsächlich erleben die meisten Patienten, dass die Anspannung während einer derartigen Übung bereits nach einigen Minuten spürbar abnimmt und gegen Ende der Therapiestunde – zu ihrer großen Verblüffung – viel geringer geworden ist, obwohl kein beruhigendes Zwangsritual eingesetzt wurde.

Diese Erfahrung motiviert viele Betroffene sehr für die weitere Therapie. Fühlten sie sich vorher dem Zwang hilflos ausgesetzt, so haben sie nun – innerhalb eines begrenzten Experiments – die konkrete Erfahrung gemacht, dass sie dem Zwang trotzen konnten, ohne dass unerträgliche Angstgefühle zurückblieben. Nach einer derartigen positiven Erfahrung ist es meist möglich, dass Patienten diese konkrete Übung für sich allein zu Hause wiederholen. Wichtig ist, dass die Übung weder zu schwer noch zu leicht ist, sondern eine zwar anspruchsvolle, aber doch zu bewältigende Aufgabe darstellt. Frau K. soll (noch) nicht von heute auf morgen sämtlichen Waschritualen abschwören. Sie soll sich vielmehr zu einem vereinbarten Zeitpunkt einer sonst vermiedenen Situation stellen und während einer festgelegten Zeitspanne auf das Händewaschen verzichten. Der Patient soll dabei nicht nur üben, dem Zwang zu trotzen, sondern gleichzeitig wird er gebeten, genau zu protokollieren, welche Gedanken und Gefühle (oder körperlichen Veränderungen) sich während einer solchen Übung bei ihm einstellen. Dies dient dazu, die eigene Sensibilität und Selbstwahrnehmung zu stärken und die Zusammenhänge von Verhalten, Denken und Fühlen noch besser zu begreifen. Finden Patienten den Mut, sich dieser Herausforderung zu stellen, dann ist ein wichtiger Meilenstein bei der Bewältigung der Krankheit erreicht. Denn nun nähert sich die Therapie dem «Herzstück» der Behandlung, einem intensiven Konfrontationstraining, bei dem sich der Patient über einen längeren Zeitraum einer Fülle zuvor gemiedener Situationen bewusst stellt.

Erörterungen von Sinn und Unsinn

Menschen, die noch nie etwas von Zwangsstörungen gehört haben, sind meist verblüfft zu erfahren, in welch «unsinniger» Weise sich diese Patienten verhalten: Immer wieder die gleichen Dinge zu kontrollieren, vom Wasserhahn nicht mehr loszukommen oder eine Handlung nicht abschließen können, erscheint ihnen kaum nachvollziehbar. «Da müsste man doch nur mit Vernunft nachdenken und dann wäre jedem klar, dass so ein Verhalten sinnlos ist.» Selbstverständlich ist es in der Realität nie damit getan, die Befürchtungen der Patienten zu zerstreuen, indem man lediglich auf den «gesunden Menschenverstand» verweist. Dennoch spielen die rationale Untersuchung des Phänomens «Zwang» und die Thematisierung vernünftigen Denkens während der Behandlung eine wichtige Rolle. Es gibt zahlreiche therapeutische Ansätze, die den Patienten befähigen sollen, mit Hilfe seines eigenen Verstands zu erkennen, dass sein zwanghaftes Verhalten irrational ist und ihn am Leben hindert. Bedingung dafür ist, dass der Patient selbst die Angelegenheit durchdenkt und seine eigenen Schlussfolgerungen zieht, anstatt lediglich von anderen belehrt zu werden. Das grundsätzliche Ziel dieser «kognitiven Therapie» besteht darin, dass der Patient zukünftig Sachverhalte anders und neu bewertet und auf diese Art und Weise auch neues Verhalten erleichtert wird.

Zwar wird häufig postuliert, dass Patienten mit Zwangsstörung im Grunde immer gut in der Lage seien, zu erkennen, dass das eigene zwanghafte Verhalten unangemessen und übertrieben ist. Fragt man jedoch genauer nach, so zeigt sich sehr häufig, dass sich im Denken der Betroffenen tief verwurzelte Überzeugungen abbilden und sie keineswegs immer eine Distanz zu ihren Befürchtungen haben. Wie eine Erörterung von Sinn und Unsinn aussehen könnte, zeigt folgendes Gespräch zwischen Herrn W. (44 Jahre) und seinem Therapeuten. Herr W. kehrt regelmäßig bei Autofahrten um, weil er befürchtet, irrtümlich einen Menschen überfahren zu haben. Zwar weiß er, dass sein Verhalten im Vergleich zu dem anderer Menschen ungewöhnlich ist; auf der anderen Seite fällt es ihm aber schwer, die Irrationalität seines Verhaltens vollständig zu erkennen.

Therapeut: Herr W., ich möchte mit Ihnen heute noch einmal ganz genau den Aspekt der Gefahr beim Autofahren untersuchen. Sie hatten mir ja geschildert, dass Sie bei fast jeder Fahrt unsicher werden, ob Sie nicht versehentlich jemanden überfahren haben. Daher wenden Sie oftmals, fahren die Stelle noch einmal ab und häufig verzögert sich dadurch Ihr ganzer Tagesplan erheblich. Abends können Sie sich trotz aller Kontrollmaßnahmen von der Angst kaum befreien, hören noch einmal Verkehrsnachrichten, um auf diese Weise sicherzugehen, dass Sie nicht doch versehentlich einen schweren Unfall verursacht haben.

Herr W.: Genauso ist es. Und meistens kann ich mich erst beruhigen, wenn ich abends zwei Bier getrunken habe und dann irgendwann todmüde ins Bett falle.

Therapeut: Ich möchte heute gerne mit Ihnen gemeinsam überlegen, wie wahrscheinlich ein derartiges Ereignis wirklich ist. Dazu möchte ich Ihnen zunächst kurz die Ergebnisse wissenschaftlicher Studien vorstellen, die untersucht haben, ob Menschen mit Zwangsstörungen eine schlechtere Wahrnehmung von Situationen haben, unaufmerksamer sind und häufiger Fehler machen als andere Menschen. Das läge ja nahe, da die meisten Menschen mit Zwängen sich ihrer eigenen Handlungen so unsicher sind. Tatsächlich zeigen die betreffenden Studien jedoch, dass Menschen mit Zwängen keineswegs unachtsamer, unkonzentrierter oder sonst wie in ihrer Wahrnehmung weniger gut sind als der Rest der Bevölkerung.

Herr W.: Aha, das überrascht mich jetzt schon, muss ich zugeben. Wieso haben die anderen dann nicht die gleichen Probleme wie ich?

Therapeut: Es hat den Anschein, als wären die Wahrnehmung der Situation und auch die Qualität des Verhaltens bei zwangskranken und bei gesunden Menschen gar nicht sehr unterschiedlich. Die *Bewertung* der Wahrnehmung und auch der Handlungen weicht jedoch eklatant voneinander ab.

Herr W.: Sie meinen, ich erkenne eigentlich richtig, glaube es mir aber nicht?

Therapeut: Genau. Folgendes Beispiel kann das verdeutlichen: Zeigt man Menschen mit einer Zwangsstörung kurz eine Reihe von Bildern mit unterschiedlichen Gegenständen, dann können sie anschließend die gesehenen Dinge genauso gut benennen wie andere Menschen. Fragt man sie allerdings, wie sicher sie sich sind, keines übersehen zu haben, dann zeigen sich bei der Gruppe der zwangsgestörten Patienten größere Zweifel.

Herr W.: Sagen Sie das jetzt nur, um mich zu beruhigen, oder stimmt das wirklich?

Therapeut: Warum sollte ich Ihnen etwas vormachen?

Herr W.: Sie meinen also, ich bilde es mir nur ein, dass ich einen Fußgänger übersehen haben könnte?

Therapeut: Nein, einbilden wäre das falsche Wort. Sie vertrauen einfach Ihrer eigenen Wahrnehmung nicht und sind auch häufig in Zweifel, ob Sie tatsächlich korrekt gehandelt haben. Bitte denken Sie an Ihre Sinneswahrnehmung im Augenblick des Autofahrens: Gibt es da einen tragfähigen Hinweis, dass Sie tatsächlich jemanden überfahren haben könnten?

Herr W.: Nicht eindeutig. Aber es reicht schon, dass da ein Schatten vorbeihuscht oder der Wagen über eine Bodenwelle holpert.

Therapeut: Was glauben Sie denn, wie es wäre, wenn Sie tatsächlich einen Menschen überrollen?

Herr W.: Na ja, das wäre auf jeden Fall schrecklich! Es würde wahrscheinlich gewaltig krachen ...

Therapeut: Darin stimme ich mit Ihnen überein. Heute Morgen bin ich mit dem Auto über einen Wasserschlauch gefahren, der quer über die Straße lag. Schon das hat ziemlich gerumpelt. Was meinen Sie, wie groß die Wahrscheinlichkeit ist, dass Sie tatsächlich ein solches Ereignis weder mit den Augen noch den Ohren oder den anderen Sinnen bemerken?

Herr W.: Na ja, wenn Sie das so sagen ... da haben Sie natürlich recht, das ist äußerst unwahrscheinlich. Aber warum fühlt es sich dann in dem Augenblick so unangenehm an? Wieso kommt mir beim Autofahren dann dieser Gedanke, den ich fast nicht aushalte?

Therapeut: Woher genau Zwangsgedanken kommen, möchte ich an dieser Stelle zurückstellen. Das möchte ich ein anderes Mal mit Ihnen besprechen. Aber lassen Sie uns jetzt bitte noch einmal festhalten, dass Sie bei nüchterner Betrachtung selbst sagen, dass es kaum möglich ist, einen relevanten Unfall nicht zu bemerken. Dem zuwider läuft jedoch Ihr sehr starkes Gefühl, dass etwas nicht stimmt. Es ist mir sehr wichtig, dass Sie selbst diesen Unterschied bemerken. Obwohl Ihr Verstand eigentlich zur klaren Schlussfolgerung kommt, dass das gefürchtete Geschehen nicht eingetreten sein kann, meldet Ihr Gefühl etwas ganz anderes zurück.

Herr W.: Da haben Sie recht! Das Gefühl ist so stark, dass ich davon überhaupt nicht mehr loskomme. Ich male mir dann alle möglichen schrecklichen Dinge aus und kann wirklich nicht mehr klar denken! Das reißt mich förmlich mit.

Therapeut: Das haben Sie sehr treffend gesagt. Tatsächlich hat Ihr Gefühl in diesem Augenblick sehr viel Macht über Sie und diktiert meistens Ihr Handeln. Sie bleiben dann stehen und wenden, um das unangenehme Gefühl irgendwie zu beruhigen. In dem Augenblick sind Sie gar nicht mehr in der Lage, wirklich darüber nachzudenken, ob hinter dem Gefühl auch eine reale Grundlage stecken könnte.

Herr W.: Na ja, man kann aber nie wirklich ganz sicher sein, ob nicht doch so etwas passieren könnte.

Therapeut: Wie wahrscheinlich ist das?

Herr W.: Sehr unwahrscheinlich, aber nicht unmöglich.

Therapeut: Da haben Sie recht. Selbstverständlich bleibt bei allen unseren Handlungen immer ein minimales Restrisiko. Was glauben Sie selbst denn, wie groß das Risiko ist, dass Sie durch eigenes Verschulden einen Verkehrsunfall verursachen?

Herr W.: Schon sehr hoch!

Therapeut: Und wie oft ist das bisher vorgekommen?

Herr W.: Na ja, ehrlich gesagt, nie. Ich bin früher im Jahr durchschnittlich 15 000 Kilometer gefahren. Außer einem blöden Auffahrunfall mit 19 Jahren ist mir eigentlich noch nie etwas passiert und seit damals bin ich sicher 250 000 Kilometer gefahren.

Therapeut: Sie scheinen mir ein besonders umsichtiger Fahrer zu sein. Ich selbst muss zugeben, dass ich schon öfter Bagatellunfälle hatte, bei denen allerdings nie etwas Schlimmeres geschehen ist. Sie hatten also während der letzten 250 000 Kilometer nur einen Unfall, bei dem offenbar niemand zu Schaden kam. Sie befürchten ja immer, dass Sie jemanden überfahren haben könnten. Was schätzen Sie, bei wie viel Prozent der Verkehrsunfälle tatsächlich ein Mensch überfahren wird?

Herr W.: Keine Ahnung. Wahrscheinlich bei den wenigsten. Dass wirklich einer überfahren wird? Das ist wohl höchstens bei jedem hundertsten Unfall der Fall.

Therapeut: Lassen Sie uns das mal hochrechnen. Oh, da müssten Sie aber schon sehr weit fahren. Wenn Sie selbst je 250 000 km einen Unfall machen, aber gleichzeitig annehmen, dass nur bei jedem hundertsten Unfall ein Menschen überfahren wird, dann heißt das, dass es durchschnittlich nur alle 25 Millionen Kilometer zu einem solchen Ereignis käme. Das entspricht 600-mal dem Umfang der Erde.

Herr W.: Das klingt wirklich unwahrscheinlich. Aber andererseits, es könnte doch schon auf den ersten Kilometern geschehen!

Therapeut: Da haben Sie völlig recht. Es könnte immer geschehen, genauso wie jetzt in diesem Augenblick ein Flugzeug auf uns niederstürzen könnte. Potentiell gibt es immer und in jeder Situation kleine Restrisiken, und ich merke, dass es für Sie besonders schwer ist, mit einem solchen Restrisiko zu leben, wenn Sie potentiell die Verantwortung tragen.

Herr W.: Das stimmt. Das Flugzeug, von dem Sie da gesprochen haben und das auf uns stürzen könnte, das ist mir völlig egal. Es ist die Vorstellung, dass ich an etwas schuld sein könnte, die mich quält.

Therapeut: Das kann ich gut nachvollziehen. Ich denke, auch für mich wäre es sehr schlimm, wenn ich mich für ein großes Unglück verantwortlich fühlen würde. Daher bemühe auch ich mich, recht sicherheitsbewusst und vorsichtig zu sein. Ich halte einigermaßen die Geschwindigkeitsbegrenzungen ein, fahre bei Nebel langsamer und achte darauf, dass meine Reifen nicht so abgefahren sind. Ich fühle mich dabei schon ziemlich auf der sicheren Seite. Was meinen Sie, wie viel Prozent Sicherheit würden Sie Ihrem eigenen Verhalten einräumen?

Herr W.: Na ja, ich denke schon, dass da im Großen und Ganzen 95 Prozent Sicherheit ist.

Therapeut: Sie sind gut! Sie hatten einen Auffahrunfall auf 250 000 gefahrenen Kilometern und sprechen von 95-prozentiger Sicherheit. Ich denke, Ihre Sicherheit dürfte bei 99,999 Prozent liegen. Möglicherweise liegt meine eigene nur bei 99,997 Prozent. Für Ihren kleinen Zugewinn an zusätzlicher Sicherheit scheinen Sie mir allerdings einen erheblichen Preis zahlen zu müssen.

Herr W.: Wie meinen Sie das?

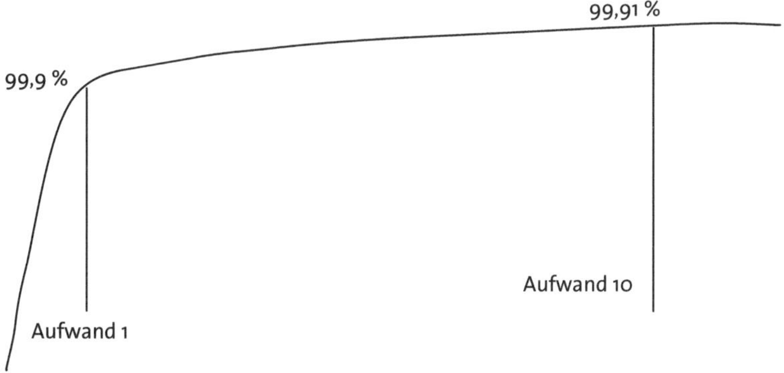

Therapeut: Ich möchte Ihnen das an einer Kurve aufzeigen. Nehmen wir an, für eine Sicherheit von 99,9 % reicht ein Aufwand von durchschnittlich 1. Um nun zusätzliche Sicherheit zu erhalten wird für jedes dazukommende Hundertstel ein immer größerer Aufwand notwendig, ohne dass jedoch jemals wirklich hundertprozentige Sicherheit erreicht werden kann.

Herr W.: Das ist ja total frustrierend.

Therapeut: Da haben Sie recht! Das ist schon bitter. Aber das gehört einfach zu unserem menschlichen Dasein dazu. Tatsache ist jedoch, dass Sie im Endeffekt für jedes zusätzliche Quantum an Sicherheit, das in einem verschwindend geringen Bereich liegt, einen immens großen Aufwand treiben müssen.

Herr W.: Ich dachte, Sie würden mir beibringen, wie ich 100 Prozent Sicherheit bekomme.

Therapeut: Das kann ich leider nicht. Ich würde Sie aber gerne darin unterstützen, es besser auszuhalten, mit 99,9 statt 100 Prozent Sicherheit zu leben.

Dieses Gespräch zwischen Patient und Therapeut zeigt, auf welche Art und Weise sich «Sinn und Unsinn» der Zwangsdynamik diskutieren lassen. Wie man sieht, lenkt der Therapeut den Patienten und bestimmt immer wieder die Richtung des Gesprächs. Andererseits fordert er den Patienten heraus, selbst Schlussfolgerungen zu ziehen und seine eigenen Annahmen zu überprüfen. Der Patient macht dabei die Erfahrung, dass sein Verhalten für ihn selbst logisch kaum nachvollziehbar ist. Er bemerkt, dass sein starkes Gefühl von Angst und Unruhe nicht wirklich etwas mit den objektiven Gegebenheiten zu tun hat, sondern eine Eigendynamik entwickelt. Für ihn fühlen sich die Dinge einfach unvollständig, gefährlich oder falsch an, ohne dass dieses Gefühl irgendeiner vernünftigen Überprüfung standhalten könnte. Es geht dabei in keiner Weise darum, dass der Therapeut den Patienten davon zu überzeugen versucht, sein Zwang sei nicht notwendig. Im Gegenteil, der Patient stößt selbst auf die Ungereimtheiten und erkennt, wie sehr Erleben und Denken bei ihm voneinander abweichen.
Selbstverständlich wird der Patient in der nächstbesten Situation wieder seine zwanghaften Befürchtungen haben und den Impuls spüren, das Auto zu wenden. Es ist unrealistisch, davon auszugehen, dass lediglich auf der Basis eines oben beschriebenen Gesprächs eine fundamentale Verhaltensänderung eintreten könnte. Die Angstgefühle und die Anspannung, die mit Zwangsgedanken einhergehen, werden dadurch höchstens graduell vermindert, in ihrem Kern jedoch nicht wirklich berührt. Dennoch lässt sich dadurch die Bereitschaft des Patienten erheblich stärken, sich vermehrt auf Verhaltensexperimente einzulassen und nicht mehr blindlings das gefühlsmäßige Erleben des Zwangs zum Maßstab allen Handelns zu machen. Entscheidend ist, dass der Patient langfristig lernt, die bislang gemiedenen emotionalen Aspekte auszuhalten und auf diese Weise zu einer deutlichen Verminderung der Zwangssymptomatik beizutragen. Mit Hilfe kognitiver Techniken und der rationalen Untersuchung des Zwangs wird dem Patienten dafür ein Werkzeug an die Hand gegeben, das ihm auf diesem Weg nützlich ist. Der Patient soll unterstützt werden, zwischen sich als Person und seinen zwanghaften Impulsen zu unterscheiden. Zwischen Zwang und Person

wird auf diese Weise gleichsam ein Keil getrieben. Das langfristige Ziel besteht darin, dass der Patient sagen kann: «Ich bin nicht mein Zwang! Ich lasse den Zwang nicht länger über mein Leben bestimmen.»

Das Fühlen üben

Gefühle sind nicht nur die Essenz unserer Lebendigkeit, sondern haben auch eine wichtige Steuerungsfunktion für unser Handeln. Gefühle haben Aufforderungscharakter und geben uns Hinweise, wie wir uns in Anbetracht bestimmter Situationen verhalten können. Das Gefühl von Neugier lädt zum Beispiel zu einer Annäherung ein; Wut führt hingegen dazu, dass Menschen sich abgrenzen oder andere angreifen. Emotionen stellen somit einen Bewertungsrahmen zur Verfügung, der einzelne Verhaltensweisen wahrscheinlicher macht. Wir müssen oft gar nicht lange darüber nachdenken, wie wir uns verhalten wollen; wir spüren es häufig schon, bevor wir es rational erklären können.

Darüber hinaus leisten Gefühle einen wichtigen Beitrag zur Verständigung von Menschen. Sie zeigen sich in Verhalten, Mimik, Stimme und Körpersprache und geben den anderen Hinweise bezüglich unserer momentanen Befindlichkeit. Wenn beispielsweise jemand sehr wütend ist, sehen wir ihm das in der Regel an und verhalten uns dementsprechend. Wenn ein Kind weint, nehmen wir es in den Arm und trösten es. Unser Zusammenleben wäre höchst kompliziert, wenn nicht ein erheblicher Teil der menschlichen Kommunikation über den nonverbalen Ausdruck von Gefühlen geschehen würde. In der Therapie spielen die Wahrnehmung und der Ausdruck von Gefühlen eine wichtige Rolle. Allerdings ist es für Patienten nicht immer ganz einfach, ihre Gefühle zu beschreiben.

Therapeut: Wie geht es Ihnen im Augenblick?

Patient: Hm, weiß nicht, ganz normal ...

Therapeut: Was heißt «ganz normal»?

Patient: Kann ich eigentlich auch nicht so sagen ...

Therapeut: Ich bitte Sie, mir etwas genauer zu beschreiben, was Sie im Augenblick fühlen.

Patient: Eigentlich gar nichts Besonderes ...

Therapeut: Dann versuchen Sie bitte, dieses «nicht Besondere» ein wenig genauer zu beleuchten.

Patient: Eigentlich fühle ich gar nichts! Ganz normal eben ...

Therapeut: Meinen Sie wirklich, dass es ganz normal ist, gar nichts zu fühlen?

Patient: Na ja, ich weiß nicht.

Therapeut: Vielleicht lassen Sie sich einen Augenblick lang auf die Wahrnehmung Ihres Körpers ein. Bitte richten Sie Ihre Aufmerksamkeit auf sich selbst und beschreiben Sie mir, was Sie spüren.

Patient (konzentriert sich): Ich spüre eigentlich nichts.

Was sich hier fast wie ein Sketch von Loriot liest, entspricht leider oft der gewöhnlichen Erfahrung, wenn man Menschen mit Zwangsstörungen bittet, Gefühle und Wahrnehmungen zu benennen. Auch wenn dies nicht für alle Betroffenen gilt, so zeigt doch ein erheblicher Teil der Zwangserkrankten deutliche Defizite, was die eigene Körper- und Gefühlswahrnehmung angeht. Oft werden die Emotionen ganz von der Zwangsstörung dominiert. Die Betroffenen erleben zwar deutlich die unangenehmen Gefühle, die mit ihrem Zwang verbunden sind. Auch spüren sie eine gewisse Erleichterung, wenn sie mit Hilfe eines Zwangsrituals ein Nachlassen dieser negativen Empfindungen erreichen. Jenseits des Zwangs fällt es vielen aber schwer, Gefühle wirklich wahrzunehmen. Freude, Neugier, Traurigkeit, Wut usw. werden oft einfach nicht bemerkt. Selbst wenn Unbeteiligte das Gefühl haben, dass ihr Gegenüber gerade sehr gereizt ist, kann es vorkommen, dass der Betroffene selbst sagt, er fühle sich ganz normal und spüre nichts Besonderes. Es fällt den Zwangsgestörten häufig sehr schwer zu unterscheiden, ob sie sich gerade gut oder schlecht fühlen. Hinter dem Ausdruck «normal» verbirgt sich dann eine regelrechte «Schwerhörigkeit» bezüglich eigener Stimmungen.

Damit haben zwangsgestörte Patienten ein deutliches Handicap in ihrer Lebensgestaltung. Vor allem negative Emotionen wie Wut und Aggression werden oft unterdrückt und erreichen nicht das Bewusstsein der Betroffenen. Aggression und Ärger sind dann nicht mehr im positiven Sinn handlungsleitend, sondern müssen abgewehrt werden. Statt im Falle von Wut die Auseinandersetzung mit der Außenwelt zu suchen, wird die unterdrückte Emotion zum Auslöser des Zwangs. So wird etwa der Ärger auf die sich ständig einmischenden Eltern nicht angemessen wahrgenommen und es folgt dementsprechend auch keine adäquate Reaktion (etwa Abgrenzungsverhalten). Viele Patienten erleben, dass sie gerade nach Konfliktsituationen vermehrt von Zwangsgedanken heimgesucht werden und sich in Zwangsverhalten flüchten. Statt einen Konflikt mit einem Gegenüber auszutragen und durchzustehen, werden die negativen und für den Patienten potentiell gefährlichen Gefühle mit Hilfe des Zwangs reguliert. Auf diese Weise kann der Betroffene einer eigentlich notwendigen Auseinandersetzung aus dem Weg gehen. Die Kosten, die er dafür zahlt, sind allerdings beträchtlich.

Gerade weil bei vielen Patienten unangenehme Gefühle eine stark zwangauslösende Funktion haben, spielt die Verbesserung der emotionalen Wahrnehmungsfähigkeit eine wichtige Rolle. Mit Hilfe von Therapiemethoden, die Emotionen aktivieren, werden Patienten darin unterstützt, sich selbst besser zu spüren. Rollenspiele, Familienskulpturen und Übungen aus der Gestalttherapie können hier hilfreich sein. Auch Wahrnehmungs-, Achtsamkeits- und Meditationsübungen, Feldenkrais oder Qigong verbessern oft den Zugang zu den eigenen Gefühlen. Für viele Patienten ist dies eine anfangs erschreckende, aber doch sehr wichtige Erfahrung. Oft entdecken sie zunächst vor allem negative Gefühle, die sie beängstigend finden. Dann gilt es zu überlegen, was diese Gefühle eigentlich zu bedeuten haben, ob sie einen speziellen Aufforderungscharakter besitzen und worin die beste und adäquateste Art besteht, mit ihnen umzugehen. Die Wahrnehmung eigener Gefühle ist meist die Voraussetzung dafür, eigene Bedürfnisse und Wünsche klarer zu erkennen. Nur wer aus sich selbst weiß, was er eigentlich will, kann auch beginnen, auf der Verhaltensebene die Weichen zu stellen, um seinem Bedürfnis angemessen Ausdruck zu verleihen. Statt wie vorher einen Großteil der inneren psychischen Dynamik über Zwänge zu regulieren, soll der Betroffene lernen, in eine aktive Auseinandersetzung mit anderen zu treten. Viele Patienten trauen sich anfangs kaum zu, Beziehungen erfolgreich zu gestalten und Bedürfnisse direkt auszudrücken. Genau dazu aber werden sie im Rahmen der Therapie ermutigt und erproben verschiedene Varianten, wie sie sich und ihre Wünsche besser einbringen können.

Die Vorbereitung des Reizkonfrontationstrainings

Das Reizkonfrontationstraining steht im Zentrum der Behandlung und ist essentiell für den Therapieerfolg. Dabei kann man grundsätzlich zwischen einem gestuften und einem massierten Vorgehen unterscheiden.

Beim gestuften Vorgehen übt man Schritt für Schritt mit stetig steigendem Schwierigkeitsgrad. Dazu finden zunächst einfachere Übungen statt, die auch aus Sicht des Patienten noch zu bewältigen sind. Sind diese gemeistert, nähert man sich allmählich den schwierigeren Situationen. Manche Therapeuten halten dieses Verfahren für schonender, denn der Patient hat das Gefühl, mehr Kontrolle über das Vorgehen zu besitzen. Wir selbst haben dagegen die Erfahrung gemacht, dass eine massive und intensive Konfrontation mit den schwierigsten Situationen am wirkungsvollsten ist. Dieses Vorgehen wird auch Reizüberflutung (oder engl. «flooding») genannt und beschreibt, dass die Konfrontation so intensiv ist, dass der Patient mit angstauslösenden Situationen förmlich «überflutet» wird.

Im Rahmen eines Floodings geht es nicht nur um eine möglichst vollständige Konfrontation mit den seit Langem vermiedenen Reizen, sondern vor allem darum, dass der Patient lernt, mit den in der Situation aufkommenden negativen Emotionen und Befürchtungen umzugehen. Dabei werden Zwangsgedanken und -impulse nicht (wie bis dahin üblich) über Zwangshandlungen neutralisiert oder gar in ihrer Entstehung über Vermeidung umgangen. Ziel ist vielmehr ein ganz und gar entgegengesetztes Verhalten zu demjenigen, das der Zwang normalerweise fordert. Im weitesten Sinne geht es um das Erlernen von Strategien für einen besseren Umgang mit Anspannung, Unsicherheit und Angst. Dieses «Reaktionsmanagement» lässt sich bereits vor dem Beginn eines Trainings üben. Seine Bewährungsprobe findet es allerdings erst während des Konfrontationstrainings.

Nur ein gut aufgeklärter und selbstverantwortlicher Patient wird von einer Reizüberflutung profitieren. Wichtig ist, dass der Patient wirklich verstanden hat, warum ein solches Vorgehen in seinem Falle sinnvoll ist, wie der genaue Ablauf aussieht und welche Konsequenzen zu erwarten sind. Genaues Wissen um das, was passieren wird, ist eine der notwendigen Voraussetzungen dafür, um später Angst und Anspannung aushalten zu können. Für die meisten Patienten ist zu Beginn der Therapie die Vorstellung eines Reizkonfrontationstrainings fast undenkbar. Sie stellen sich vor, wie sie gezwungen werden, all die Dinge zu tun, die sie nunmehr seit Jahren sorgsam vermeiden. Viele sind anfangs ratlos, wie sie diese Situation aushalten sollen. Erst im Laufe der Therapie entwickeln sie langsam eine Vorstellung davon, wie sie tatsächlich mit Hilfe dieses Vorgehens imstande sein werden, den Zwängen auf Dauer zu trotzen.

Dennoch stellt ein intensives Reizkonfrontationstraining auch bei einem gut vorbereiteten Patienten eine Herausforderung dar. Gerade aus diesem Grund ist es hilfreich, dem Patienten noch einmal genau verständlich zu machen, welcher Verlauf von Anspannung und Entspannung im Rahmen des Floodings zu erwarten ist. Patienten gehen meistens davon aus, dass sie bei der intensiven Konfrontation mit einem ansonsten vermiedenen Reiz (z. B. Berührung eines vermeintlich kontaminierten Gegenstands) in starke Anspannung geraten. Normalerweise hätten sie nun das Bedürfnis, sofort mit Hilfe eines Zwangsrituals eine Entlastung der Situation herbeizuführen. Genau darauf sollen sie aber im Rahmen des Konfrontationstrainings verzichten. Das erzeugt bei manchen Patienten intensive Erwartungsangst. Viele stellen sich vor, dass sie in eine unkontrollierbare Anspannung und Angst geraten, wenn sie keine Neutralisierung über ihr Zwangverhalten herstellen. Die klinische Erfahrung zeigt jedoch einen gänzlich anderen Effekt: Tatsächlich steigt die Anspannung immer nur bis zu einem gewissen Höchstpunkt, verbleibt einige Zeit dort und fällt dann auch ohne Ausübung eines Zwangsverhalten allmählich von selbst wieder ab. Bedingt ist dies durch die so genannte Tachyphylaxie, einen physiologischen Effekt des sympathischen Nervensystems. Eine maximale körperliche und psychische Anspannung wird durch eine maximale Stresshormonausschüttung ausgelöst. Die Hormonspeicher erschöpfen sich allerdings so rasch, dass die extreme Anspannung nur über einen relativ kurzen Zeitraum aufrechterhalten wird. Meist kommt es bereits nach wenigen Minuten zu einem spürbaren Abfall der Spannung. Im Verlauf von Stunden «normalisiert» sich der Erregungszustand dann meist sogar. Der Patient macht also die Erfahrung, dass er trotz der Konfrontation mit schlimmstmöglichen Situationen ohne Gegenritual auskommt (Abb. 5).

Zur Vorbereitung des Konfrontationstrainings ist ein möglichst detaillierter «Flooding-Vertrag» sehr hilfreich. Ein Flooding-Vertrag ist eine schriftliche Vereinbarung darüber, was während der Reizüberflutung konkret gemacht werden soll. Er legt die Einzelheiten fest und stellt somit eine Selbstverpflichtung des Betroffenen dar; er ist die verbindliche Ankündigung einer Veränderung. Unsere Psyche (und insbesondere die von Menschen mit Zwangsstörungen) ist Veränderungen gegenüber skep-

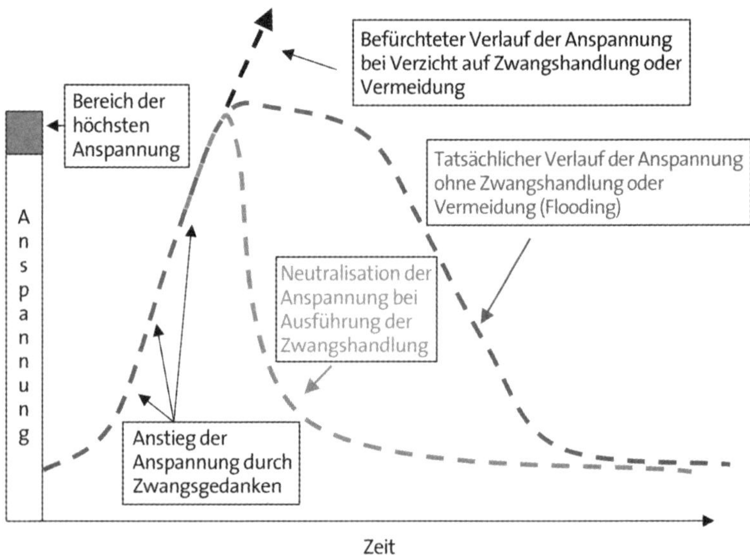

Abbildung 5: Spannungsverlauf im Flooding

tisch. Das ist ein altes, evolutionär bewährtes Prinzip. Wie wird mein Leben sein, wenn ich auf meine Rituale verzichte? Was wird aus der Beziehung? Wie gehe ich mit Unsicherheit um? Diese Angst vor Veränderung ist normal und daher ist es nachvollziehbar, dass fast alle Patienten bereits beim Verfassen des Flooding-Vertrags eine Verunsicherung spüren.

Aus dem Blickwinkel des Therapeuten ist der Flooding-Vertrag ein hilfreiches Werkzeug, das transparent macht, welche konkreten Übungen im Rahmen des Konfrontationstrainings durchgeführt werden sollen. Für den Betroffenen symbolisiert der Vertrag den Anfang vom Ausstieg aus dem Zwangssystem. Er überlegt mit Hilfe eines Experten, wie er die Zwänge am besten angreift, um sie loszuwerden. Dienten die bisherigen Schritte der Therapie vor allem der Vorbereitung, so beginnt mit dem Flooding-Vertrag ein ganz neues Kapitel innerhalb der Therapie: Nun geht es dem Zwang an den Kragen und die Dinge werden für die Patienten oft beängstigend konkret. Dabei ist es letztlich immer der Patient selbst, der entscheidet, welche Einzelheiten in der Reizüberflutung wirklich zu üben sind. Seine Motivation ist entscheidend. Der Therapeut berät, macht Vorschläge, aber gegen den Willen des Patienten wird nichts in den Vertrag aufgenommen. Ob eine Behandlung Erfolg hat oder nicht, lässt sich oft schon am Flooding-Vertrag ablesen: Je verbindlicher, präziser und ausgefeilter die Einzelheiten der Vereinbarung sind, desto größer ist auch meist die Bereitschaft des Betroffenen, sich wirklich dem Zwang entgegenzustellen.

Beispiel für einen Flooding-Vertrag einer Mitte 40-jährigen Patientin, die vorwiegend unter Ordnungs- und Sauberkeitszwängen litt:

Flooding-Vertrag

Gegen meine Zwänge werde ich in der Zeit vom … bis … ein Flooding durchführen, dessen Gegenstand die nächstgenannten Punkte sind. Sollten sich Punkte ergeben, die nicht in diesem Vertrag stehen, können diese jederzeit nachträglich in den Vertrag aufgenommen werden. Ich werde während dieser Zeit keinem Zwang nachgeben und kein Vermeidungsverhalten durchführen.

Zwangsgedanken

Ich werde Zwangsgedanken während des Floodings nicht (durch Zwangshandlungen) neutralisieren, sondern werde die dadurch entstehende Anspannung und Angst, wie vorbesprochen, aushalten.

Beispiele für Zwangsgedanken, die ich aushalten werde:

- *«Mein Haus könnte mit Dreck verseucht werden, den andere mit in das Haus bringen.»*
- *«Unordnung darf nicht sein, du musst jetzt sauber machen.»*
- *«Wenn ich hier nicht alles permanent putze, versinkt alles im Schmutz und alles wird ekelig.»*

Zwangshandlungen

Ich werde keine Zwangshandlungen durchführen. Das heißt im Einzelnen:

- *Ich werde keine Möbel geometrisch entsprechend dem Parkett ausrichten.*
- *Ich werde die Klinken meiner Wohnung während des ganzen Floodings nicht putzen.*
- *Ich werde den Boden während der 14 Tage nur einmal wischen (max. Dauer je Raum: 3 Minuten).*
- *Ich werde bei der Säuberung der Küche (1 × täglich 10 Minuten) über jede Fläche stets nur einmal wischen. Ich werde dabei auf Reinigungs- und Desinfektionsmittel verzichten.*

- *Die WCs werden nur einmal pro Woche geputzt (max. Dauer je Schüssel 2 Minuten).*
- *Ich werde Haushaltsgegenstände in beliebiger Reihenfolge aufräumen.*
- *Ich werde keine starren Orte für Gegenstände mehr haben. Vielmehr werde ich Dinge zufällig platzieren, ohne nachzukorrigieren (z. B. innerhalb des Kühlschranks und in den Schränken).*
- *Ich werde absichtlich Dinge herumliegen lassen (z. B. Zeitungen, CDs, Schuhe, Haushaltsgegenstände).*

Und so weiter

Vermeidungsverhalten

Ich werde mein Vermeidungsverhalten während des Floodings unterlassen. Im Gegenteil, ich werde

- *meinen Mann auffordern, seine Sporttasche täglich mit nach Hause zu bringen;*
- *mit Straßenschuhen täglich Rundgänge durch das gesamte Haus machen, ohne dabei jedoch aufzuräumen;*
- *in den Keller gehen und mich mit der Unordnung im Hobbyraum konfrontieren;*
- *Freundinnen mit ihren Kindern einladen.*

Risikoübungen Putzzwang:

Um meine Anspannung während des Floodings noch zu erhöhen und Sicherheit zu gewinnen, dass ich mich auch in Extremsituationen auf mich verlassen kann, werde ich die folgenden Risikoübungen zu Putzzwängen durchführen.

- *Ich werde eine kleine Party geben und zwanzig Menschen in mein Haus einladen. Ich werde nicht kontrollieren, was sie in meinem Haus machen, ich werde sie alleine auf die Toilette und ins Bad gehen lassen. Die hierbei aufkommende Angst und Anspannung werde ich bewusst aushalten. Ich werde keine Neutralisierungen durchführen, sondern vielmehr die Übung so lange durchführen, bis die Anspannung von alleine abfällt.*

Belohnung

Ich werde mir im Flooding für meine Bemühungen außergewöhnliche Belohnungen zukommen lassen.

- *Täglich werde ich mir bewusst Zeit für angenehme Aktivitäten geben.*
- *Ich werde am Montag mit meinem Mann ins Kino gehen.*
- *Am Dienstag werde ich mit einer Freundin frühstücken gehen.*
- *Am Freitag besuche ich ein Konzert.*
- *Ich werde mir zur Belohnung einige neue Bücher kaufen.*
- *Ich mache einen Friseurtermin aus und gönne mir eine Massage.*

Hintergrundebene

Ich werde während des Floodings Streitgesprächen innerhalb der Familie nicht aus dem Weg gehen und nicht einfach klein beigeben. Vielmehr werde ich versuchen, auf meine Gefühle zu achten und diesen auch Ausdruck zu verleihen, auch wenn ich damit einmal Unmut provozieren sollte und dies Streit zur Folge hat.

Unterstützung

Ich werde mit meinem Therapeuten dreimal bei mir zu Hause für mehrere Stunden üben.
Sollten die oben genannten Übungsstunden nicht ausreichen, besteht grundsätzlich die Möglichkeit, noch mehr Stunden gemeinsam zu üben.
Ich kann während des Floodings meinen Therapeuten jederzeit telefonisch kontaktieren, um mir Unterstützung zu holen.
Dies gilt in Extremsituationen auch zwischen 22 Uhr und 8 Uhr.

Die Durchführung der Reizüberflutung

Bevor dieser Schritt vollzogen wird, hat der Patient schon viele Stationen innerhalb der Therapie hinter sich. Er hat die wesentlichen Mechanismen seiner Zwangskrankheit verstanden, hat sich seit Wochen selbst beobachtet und gelernt, auf welche Weise sein Zwang in unterschiedlichen Situationen aktiviert wird und wie er darauf reagiert. Gemeinsam mit dem Therapeuten hat er die Hintergrundbedingungen seiner Zwangserkrankungen ausführlich erarbeitet und bereits in einigen Teilbereichen erfolgreich geübt, dem Zwang Widerstand zu leisten. Nun kommt irgendwann der große «Tag X», an dem das «Flooding» beginnt. Der Flooding-Vertrag ist ausgearbeitet und unterschrieben, ein Treffpunkt mit dem Therapeuten vereinbart. Es kann losgehen. Die meisten Patienten sind bereits Tage vorher aufgeregt. Sie können sich einfach nicht vorstellen, wie sie nun tatsächlich von einem Tag auf den anderen mit der Ausübung ihrer Zwänge aufhören werden.

Damit das Konfrontationstraining wirklich Erfolg hat, ist es notwendig, für die Phase des Floodings wirklich ausreichend Zeit einzuplanen. Innerhalb der psychotherapeutischen Praxis lassen sich in der Regel lediglich einige vorbereitende Übungen machen; die wesentlichen Inhalte eines Floodings finden dagegen fast immer im Umfeld des Patienten statt. Konkret heißt das: in seiner Wohnung, in seinem Auto, an öffentlichen Orten oder gar an seinem Arbeitsplatz. Viele Patienten sind überraschend schnell in der Lage, in den «sicheren» Räumlichkeiten der psychotherapeutischen Praxis alle möglichen Übungen mit Leichtigkeit zu bewältigen (z. B. das Ausschalten eines Herdes). Es bedeutet allerdings noch lange nicht, dass ihnen dasselbe auch im häuslichen Umfeld gelingt. Eine Faustregel lautet daher: Bekämpfe den Zwang dort, wo er auftritt.

In der Regel werden für einen Flooding-Termin zwei bis sechs Stunden erforderlich sein, damit sich wirklich der gewünschte Erfolg einstellt. In vielen Fällen muss mehrere Tage unter Anleitung des Therapeuten geübt werden, um dann selbständig gegen den Zwang angehen zu können. Während dieses Reizkonfrontationstrainings finden die im Flooding-Vertrag vereinbarten Übungen statt, wobei besonders darauf zu achten ist, dass es wirklich zu einer «Überflutung» des Patienten kommt. Anders als beim oben erwähnten gestuften Vorgehen beschränkt sich das Flooding nicht darauf, Übungen durchzuführen, bei denen der Patient gerade noch das Gefühl hat, die aufkommende Anspannung unter Kontrolle zu haben. Vielmehr geht es darum, Übungen mit so hohem Schwierigkeitsgrad in Angriff zu nehmen, dass der Patient eigentlich davon überzeugt ist, nicht mehr in der Lage zu sein, die Kontrolle aufrechtzuerhalten. Genau diese Erfahrung ist wesentlich für das Konfrontationstraining: Der Patient lernt, dass sich die erwarteten katastrophalen Konsequenzen auch nach einem vermeintlichen «Kontrollverlust» nicht einstellen. Er erfährt, dass er Dinge aushalten kann, bei denen er es nicht für möglich gehalten hätte. Natürlich wird ein Therapeut seinen Patienten nie mit Gewalt zu einer Übung zwingen. Er wird sich aber auch nicht daran orientieren, ob eine Exposition möglicherweise «zu viel» Angst macht. Im Gegenteil. Gut ist eine Konfrontation nur dann, wenn sie mit einer maximalen Anspannung verbunden ist. Daher wird man im Flooding versuchen, Ängste eher «zu schüren», als sie kleinzureden.

Dialogbeispiel:

Therapeut: Herr W., wir sitzen nun also in Ihrem Auto. Ich möchte, dass Sie durch die Straßen dieser kleinen Siedlung fahren. Bitte machen Sie sich klar, dass hier besonders viele Familien leben und die Straße daher jederzeit von spielenden Kindern betreten werden könnte.

Herr W.: Sie machen mir Angst. Können Sie mir nicht lieber etwas zur Beruhigung sagen.

Therapeut: Herr W., wir haben das besprochen. Es wäre wenig hilfreich, wenn ich Sie beruhigen würde. Sie werden die Angst aushalten.

Herr W.: Ich werde es versuchen ...

Therapeut: Ich möchte, dass Sie, wie im Flooding-Vertrag festgehalten, in angemessenem Tempo die Straßen abfahren, ohne unnötige Kontrollen in den Rückspiegel oder gar stehen zu bleiben.

Herr W.: Mir ist jetzt schon ganz übel, wenn ich nur daran denke. Aber wenigstens sitzen Sie ja neben mir, da ist es nicht ganz so schlimm.

Therapeut: Anschließend werden Sie alleine üben. Im Augenblick sitze ich noch neben Ihnen. Seien Sie aber versichert, dass ich selbst in gar keiner Weise auf den Verkehr oder auf spielende Kinder achten werde. Ich werde Ihnen auch keine Warnungen oder Rückversicherungen geben. Meine Aufgabe besteht einzig darin, Sie darin zu unterstützen, nicht in den Zwang zu gehen und die Situation auszuhalten. Bitte fahren Sie jetzt los.

Der Therapeut versucht also nicht, dem Patienten die Ängste zu nehmen oder ihm gar durch Rationalisierungen klarzumachen, dass im Grunde keine Gefahr besteht. Genau das haben der Patient und seine Angehörigen oft seit Jahren vergeblich versucht. Der Therapeut versucht vielmehr, die Angstvermeidung zu durchbrechen. Er erzeugt ein Maximum an Angst und ist trotzdem ein unterstützender Partner, der dem Patienten in dieser schwierigen Situation beiseitesteht. Bei vielen Übungen ist es für Patienten auch hilfreich, wenn ein Therapeut sie zunächst vormacht und so ein Modell vorgibt, wie zwangloses konkretes Verhalten tatsächlich aussieht. Diese Modelle schärfen sich vielen Zwangspatienten tief ein und oft sind sie auch Jahre später noch in der Lage, sich daran zu erinnern, wie sich der Therapeut in dieser oder jener Situation verhalten hat.

Je nach Art der Konfrontation ist ein Flooding sowohl für den Patienten als auch für den Therapeuten eine intensive und anstrengende Erfahrung. Bei manchen Patienten zeigen sich während der Konfrontation oder auch im Zuge der beginnenden Entspannung starke emotionale Reaktionen. Manche beginnen zu weinen, ohne den Grund benennen zu können. Nie hat es den Anschein, als würden die Tränen primär etwas mit einer durch die Flooding-Situation ausgelösten unmittelbaren Gefahr zu tun haben. Viele Patienten scheinen vielmehr in dieser Situation alte Gefühle wiederzuentdecken, «verschüttete» Angst, Trauer oder Wut aus längst vergangenen Zeiten und vergessenen Situationen, die in diesen Momenten erneut in das Bewusstsein vordringen können. Diese «kathartische Entblockung» hat etwas sehr Intensives und gleichzeitig Berührendes. Der Therapeut begleitet, ermutigt und unterstützt in diesen Momenten. Er lobt, feuert an und teilt die Freude über den Erfolg. Im Laufe der vielen Stunden des Übens geraten manche Patienten fast in einen Trancezustand; dann ist es Aufgabe des Therapeuten, immer wieder klarzumachen, dass man gerade dabei ist, das Schlimmstmögliche auf Erden zu tun (z. B. eine Toilettenbrille mit bloßen Fingern zu berühren). Immer wieder geht es um die Erfahrung des Aushaltens, der Gewöhnung ans vermeintlich Schreckliche. Bei manchen Patienten ist es verblüffend, mit welch großer Geschwindigkeit die Zwänge entzaubert werden und wie ein Kartenhaus in sich zusammenfallen.

Konfrontation mit Zwangsgedanken

Viele Patienten berichten, dass ihre Ängste und Zwangsgedanken immer von ganz bestimmten Situationen ausgelöst werden, zum Beispiel bei Berührung eines vermeintlich schmutzigen Gegenstands, beim Verlassen des Hauses oder auch beim Anblick eines Messers. Für das Flooding ist diese Situationsabhängigkeit ein Vorteil, denn die Auslöser der Zwänge lassen sich direkt konfrontieren. Allerdings gibt es auch Betroffene, bei denen sich Zwangsgedanken ohne offensichtlichen äußeren Auslöser plötzlich und unerwartet einstellen. Die unangenehmen Gedanken oder Bilder scheinen «grundlos», wie aus heiterem Himmel, aufzutreten.

Herr N., 35 Jahre, Verwaltungsangestellter, wird immer wieder durch einzelne, ihn beängstigende Worte aufgeschreckt, die ihm ohne konkreten Auslöser plötzlich in den Sinn kommen. Dazu gehören Begriffe, die mit Tod und Sterben assoziiert sind (z. B. «Sarg», «Sterben», «Abschied», «Friedhof», «Beerdigung» usw.). Diese unwillkürlich gedachten Worte versetzen ihn in große Anspannung und lösen weitere Zwangsgedanken aus. Er befürchtet dann, dass seinem fünfjährigen Sohn ein Unglück widerfahren könnte, wenn er keine korrigierenden Handlungen ausführt. «Wenn ich das Wort Leiche denke, während ich das Auto betanke, dann stellen sich Ängste ein, mein Sohn könnte sterben, noch bevor der Tank des Wagens wieder leer ist. Ich unterbreche dann den Tankvorgang, bezahle, fahre zu einer anderen Tankstelle, an der ich nun volltanke, und denke dabei ganz bewusst an positive Dinge. Nur so kriege ich meine Angst in den Griff.» Sobald ein derartiger Zwangsgedanke in sein Bewusstsein tritt, unterbricht er also seine momentane Tätigkeit und beginnt Handlungsabläufe noch einmal von vorne oder verschiebt sie auf unbestimmte Zeit.

Die Zwangsgedanken von Herrn N. werden meistens nicht durch spezifische äußere Reize, sondern durch internale kognitive Prozesse ausgelöst. Gerade weil er die Begriffe, die sich ungewollt aufdrängen, als «schlecht und gefährlich» empfindet, suchen sie ihn immer wieder heim (vgl. Abschnitt 5.4). Sie kommen wie aus dem Nichts und er fühlt sich ihnen ausgeliefert. Sie lösen Assoziationsketten aus, die so bedrohlich erscheinen, dass Herr N. rasch Gegenmaßnahmen (Zwangsverhalten) ergreift.
Wie kann in einem solchen Fall eine Konfrontation aussehen? Da die Gedanken unwillkürlich auftreten, lässt sich nicht ohne Weiteres eine äußere Situation schaffen, die beim Patienten die relevanten Ängste wachruft. Daher ist es sinnvoll, den Patienten direkt mit seinen Zwangsgedanken zu konfrontieren. Dazu werden die «verbotenen Worte» zunächst gemeinsam von Patient und Therapeut systematisch erfasst. Anschließend wird der Patient gebeten, möglichst viele dieser Begriffe auf einem Kassettenrecorder oder MP3-Player aufzunehmen. Das kann eine überaus schwierige Aufgabe sein, denn der Patient wird hier gebeten, etwas zu tun, das er sonst tunlichst vermeidet.

Fallbeispiel Herr N.:

Therapeut: Ich möchte nun, wie besprochen, die Übung durchführen. Sie sprechen die vorhin gesammelten Worte und Gedanken aus, die normalerweise Anlass geben, eine Handlung sofort zu unterbrechen. Das wird Sie Überwindung kosten. Ich möchte Sie dennoch bitten, die Gedanken auszusprechen, ohne dass Sie die auftretende Angst anschließend mit Zwängen beruhigen.

Herr N.: Gut, ich beginne *(Patient spricht langsam Wort für Wort)* ... Sterben – Verbluten – Verenden – Tod – Unfall – Unglück – Blut – Rot – ... *(Pause, Herr N. ist sehr angespannt, seine Stimme zittert)* ... Leiche – Kinderleiche – ... *(Herr N. wischt sich mit der Hand über das Gesicht, seine Augen sind glasig, er schüttelt den Kopf; der Therapeut fordert ihn durch Kopfnicken auf fortzufahren)* ... Friedhof – Sarg – Kindersarg – Kindergrab – Begraben – Beerdigung ... *(Der Patient atmet tief durch und beginnt die Wortreihe von Neuem)* ... Sterben – Verbluten – Verenden – Tod – Unfall – Unglück – Blut – Rot – Leiche – Kinderleiche – Friedhof – Sarg – Kindersarg – Kindergrab – Begraben – Beerdigung.

Auf den ersten Blick mag es bizarr anmuten, derart grauenhafte Assoziationen auf Kassette aufzunehmen, um sich anschließend damit systematisch zu konfrontieren. Andererseits war die stereotype Antwort auf derartige Zwangsgedanken bei Herrn N. immer ein starkes Vermeidungsverhalten, das mit der Zeit so überhandgenommen hatte, dass er nicht mehr in der Lage war, sein Leben so zu führen, wie er es wollte. Immer wieder kamen ihm gefährliche Worte in den Sinn, die ihn zwangen, alle Planungen umzuwerfen.

Im Rahmen der Konfrontationsübungen wurde Herr N. nun aufgefordert, sich seine «verbotenen Worte» täglich mindestens zweimal zehn Minuten anzuhören, ohne anschließend in Vermeidungsverhalten abzurutschen. Natürlich fiel ihm das zunächst schwer; auf der anderen Seite fand dennoch eine «Gewöhnung» an diese Inhalte statt. Er lernte, sich das Band anzuhören, ohne immer wieder in die gleiche Anspannung und Erstarrung zu geraten. Er schaffte es zunehmend besser, sich während des Hörens der Zwangsgedanken von seinen Ängsten zu distanzieren und sich klarzumachen, dass es nichts als Worte waren; bedrohlich, aber letztlich bedeutungslos. Die Zwangsgedanken traten in der Folge nur noch seltener auf. Natürlich waren sie weiterhin unangenehm, aber mit Hilfe der Übungen war Herr N. nun besser in der Lage, Handlungen trotzdem fortzusetzen und dem Zwang aktiv entgegenzuwirken.

Neben den bewährten kognitiven und konfrontativen Maßnahmen, die in wissenschaftlichen Untersuchungen immer noch die mit Abstand höchste Wirksamkeit aufweisen, sind in den letzten Jahren eine Reihe von neuen verhaltenstherapeutischen Verfahren entwickelt worden. Ein Teil dieser Methoden kann vielleicht zukünftig auch für die Behandlung von Zwangspatienten eine sinnvolle Ergänzung darstellen. Insbesondere Elemente aus der Metakognitiven Therapie, der Achtsamkeitsbasierten Kognitiven Therapie (MBCT) sowie Elemente aus der Akzeptanz- und Commitmenttherapie (ACT) scheinen hierfür geeignet. Ihr inhaltlicher Schwerpunkt liegt vor allem auf dem Umgang mit Zwangsgedanken. Erste Studien zu diesen neuen Therapiebausteinen liefern ermutigende Ergebnisse, wobei wir derzeit noch weit davon entfernt sind, diese Verfahren als gleichwertige Alternativen zu den bewährten Ansätzen zu sehen. Hier bedarf es noch einer intensiven und sicher längerfristigen Forschung.

Das Neuland behaupten

Das Reizkonfrontationstraining ist ein zentraler Baustein der Behandlung, und doch ist die Therapie damit noch nicht abgeschlossen. Viele Patienten sind zunächst verblüfft, dass sie nun tatsächlich in der Lage sind, ihren Zwängen so viel Widerstand entgegenzusetzen, dass es kaum noch zur Ausführung von Zwangsritualen kommt. Oft sind aber noch nicht alle Brandherde des Zwangs gelöscht. In der Regel treten nun Bereiche in den Vordergrund, die der Patient bis dahin kaum erwähnt hatte oder die ihm selbst gar nicht aufgefallen waren, weil andere Zwangshandlungen seine Aufmerksamkeit beanspruchten. Wenn beispielsweise eine Patientin mit Ordnungszwängen gelernt hat, auf ihre aufwändigen Kontrollen im Wohn- und Esszimmer zu verzichten (und damit eine Stunde Zeit pro Tag einspart), stattdessen aber feststellt, dass sie nun dazu neigt, problematische Orte im Haus entweder ganz zu meiden oder nur mit angehaltenem Atem zu betreten, dann weist dies darauf hin, dass sie in einigen Bereichen noch immer nicht über adäquate Bewältigungsmöglichkeiten verfügt. Manche Patienten – aber auch einige Therapeuten – lassen sich in dieser Therapiephase allzu schnell von kleinen Erfolgen besänftigen und geben sich mit dem Erreichten zufrieden. «Ist doch schon eine Menge, was wir im Vergleich zur Ausgangssituation erreicht haben! Finden Sie nicht auch?» Sie bleiben dann auf halbem Wege stehen, anstatt dem Zwang wirklich mit letzter Konsequenz zu Leibe zu rücken. Es geht in diesem Therapieabschnitt also auch darum, dass augenblicklich Erreichte immer wieder genau zu hinterfragen, es mit den ursprünglichen Zielen abzugleichen, um gegebenenfalls Korrekturen vorzunehmen. Eine Routinefrage lautet daher: Wie geht es heute Ihrem Zwang? Wo tritt er noch auf? Wie viel Zeit nimmt das in Anspruch? Bei welchen Gelegenheiten schaffen Sie es noch immer nicht, sich zu wehren? Was sind die problematischsten Situationen? Welche neuen Übungen sollten vereinbart werden? In welchen Bereichen ist möglicherweise nochmals eine Begleitung durch den Therapeuten erforderlich?

Neben der Arbeit an den Zwangssymptomen wird in dieser Phase der Behandlung die Integration der Veränderungen in das tägliche Leben des Patienten wichtig. Wenn ein Betroffener nach Überwindung seiner Zwänge nun täglich zwei bis drei Stunden mehr Zeit hat, dann erfordert dies Veränderung und Planung. Wie lässt sich dieser Freiraum nutzen? Oder aber, wie lässt sich die innere Leere füllen, die manchmal auftritt, wenn der Zwang seine Dominanz verliert? Bei vielen Patienten diente der Zwang ursprünglich auch dazu, unangenehme Gefühle wie Ärger oder Einsamkeit leichter auszuhalten. Ohne Zwang brauchen die Betroffenen alternative Strategien, um mit starken Emotionen umzugehen. Konkret bedeutet dies beispielsweise, eigene Bedürfnisse oder Ärger anderen mitzuteilen und zwischenmenschliche Konflikte zuzulassen. Auch dies muss jedoch eingeübt werden und nicht selten kommt es zwischenzeitlich zu einigen «Verstimmungen» innerhalb des Familiensystems.

Die Angehörigen erleben die Fortschritte der Patienten oft ambivalent. Natürlich freuen sie sich, wenn die Zwänge ihre Macht verlieren. Andererseits verhalten sich die Patienten ihnen gegenüber nun anders als zuvor. Viele Zwangspatienten werden im Laufe der Therapie selbstbewusster, wirken leicht reizbar; sie scheinen weniger umgänglich und setzen deutlichere Grenzen. Plötzlich scheint vieles infrage zu stehen, was bis dahin selbstverständlich war. Diese Verunsicherung ist normal und Teil eines unumgänglichen Anpassungsprozesses. Wenn eine Zwangsstörung über viele Jahre bestand, so war sie ein fest verankerter Teil innerhalb der Familie des Patienten. Nimmt man den Zwang nun fort, so hat dies unweigerlich Konsequenzen für alle. Man kann das mit einem Mobile vergleichen, das an etlichen Schnüren aufgehängt ist. An einem der Äste hing jahrelang ein beschwerlicher und verhasster Zwang, den viele Gegengewichte einigermaßen im Gleichgewicht hielten. Das Gesamtsystem war auf diese Weise mehr oder weniger ausbalanciert, auch wenn die Masse des Zwangs dem Ganzen seinen Stempel aufdrückte. Zergeht der Zwang nun oder schneidet man gar den Faden ab, an dem er hing, so ergibt sich zunächst ein Durcheinander. Lassen sich keine Veränderungen in den Verhältnissen des Gesamtsystems erreichen, so droht das Mobile abzustürzen. Nur indem viele einzelne Fäden und Gewichte verschoben werden, lässt sich eine Balance finden, die der neuen Situation entspricht. Oft dauert es viele Monate, bis sich ein neues Gleichgewicht einstellt. Das gemeinsame Zusammenleben wird zum Teil neu verhandelt und nicht immer gelingt es, schnelle Lösungen zu finden, die für alle Beteiligten akzeptabel sind. In Einzelfällen kann es vorkommen, dass die Zwangsstörung eine so wichtige Rolle in der Stabilisierung einer Familie oder Partnerschaft gespielt hat, dass ein weiteres Zusammenleben ohne die Zwänge infrage gestellt ist.

Fallbeispiel:
Isabelle M., 31 Jahre, litt unter hartnäckigen Wiederholungszwängen, die entweder durch Zwangsgedanken («Meinen Kindern könnte etwas passieren») oder einfach durch eine große innere Anspannung hervorgerufen wurden. Jahrelang hatte sie es nicht geschafft, von diesen Zwängen loszukommen. Nach vier Monaten ambulanter Psychotherapie und einem intensiven Flooding in ihrer Wohnung war sie zu ihrer eigenen Verblüffung plötzlich in der Lage, auf viele Rituale weitgehend zu verzichten, ohne dass deshalb die befürchteten Ängste eingetreten wären. Zu Recht freute sich die Patientin über den Therapieerfolg und war nun in der Lage, viele früher als zeitaufwändig und mühsam erlebte Tätigkeiten rasch und effizient auszuführen. Nach einer kurzen Phase der Freude stellte sich jedoch eine erhebliche innere Leere ein. Isabelle bemerkte immer deutlicher, wie wenig zufriedenstellend ihr Leben für sie tatsächlich war. Zwar hatte sie drei Kinder, die sie sehr liebte und deren Versorgung ihr am Herzen lag, andererseits fühlte sie sich mit der Verantwortung oft allein gelassen und vermisste schmerzlich die Nähe, Geborgenheit und Liebe ihres Partners. War sie früher der Ansicht, ihr Zwang sei einer der Gründe, warum es immer wieder zu Eheproblemen gekommen sei, so zeigte sich nun, dass die Spannungen innerhalb der Partnerschaft ohne die Ausübung von Zwangsritualen deutlich zunahmen. Ihr Mann erschien ihr als kühl und abweisend. Gleichzeitig spürte sie so deutlich wie nie zuvor ihre eigenen Bedürfnisse nach Wertschätzung und Intimität. Offensichtlich hatten die Wiederholungszwänge und das dadurch erreichte Gefühl von Sicherheit und Stabilität dazu

beigetragen, dass sie über viele Jahre in einer für sie unbefriedigenden Partnerschaft gut «funktionierte».

Je deutlicher sie wahrnahm, dass die Partnerschaft sie enttäuschte, desto mehr verstärkte sich wiederum der Zwangsdruck. Das Verlangen, auf bekannte und kurzfristig Wohlbefinden verheißende Rituale zurückzugreifen, nahm wieder zu. Je mehr sie wieder dem Zwang nachgab, desto deutlicher sank die Unzufriedenheit mit der gegenwärtigen Partnerschaft. Frau M. war in einer Zwickmühle: Auf der einen Seite wollte sie sich von ihrem Zwang befreien, um endlich nicht mehr die vielen sinnlosen Wiederholungen durchführen zu müssen, auf der anderen Seite bedrohte die neu gewonnene Freiheit die Beziehung zu ihrem Mann, so dass sie sich kaum vorstellen konnte, mit ihm weiterhin einigermaßen zufrieden zusammenzuleben. Der Gedanke an Trennung erschreckte sie jedoch zutiefst und machte ihr so große Angst.

Insgesamt dauerte es mehrere Jahre, bis die Patientin innerhalb dieser Ambivalenz für sich Lösungswege fand, die ihr Dilemma entschärften. Sie schaffte es lange Zeit nicht, vollständig auf ihren Zwang zu verzichten, war andererseits aber auch nicht länger bereit, klaglos ihr Schicksal zu ertragen. Immer deutlicher formulierte sie eigene Bedürfnisse, Enttäuschungen und forderte für sich Freiräume. Ihr Mann reagierte zunächst verärgert, dann ängstlich und hatte schließlich seinerseits große Verlustängste. Auch ihm wurden die Schwierigkeiten eines Zusammenlebens zunehmend bewusst. Zwischenzeitlich distanzierten die beiden sich so weit voneinander, dass sie kaum mehr gemeinsame Unternehmungen machten, in getrennten Zimmern schliefen und sich möglichst aus dem Wege gingen. Erst mit Hilfe einer längerfristigen Eheberatung gelang es ihnen allmählich, Kompromisse zu finden und ihre Paarbeziehung wieder zu stärken. Dies erforderte auch viel Veränderungsbereitschaft vonseiten des Mannes, der lange Zeit die Problematik allein bei seiner Frau gesehen hatte. Er musste lernen, offener zu werden, seiner Frau immer wieder aufs Neue Interesse, Wertschätzung und Zuneigung entgegenzubringen. Isabelle ihrerseits musste akzeptieren, dass nicht alle Bedürfnisse innerhalb der Partnerschaft Befriedigung finden konnten. Also orientierte sie sich stärker nach außen, nahm wieder ihre frühere Berufstätigkeit auf und suchte nach Freundschaften außerhalb der Familie. Der Zwang blieb zwar ein stiller unsichtbarer Begleiter, aber Isabelle ließ nicht zu, dass er ihr Leben dominierte.

Das Beispiel zeigt, dass die Verminderung der Zwangssymptome erhebliche Konsequenzen nach sich ziehen kann. Für die Betroffenen kommen diese Veränderungen oft überraschend und viele sind von ihrer

Heftigkeit überrascht. Isabelle M. und ihr Mann haben nach einer Zeit der Krise einen Weg gefunden, der ihnen erlaubt hat, weiter zusammenzuleben. Dazu war es für beide Seiten notwendig, Kompromisse zu schließen. In manchen Fällen bereitet aber schon der Gedanke an eine mögliche Trennung so viel Angst, dass eine intensive Auseinandersetzung gar nicht stattfindet. Einige Patienten entscheiden sich dann im Zweifelsfall lieber für ein Leben mit Zwang, wenn nur der Halt durch Familie und Partnerschaft bestehen bleibt. Auch hier liegt die letzte Entscheidung beim Patienten selbst; schließlich muss er mit den jeweiligen Konsequenzen leben.

Rückfallprophylaxe und Therapieende

Therapie ist immer zeitlich begrenzt, auch wenn dies manchem schwerfällt. Das Ende einer Behandlung wird dabei durch viele unterschiedliche Aspekte beeinflusst. Schon allein die Dauer der Kostenübernahme durch die Krankenkassen stellt einen äußeren Rahmen dar. In aller Regel erfordert die erfolgreiche verhaltenstherapeutische Behandlung einer Zwangsstörung 40 bis 60 Therapiesitzungen. Im Ausnahmefall wird auch ein Behandlungsumfang von bis zu 80 Stunden bewilligt. Neben diesen eher pragmatischen Begrenzungen der Therapiedauer spielen bei der Frage, wann der richtige Zeitpunkt für das Ende der Behandlung erreicht ist, inhaltliche Aspekte eine wesentliche Rolle. Hat der Patient die vereinbarten Therapieziele erreicht und ist er in der Lage, selbständig gegen die eigenen Zwänge anzugehen? Ist es ihm gelungen, die Veränderungen angemessen in sein Leben zu integrieren? Weiß er, wie er mit Rückschlagen umgeht?

Zum Ende der Therapie hin wandelt sich auch die Rolle des Therapeuten: War er anfangs der Spezialist, der viel Aufklärung leistete und dem Patienten aktiv Fertigkeiten vermittelte, so beschränkt er sich nun auf einen immer zurückhaltenderen Part. Der Patient übernimmt selbst das Ruder. Er ist nun an einem Punkt angelangt, an dem er zunehmend besser imstande ist, seine Entscheidungen ohne die Hilfe eines anderen zu treffen. Er wird zunehmend sein eigener Therapeut, ist wachsam für Problemsituationen, kann eigene Gefühle besser einordnen und entscheidet, wie er in konkreten Situationen handeln möchte. Er weiß, welche relevanten Fragen er sich selbst zu stellen hat, und kann für sich passende Antworten finden. Der Therapeut begleitet und moderiert diese Fortschritte. So trägt er dazu bei, dass der Patient die gefundenen Lösungswege in ihren Implikationen und Folgen durchdenkt.

Dialogbeispiel:

Patient: Vergangene Woche gab es eine Auseinandersetzung bei mir im Büro. Ein Kollege hatte mir versprochen, ein wichtiges Dokument bis zum Donnerstag fertig zu machen. Am besagten Termin sagte er dann lapidar, er habe es nicht geschafft.

Therapeut: Hm.

Patient: Ich war in dieser Situation völlig überrumpelt. Er wusste, dass ich auf ihn angewiesen war, um mein Projekt abzuschließen. Es machte mich richtig wütend, wie er mich hängen ließ. Andererseits war ich so vor den Kopf gestoßen, dass ich in der Situation kein Wort sagte ... Ich weiß, dass das nicht gut für mich war. Da bin ich mal wieder so richtig auf meinem Ärger sitzen geblieben.

Therapeut: Und was sagte der Zwang dazu?

Patient: Anschließend hatte ich diese typische innere Anspannung, die ich so sehr hasse. Irgendeine schmutzige Stelle auf der Tastatur meines Laptops fiel mir ins Auge und ich hatte große Lust, so richtig schön zu putzen. (Patient lacht)

Therapeut: Und haben Sie geputzt?

Patient: Ehrlich gesagt, ich war drauf und dran, aber dann habe ich mir vorgestellt, was Sie mir in dieser Situation wohl sagen würden.

Therapeut: Und was war das?

Patient: Sie hätten gesagt, ich solle den Laptop nun erst recht mit Absicht verschmutzen und mit meinem Filzstift einen hässlichen Punkt darauf schmieren. Tja. Ich war in dieser Situation wirklich geladen. Ich habe das mit dem Filzstift dann auch tatsächlich gemacht. Anschließend bin ich zu meinem Kollegen gegangen und habe ihm mitgeteilt, dass ich es nicht in Ordnung finde, dass er sich an unsere Vereinbarung nicht gehalten hat. Er war wohl ziemlich erstaunt, mich so zu erleben. Aber das musste einfach raus. Irgendwie bin ich stolz, dass ich das gemacht habe, aber es hat mich auch geschlaucht. Es hat Stunden gedauert, bis ich mich von all dem wieder einigermaßen erholte hatte und ruhig wurde. Aber eines sage ich Ihnen, am nächsten Tag hatte er tatsächlich das Dokument fertig. Es hat sich also gelohnt!

Therapeut: Das klingt gut!

Patient: Das finde ich auch ...

Um einen allzu abrupten Abschluss der Therapie zu vermeiden, bieten viele Psychotherapeuten gegen Ende der Behandlung an, Behandlungstermine in größeren Abständen durchzuführen. Mit einer zunächst vierzehntägigen und später vierwöchentlichen Frequenz ist es möglich, den Patienten noch länger zu begleiten und den Übergang sanfter zu gestalten. Häufig entspricht dies auch den Bedürfnissen der Patienten, die für die «Tagesarbeit» am Zwang nun nicht mehr ständig einen Therapeuten brauchen, sich aber durch die breite Streuung der Termine gerne eine längerfristige Unterstützung sichern möchten. Der größere Abstand dient auch als Prüfstein, ob der Patient zwischenzeitlich bereits in der Lage ist, problematische Situationen selbst aufzufangen und für sich adäquate Lösungsmöglichkeiten zu finden. Er kann nun nicht einfach bis zum nächsten Termin warten, um Schwierigkeiten mit dem Therapeuten zu besprechen. Er muss alleine entscheiden und erfährt keine unmittelbare Hilfestellung, wie das noch zu Beginn der Behandlung der Fall war. Selbstmanagement ist jetzt noch stärker gefragt als in früheren Therapiephasen. Der Patient kann nun testen, in welchen Bereichen er bereits gefestigt ist und in welchen er noch therapeutischer Hilfe bedarf. Gerade in Anbetracht einer erfolgreichen Rückfallprophylaxe sind die sporadischen Termine sehr hilfreich; denn selbstverständlich kann es in einzelnen Bereichen wieder vermehrt zu Zwängen kommen. Die Möglichkeit, derartige Rückschläge regelmäßig mit dem Therapeuten zu besprechen, bietet die Chance, rasch und effektiv gegenzusteuern, bevor sich wieder bestimmte Verhaltensmuster eingeschliffen haben.

Irgendwann kommt dann aber doch der Augenblick, an dem die Zusammenarbeit endet. Manche Patienten sind ausgesprochen froh, dieses Kapitel abschließen zu können, und verabschieden sich freudig und erleichtert. Ähnlich würde man sich von seinem Zahnarzt verabschieden, wenn dieser erfolgreich (aber schmerzhaft!) den Kiefer saniert hat. Für einen Großteil der Patienten schwingt beim Abschied aber doch auch Wehmut und Traurigkeit mit. Man darf nicht vergessen, dass eine Therapie auch eine intensive Beziehungserfahrung ist. In dem Bemühen um Überwindung der Zwangsstörungen war der Therapeut über viele Monate ein enger Weggefährte und vielen Patienten fällt es schwer, nun plötzlich auf diesen Menschen zu verzichten. Der Verlust des Therapeuten bedeutet ein weiteres Aufgeben von Kontrolle und Sicherheit und ist somit ein weiterer Schritt gegen den Zwang. Trotzdem fällt der Abschied schwer, denn viele Patienten haben ihre Therapeuten menschlich schätzen gelernt. Für einige Patienten war die therapeutische Beziehung sogar die intensivste zwischenmenschliche Erfahrung seit langer Zeit. Da liegt es nahe, dass manche am liebsten freundschaftlich mit ihrem Behandler verbunden blieben. Schön wäre es, wenigstens gelegentlich auf einen Kaffee vorbeizukommen und auf diese Weise den Kontakt über Jahre weiterzupflegen. Sosehr einige Therapeuten diesen Wunsch spontan nachvollziehen können oder gar teilen, so wenig können sie ihm doch entsprechen. Therapie ist nicht Freundschaft und kann in aller Regel auch nicht dazu werden. Für Patient und Therapeut ist es gleichermaßen wichtig, dass sie das Ende der Behandlung wirklich akzeptieren. Gerade bei Patienten, die vormals traumatische Trennungen von engen Bezugspersonen durchgemacht haben, kann das Ende der Therapie besonders viel Schmerz aktivieren. Dann wird es notwendig sein, noch einmal genau zu sondieren, welche alten Wunden da plötzlich wieder brennen und wie damit umzugehen ist. Abschied sollte nie schnell sein. Die Gefühle, deren Spektrum von der Freude über den Therapieerfolg bis hin zur Traurigkeit über die bevorstehende Trennung reicht, benötigen Raum und Zeit, um angemessenen Ausdruck zu finden. Irgendwann verlässt der Patient die Praxis dann aber wirklich zum letzten Mal. Ab diesem Zeitpunkt geht er seinen Weg wieder allein. Im optimalen Fall ist er dann für weitere Herausforderungen gut gerüstet.

8.6 «Das Unvorstellbare tun» – ein Erlebnisbericht

Uwe R. (42 Jahre):

Ich hatte diese panische Angst, mit menschlichem Kot oder Urin in Berührung zu kommen. Das Ganze hat angefangen, als ich im Rahmen meines Zivildienstes einige Monate in der Pflegestation eines Altenheimes tätig war. Ich war 18 Jahre alt und wusste eigentlich wenig vom Leben. Ohne auf den Job wirklich vorbereitet zu sein, hatte ich plötzlich die Aufgabe, jeden Morgen kranke alte Menschen, die sich selbst nicht mehr versorgen konnten, zu waschen, sie anzukleiden, ihnen auf die Toilette zu helfen, den Hintern abzuputzen, Windeln anzuziehen, ihr Bett zu machen, sie zu füttern usw. Obwohl ich bei der Arbeit immer Gummihandschuhe trug, entwickelte ich damals sehr rasch das Bedürfnis, meine Hände nach Berührung alter Menschen lange und ausdauernd zu waschen. Diese alten Menschen, die offensichtlich kurz vor ihrem Tod standen, waren für mich eine niederschmetternde Erfahrung und ich fühlte mich überfordert. Meine Arbeit verfolgte mich bis in meine Träume. Es gelang mir nicht, dem Schrecken dieser Tätigkeit gewachsen zu sein, bis ich nach wenigen Monaten in die Hausmeisterei des Altenheims wechseln konnte. Dort war ich zwar dem Auslöser meiner Ängste entkommen, das fundamentale Gefühl von Verschmutzung, Ekel und die damit einhergehende Furcht blieben jedoch. Solange ich im Altenheim arbeitete, gab ich mich langen Waschritualen hin, bei denen ich unter lautem Zählen darauf achtete, nur ja keine Stelle, keinen Finger, keinen noch so kleinen Hautbereich bei der Bearbeitung mit Seife und Bürste zu vergessen.

Obwohl ich später nie mehr eine vergleichbare Tätigkeit ausführen musste, blieb doch diese extreme Sensibilität und «Panik» beim Gedanken, irgendwie mit menschlichen Fäkalien in Berührung zu kommen. Es reichte ein zerknülltes Taschentuch auf der Straße, ein braunes Blatt im Herbst, Erde an meinen Stiefeln oder ein unangenehmer Geruch an einer Häuserecke, um mein Alarmsystem in Gang zu setzen. Kam ich beispielsweise an einem Ort vorbei, der für mich unangenehm zu riechen schien, so hatte ich das Gefühl, bereits mit den Exkrementen anderer Menschen direkt in Berührung gekommen zu sein. Selbst wenn das «Corpus delicti» mehrere Meter entfernt war und ich nicht einmal sicher sein konnte, ob es sich überhaupt um menschlichen Kot handelte, fühlte ich mich so verunreinigt, dass anschließend ausgiebige Reinigungsprozeduren notwendig wurden. Ich musste mich dann sorgfältig waschen, die Kleidung kam in die Reinigung und manchmal war es sogar so schlimm, dass ich einzelne Gegenstände, die ich bei dem Ereignis dabeihatte, für immer wegsperrte, waren sie für mich doch nun unrettbar verseucht. Jahrelang bewahrte ich beispielsweise einen Taschenkalender in einer dunklen Ecke meines Kellers auf, den ich bei einer derartigen Gelegenheit zufällig dabeigehabt hatte. Natürlich wusste ich, dass der Kalender selbst nie mit irgendetwas in Berührung gekommen war. Aber die Tatsache, dass er in meiner Hosentasche steckte, als ich diesen unangenehmen Geruch in der Nase hatte und glaubte, in der Nähe menschliche Exkremente zu sehen, allein das reichte aus, um in mir Angst, Ekel und Furcht in Bezug auf den Kalender hervorzurufen. Ich wagte es ganz einfach nicht, ihn nochmals zu berühren, und nahm mir immer wieder vor, ihn irgendwann in einer Nacht-und-Nebel-Aktion zu entsorgen.

Mit der Zeit sammelten sich in meinem Haus immer mehr verschmutzte Gegenstände an: Zeitschriften, Koffer, Schuhe, Kleidungsstücke, Werkzeug, ein Fahrrad, Aktenordner usw. Ich sprach mit niemandem darüber. Weder meine Frau noch meine Kinder ahnten, wie sehr mich die Existenz dieser Dinge in unserem Haus belastete. Immer wieder nahm ich mir vor, alles irgendwann in aufwändigen Putzaktionen mit scharfen Desinfektionsmitteln zu behandeln oder endlich zu entsorgen. Aber das schaffte ich gar nicht mehr. Hätte ich die Sachen angefasst, so wäre ich aufs Neue verseucht gewesen. Hätte ich sie mit Handschuhen ins Auto transportiert, so wäre die Folge gewesen, dass das gesamte Auto einer langen, intensiven Reinigung bedurft hätte. Das wäre einfach zu viel gewesen. Das überforderte mich und deshalb sammelte sich im Laufe der Zeit immer mehr verseuchter Kram an. Ich versuchte, ihm so gut wie möglich aus dem Weg zu gehen.

Es war für mich eine erstaunliche Erfahrung, in Therapie zu gehen. Plötzlich redete ich mit einem fremden Menschen über Dinge, die ich nicht einmal mit meiner Frau besprochen hatte. Es war für mich ja nicht gerade ein angenehmes Thema, und irgendwie ist es auch beschämend, wenn ein erwachsener Mann immer wieder derart unsinnige Verhaltensweisen zeigt, ohne sie selbst abstellen zu können. Mein Therapeut reagierte gelassen auf meine Schilderungen, er war auf angenehme und zurückhaltende Art neugierig und ermutigte mich zu erzählen. Schon in der ersten Stunde gab er mir zu verstehen, dass mein Erleben typisch für eine Zwangsstörung sei. Viele andere Menschen hätten ähnliche Probleme. Schon allein dieser Hinweis hat mich etwas entlastet. Wenn man seine Zwänge immer vor anderen versteckt, wenn man feststellt, dass man bei scheinbar simplen Dingen, die anderen locker von der Hand gehen, Schwierigkeiten hat, dann stellt sich immer stärker das Gefühl ein, unnormal und krank zu sein.

Ich war also nicht der Einzige mit einer Zwangsstörung, sondern es gab viele andere, die auch betroffen waren. Irgendwie tat es gut, über diese ganzen Sachen einmal richtig offen sprechen zu können. Nach den ersten Gesprächen war ich regelrecht euphorisch, denn mein Therapeut strahlte eine große Zuversicht aus, dass es wirklich möglich wäre, mir effektiv zu helfen. Ich weiß nicht, woher er diese Sicherheit nahm, aber er verblüffte mich damit, denn ich hatte ja schon so viele Jahre vergeblich gegen meine Zwänge gekämpft.

In den ersten Wochen und Monaten der Therapie habe ich viel über meine Störung gelernt. Irgendwie war es mir peinlich, immer wieder berichten zu müssen, was ich in dem Zeitraum zwischen den Sitzungen an mir beobachtet hatte, wann und wo Zwänge aufgetreten und welche Gefühle beteiligt waren. Mir wurde damals das ganze Ausmaß meiner Zwänge erst so richtig bewusst. Vorher hatte ich doch lange Zeit so getan, als sei das Ganze irgendwie noch halbwegs unter Kontrolle. Die Protokolle und Selbstbeobachtungen zwangen mich, wirklich genau hinzublicken. Im Grunde gab es gar keinen öffentlichen Ort, den ich wirklich unbefangen betreten konnte. Überall vermutete ich Spuren von Fäkalien. Zudem stellte ich fest, dass meine Zwänge viel stärker wurden, wenn ich Konflikte mit meiner Frau hatte oder wenn es Ärger in der Firma gab. Vorher war mir das nie aufgefallen. Auch lernte ich nun, immer besser den Ablauf der Erkrankung zu verstehen. Trotzdem war ich damals ziemlich skeptisch und fragte mich, wie es meinem Therapeuten wohl gelingen würde, mir endlich die notwendige Sicherheit zu geben, auf die Zwänge zu verzichten. Es gab damals sogar einige neue Dinge, die mich beunruhigten. Täglich wurde in den Medien über die Ausbreitung der Vogelgrippe berichtet, und ich bekam Angst, rohe Eier zu berühren oder gar Geflügel- oder Eierspeisen zu essen. Wenn ich meinem Therapeuten meine Ängste schilderte und über die entsprechenden Vorsichtsmaßnahmen berichtete, dann versuchte er meistens gar nicht, mich von der Sinnlosigkeit meiner Befürchtungen zu überzeugen. «Ja, das Leben ist gefährlich!» Damit konnte er mich wirklich auf die Palme bringen. Er war überhaupt nicht gewillt, mir meine Ängste zu nehmen, sondern verlangte von mir etwas Grausames: Ich sollte lernen, mit Risiken zu leben. Das war für mich eine herbe Enttäuschung. Alles in mir sträubte sich zu akzeptieren, dass es keine hundertprozentige Sicherheit gibt. Ich hatte eigentlich von der Therapie erhofft, dort zu erfahren, wie ich endlich die von mir ersehnte Sicherheit bekäme. Als ich stattdessen lernen musste, mit Unsicherheit als einem Bestandteil meines Lebens umzugehen, war ich wirklich deprimiert. In dieser Phase der Therapie war ich mir oft unsicher, ob ich wirklich irgendwann erfolgreich gegen meine Zwänge angehen könnte.

Im Laufe der Behandlung gab es so manche theoretische Diskussionen über Gefahren, und es tat mir gut, dass sich mein Therapeut dafür immer wieder Zeit nahm. Viel wichtiger waren aber die verschiedenen Übungen, zu denen er mich ermutigte. Eines Tages schlug er vor, gemeinsam mit mir die Toilette seiner Praxis zu betreten, um dort den Zwang genauer zu untersuchen. Ob ich etwas dagegen hätte? «Es geht hier darum, dass ich Sie einmal mitten im Zwang erleben will.» Ich spürte, wie mir heiß wurde und mein Herz heftig pochte; ich überlegte fieberhaft, wie ich die Situation abwenden könnte. «Muss das sein? Geht das nicht auch ohne so etwas?» Mein Therapeut lächelte mich an und teilte mir mit, dass es natürlich überhaupt nicht notwendig sei, derartige Übungen zu machen, wenn ich mich entschiede, meine Zwangserkrankung lieber zu behalten. Ich fluchte innerlich, stimmte aber der Übung zu. Vorsichtig öffnete ich die Toilettentür. «Bitte machen Sie sich klar, dass dieses hier quasi eine öffentliche Toilette ist, die von verschiedenen Menschen benutzt wird. Ich selbst weiß nicht, wer hier im Einzelnen war; allein in dieser Woche mindestens ein Dutzend verschiedener Menschen, manche davon womöglich sogar krank.» Eine «öffentliche Toilette». Warum teilte er mir das so explizit mit? Manchmal hatte ich fast den Eindruck, als wollte er mich ärgern. Warum sagte er mir nicht einfach, dass dieses eine sehr saubere Toilette sei, die häufig geputzt würde? Warum quälte er mich mit dem Hinweis, es sei denkbar, dass der eine oder andere auch krank gewesen ist? Natürlich sah er mein Zögern und meine innere Zerrissenheit. Er nahm sich die Zeit, mir zu erklären, warum jede Form von Beruhigung kontraproduktiv wäre. «Es würde Ihnen langfristig nichts bringen, wenn ich Ihre Ängste kleinrede. Das haben Sie doch schon seit Jahren vergeblich versucht.» Er schlug vor, die Toilette zu betreten und alles Weitere auf sich zukommen zu lassen. Was soll ich sagen? Ich habe mich durchgerungen, bin tatsächlich in diesen Raum gegangen, habe mich der Kloschüssel bis auf 30 Zentimeter genähert (welch ein Horror!), habe die Wände berührt, den Wasserhahn und bin mit meinem Therapeuten nach einer kleinen Ewigkeit wieder ins Behandlungszimmer zurückgekehrt. Diese ersten Übungen waren für mich eine extreme Erfahrung, denn ich tat Dinge, die ich eigentlich für undurchführbar gehalten hatte.

Aber all das war nur ein Vorgeschmack auf das Konfrontationstraining, das später folgte. Schon die Ausarbeitung des Flooding-Vertrags machte mir klar, dass etwas ganz und gar Außergewöhnliches auf mich zukam. Er wollte von mir wissen, «welche Leichen ich noch im Keller hätte». Er ging mit mir alle Bereiche präzise durch, in denen ich seit Jahren ausgeklügelte Vermeidungsstrategien entwickelt hatte. Ich kam mir vor wie bei einer Beichte. Es war mir so peinlich, beispielsweise von einem Werkzeugkoffer berichten zu müssen, der seit Jahren im hintersten Winkel der Garage lagerte, weil ich ihn für verseucht hielt. All diese kleinen Hässlichkeiten wurden dezidiert in den Vertrag aufgenommen. Zudem vereinbarten wir den Besuch und die Benutzung öffentlicher Toiletten, den Besuch eines Krankenhauses und des dortigen Fäkalraumes, den Besuch eines Schwimmbades. Die mir zur Verfügung stehende Duschzeit wurde drastisch reduziert. Ich musste mich verpflichten, auf sämtliche Rituale wie Zählen oder die Beachtung bestimmter Reihenfolgen zu verzichten. Ich sollte meine Kleidung nicht mehr wechseln, nicht mehr desinfizieren, sollte mit denselben Schuhen, die ich in öffentlichen Toiletten getragen hatte, mein Haus verseuchen, sollte mich mit schmutzigen Kleidern auf unser Bett setzen (entsetzlich!) usw. Mein Therapeut schien sich richtig zu freuen, als der Vertrag fertig war. «Ich glaube, dass uns da etwas wirklich Gutes gelungen ist.» Ich konnte damals, ehrlich gesagt, nicht ganz nachvollziehen, was er meinte, denn für mich war es immer noch unvorstellbar, diese Vielfalt an Konfrontationen innerhalb kürzester Zeit ertragen zu können.

Schließlich kam der vereinbarte Tag. Ich hatte mir eigens Urlaub genommen, um nicht durch andere Dinge abgelenkt zu sein. Natürlich wusste meine Frau Bescheid, dass ich mit meinem Therapeuten Übungen machen sollte, aber sie hatte eigentlich nicht die leiseste Ahnung, was das für mich bedeutete. Mein Therapeut klingelte an unserer Haustür. Jetzt gab es also kein Entkommen mehr. Als Erstes ließ er sich von mir das Haus zeigen und die verschiedenen schwierigen Orte. Wir vereinbarten dann eine genaue Reihenfolge der Übungen und arbeiteten uns von einem Punkt zum nächsten voran. Schon die ersten Konfrontationen waren für mich so beklemmend, dass es mich viel Überwindung kostete, sie durchzuführen. Bewusste Berührung von Gegenständen, die ich für fäkalienverseucht hielt. Aber wie auch immer, ich tat es. Ich ließ mich darauf ein. Innerlich schüttelte es mich, und ich versuchte, mich abzulenken. Aber mein Therapeut ließ das nicht zu. Im Gegenteil, immer wieder forderte er mich auf, mir genau klarzumachen, was ich da gerade im Begriff sei zu tun. «Gerade in diesem Augenblick berühren Sie einen Gummistiefel, von dem Sie jahrelang vermutet haben, er könnte einmal zufällig mit Fäkalien in Berührung gekommen sein.» Es war entsetzlich – und gleichzeitig machte ich die sagenhafte Erfahrung, dass ich es aushielt. Ich konnte das einfach tun! Ich berührte den Stiefel, später viele andere sorgsam verwahrte Dinge, denen zu nähern ich mich seit Langem nicht getraut hatte.

Nach einiger Zeit schwirrte mir der Kopf, und ich fragte mich manchmal, ob wirklich ich es sei, der all das tat. Ich spürte die Intensität der unangenehmen Anspannung, des Ekels, und gleichzeitig nahm ich auch mit Erstaunen wahr, wie sich trotz der Berührungen die Anspannung wieder legte. Nichts explodierte, es tat keinen Knall, ich bekam keinen Herzinfarkt. Im Gegenteil, manchmal stellte sich neben all der Unsicherheit und Anspannung auch ein Gefühl der Euphorie ein; ich war stärker als der Zwang! Allerdings hielt die Freude meistens nicht allzu lang, denn mein Therapeut wartete schon mit der nächsten Übung. Er ließ es nicht dabei bewenden, dass ich eine Sache einfach nur anfasste, sondern forderte mich auf, anschließend meine Hände an meinem Jackett und meiner Hose abzuwischen. Darüber hinaus ermunterte er mich, beide Kleidungsstücke auch an den kommenden Tagen zu tragen. Irgendwann fühlte ich mich total versaut. Und eigenartigerweise machte es mir gar nicht so viel aus. Es wäre gelogen, zu sagen, dass ich locker und entspannt war. Aber trotzdem spürte ich eine gewisse Wurstigkeit. «Scheiß drauf», fiel mir ein, und ich fand, das passte gerade für meine Zwänge ganz besonders gut.

Eine Übung, die für mich besonders wichtig war, war der Besuch eines öffentlichen Schwimmbades. Eigentlich ging es nur darum, innerhalb eines bestimmten Zeitlimits zu duschen, ohne in Zwänge zu verfallen. Nicht nur, dass mein Therapeut mich begleitete, nein, er duschte auch mit mir. Für manchen mag es komisch klingen oder vielleicht sogar abstoßend. Hätte mir jemand vor der Therapie gesagt, dass ich eines Tages mit meinem Therapeuten duschen würde, dann hätte ich ihm einen Vogel gezeigt. Ich kann nur sagen, dass es in dieser Situation extrem hilfreich für mich war. Er war einfach mein Modell und tat so, als sei es die allernatürlichste Sache der Welt, mir unter fließendem Wasser zu zeigen, wie man einen Duschvorgang nach fünf Minuten abschließen kann. Dieses Vorbild brannte sich tief in meinen Kopf ein. Er machte mir nicht irgendwas vor. Was er sagte, meinte er auch wirklich.

Der Tag hatte noch viele «Highlights», etwa das Berühren von Bettpfannen auf einer Pflegestation, die «Verseuchung» meines Autos mit «schmutzigen» Gegenständen und die Benutzung einer öffentlichen Toilette. Gemeinsam mit meinem Therapeuten besuchte ich das WC eines Restaurants. Es roch nicht so widerlich, wie ich befürchtet hatte. Aber in den Urinalen entdeckte ich Schamhaare und am Boden unter den Becken waren kleine Urinpfützen zu sehen. Ich ekelte mich und wäre am liebsten fortgelaufen. Ich blieb dennoch im Klo, ja benutzte es schließlich sogar! Ich fühlte mich schwach und unsicher, während der Übung schwirrte mir der Kopf und manchmal wurde ich auch wütend und gereizt. Aber auch diesmal konnte ich die Spannung aushalten und merkte, wie sie Stück für Stück abnahm. Es war das erste Mal seit Jahren gewesen, dass ich eine öffentliche Toilette benutzt hatte! Unglaublich. Anschließend war ich erschöpft, empfand aber auch Stolz. Ich hatte dem Zwang getrotzt.

Mein Flooding ging insgesamt über zwei Wochen, und ich empfand es als einen großen Durchbruch. Danach machte ich einfach weiter. Ich wollte nichts mehr hergeben von dem, was ich geschafft hatte. Ich tat Dinge, die ich mir vorher lange nicht mehr zugetraut hatte. Ich musste nicht mehr alles sorgsam vorausplanen und viele Stunden mit Desinfizieren und Entsorgen verschwenden. Es war eine große Befreiung für mich. Ich hatte plötzlich viel mehr Zeit für meine Familie, aber vor allem auch für mich selbst. Ich kann wirklich sagen, dass ich in den meisten Bereichen nicht wieder in die alten Muster zurückgefallen bin. Ich bin zwar immer noch sehr anfällig dafür, blödsinnige Dinge zu denken. Ich fühle mich dem aber nicht mehr so ausgeliefert. Wie lange ich heute dusche, entscheide ich selbst und nicht mehr mein Zwang. Ich versuche, dabei ehrlich zu mir zu sein. An Ausnahmetagen gestatte ich mir 15 Minuten. Manchmal hätte ich Lust, auch eine halbe Stunde zu duschen, aber ich glaube, das täte mir zurzeit einfach nicht gut. Vielleicht bin ich ein bisschen wie ein trockener Alkoholiker, der aufpassen muss, sich selbst nicht wieder in Versuchung zu bringen.

8.7 Die medikamentöse Behandlung von Zwangsstörungen

Zwangsstörungen sind nicht nur mit psychotherapeutischen Methoden behandelbar. Auch Medikamente gehören inzwischen zu den zentralen Behandlungsbausteinen. Zu den größten Hindernissen, Medikamente effizient in der Behandlung einzusetzen, zählen weit weniger Unverträglichkeiten der Wirkstoffe als vielmehr die großen Ängste und Vorurteile, die diesen Medikamenten von vielen Seiten noch immer entgegengebracht werden.

Das erste wirksame Medikament

Die medikamentöse Behandlung der Zwangsstörung ist (wie auch die Verhaltenstherapie der Zwangsstörung) eine relativ «junge medizinische Disziplin». Der spanische Psychiater Juan Jose Lopez Ibor konnte 1968 gemeinsam mit Kollegen aus seiner Arbeitsgruppe erstmals zeigen, dass die Einnahme des Antidepressivums Clomipramin eine gute Besserung der Zwangssymptomatik ermöglicht. Dies war seinerzeit eine Sensation, da eine Zwangsstörung bis zu diesem Zeitpunkt als medikamentös kaum beeinflussbar galt.

Mit verschiedenen Antidepressiva hatte man bereits vorher erfolglos versucht, Zwänge günstig zu beeinflussen. Der Unterschied zu den anderen Antidepressiva lag darin, dass Clomipramin vor allem die Wirksamkeit des Botenstoffes Serotonin beeinflusste.

Botenstoffe werden zur Signalübertragung zwischen zwei Nerven kurzzeitig in den Interzellulärspalt ausgeschüttet, der zwei Nervenendungen voneinander trennt, und haben dabei eine zentrale Funktion für die Informationsübertragung im Gehirn. Dass ein Wirkstoff, der das serotonerge System beeinflusste, nämlich Clomipramin, so gut bei Zwangsstörungen anschlug, war einer der Hauptgründe für die Hypothese, bei Zwängen bestehe ein «Serotoninmangel».

In den Folgejahren versuchten Wissenschaftler, immer ausgefeiltere Medikamente zu entwickeln, die noch spezifischer auf den Botenstoff Serotonin wirken sollten. Die auf diesem Wege entstandenen Selektiven Serotoninwiederaufnahme-Hemmer (SSRI) hatten zum einen weniger Nebenwirkungen, zum anderen wirkten sie bei der Behandlung von

Depressionen und Zwangsstörungen ebenso effizient wie Clomipramin. Aufgrund dieser Eigenschaften sind SSRI heute bei der Pharmakotherapie der Zwangsstörung die Medikamente der ersten Wahl. Die gute therapeutische Wirksamkeit der Serotoninwiederaufnahme-Hemmer Fluvoxamin, Fluoxetin, Paroxetin, Sertralin, Citalopram und Escitalopram bei Zwangsstörungen ist mittlerweile in zahlreichen wissenschaftlichen Studien belegt. Bis zu 70 Prozent der Betroffenen erreichten bedeutsame Verbesserungen der Zwangssymptomatik unter diesen Medikamenten. In der Regel spricht man bei Zwangsstörungen dann von einer bedeutsamen Veränderung, wenn die Symptome um mindestens 35 Prozent zurückgehen. Eine solche Besserung mag dem einen als hoch, dem anderen als gering erscheinen. Tatsächlich bedeutet eine Symptombesserung in dieser Größenordnung für die Betroffenen meistens einen eklatanten Gewinn an Lebensqualität. Das größte Manko der medikamentösen Therapie ist die hohe Rückfallquote nach dem Absetzen der Medikation. Sie wird mit bis zu 90 Prozent angegeben. Allerdings lässt sie sich durch eine gleichzeitig durchgeführte Verhaltenstherapie deutlich senken.

Wer sollte ein Medikament nehmen?

Grundsätzlich *kann* jeder von Zwängen Betroffene ein Antidepressivum gegen Zwänge einnehmen. Je nach Ausgangsbedingungen und Begleiterkrankungen sind die Wirksamkeiten jedoch verschieden. Eine internationale Kommission aus namhaften Experten hat im Internet «Richtlinien» zum Einsatz von Antidepressiva bei Zwangsstörungen veröffentlicht, die in der nachfolgenden Tabelle dargestellt werden.

Tabelle 1: Richtlinien zum Einsatz von Medikamenten bei Erwachsenen mit Zwangsstörungen. VT = Verhaltenstherapie, SSRI = Selektive Serotoninwiederaufnahme-Hemmer.

Symptomatik	Symptomatik gemischt	Symptomatik gemischt	Vorwiegend Gedanken	Vorwiegend Handlungen	Komorbide Depression
Schweregrad	Leicht – mäßig (Y-BOCS bis 23)	Schwer (Y-BOCS über 23)	Leicht – schwer	Leicht – schwer	Leicht – schwer
Therapie-verfahren	VT	VT + SSRI	SSRI + VT	VT	SSRI + VT

Wie aus Tabelle 1 ersichtlich, wird meist eine Kombinationstherapie aus medikamentöser Therapie und Verhaltenstherapie vorgeschlagen. Je nach vorliegender Störung und Begleiterkrankungen sind jedoch die Schwerpunkte der Therapie anders verteilt. Vor allem, wenn neben der Zwangsstörung noch eine schwere Depression besteht, ist eine Pharmakotherapie beinahe unerlässlich. Häufig sollte hier sogar mit der pharmakologischen Behandlung begonnen werden, um etwa mit Hilfe einer medikamentös begünstigten Steigerung der Konzentrationsfähigkeit überhaupt erst die Voraussetzungen für eine Psychotherapie zu schaffen.
Auch bei einer Zwangsstörung, bei der die Zwangsgedanken im Vordergrund stehen, kann eine medikamentöse Therapie die primäre (und manchmal sogar alleinige) Therapieform sein. Überwiegen hingegen die Zwangshandlungen, dann ist die Verhaltenstherapie das primäre Therapieelement, das durch Medikamente ergänzt werden kann. Ob sich damit allerdings eine zusätzliche Reduktion der Zwangssymptomatik erreichen lässt, ist fraglich. Liegen überwiegend Handlungszwänge vor, dann ist die Kombinationstherapie einer alleinigen kognitiven Verhaltenstherapie zumeist nicht überlegen.

Was ändert sich durch Medikamente?

Wie bereits beschrieben, erreichen rund 70 Prozent der Patienten mit Hilfe eines geeigneten Antidepressivums (meist ein SSRI) eine spürbare Verbesserung der Symptomatik. Symptomfreiheit wird in der Regel allerdings nicht zu erreichen sein. Dieser Punkt ist wichtig, da daran deutlich wird, was man von den Medikamenten erwarten kann und was nicht. Wer bisher nur Medikamente wie Paracetamol eingenommen hat und von deren prompter fiebersenkender Wirkung auf Medikamente zur Zwangsbehandlung schließt, bei dem werden Enttäuschungen nicht ausbleiben. «Tablette rein, eine Stunde warten, Zwang nicht mehr spürbar» – das wäre für viele ein Traum. Leider ist dies bei der Behandlung von Zwangsstörungen nicht realistisch. Die Betroffenen brauchen Geduld, oft viele Wochen und Monate. Symptomlinderung ist erreichbar, aber in der Regel eben nur in einer Größenordnung zwischen 20 und 40 Prozent.
Aber was sagen diese Zahlen eigentlich für den einzelnen Fall aus? In dem Maße, wie die Zwänge geringer werden, steigen zumeist die freie

Zeit, die Selbstsicherheit, die Lebensfreude und allgemein die Lebensqualität. Die Medikamente ermöglichen es den Betroffenen häufig, eine gewisse Distanz zu den Zwängen aufzubauen. Viele Patienten berichten, dass sie sich mit Hilfe der Medikamente weniger als sonst von Zwangsgedanken und -impulsen beherrscht fühlen. Der Zwang verliert das heftig Bedrängende, man fühlt sich ihm nicht mehr bedingungslos ausgeliefert – als ob ein Betrachterwechsel vorgenommen würde, die Zwänge erscheinen häufig fremder und weniger vereinnahmend.

Die Angst vor Psychopharmaka

Ein hoher Kenntnisstand über psychische Krankheiten, über ihre Ursachen und Behandlungsmöglichkeiten ist leider alles andere als selbstverständlich. Insbesondere, was Psychopharmaka im Allgemeinen und Antidepressiva im Besonderen anbelangt, bestehen zahlreiche Vorurteile. Psychotherapie ist notfalls noch denkbar – aber Medikamente? Nie und nimmer! Eine Untersuchung des Kompetenznetzes Depression zeigte, dass 80 Prozent der Bevölkerung der festen Ansicht sind, Antidepressiva würden abhängig machen. Viele Menschen befürchten, dass Medikamente dieser Art die Persönlichkeit verändern oder man durch ihre Einnahme «ruhiggestellt» werden soll, wie man es beispielsweise aus dem Film «Einer flog über das Kuckucksnest» kennt. Die Wirklichkeit sieht anders aus: Antidepressiva sind in der Regel gut verträgliche Medikamente, die depressive Symptome lindern und die Intensität der Zwänge abschwächen. Trotzdem ist die Furcht vor diesen Medikamenten bei vielen Patienten sehr verbreitet. Auch bei Markus A. war dies anfangs der Fall.

Fallbeispiel Markus A., 33 Jahre:

Als mein Therapeut das erste Mal von der Möglichkeit einer medikamentösen Unterstützung sprach, hab ich richtig Angst bekommen. Schließlich wollte ich ja gerade deshalb eine Psychotherapie machen, weil ich jeder Form von Psychopharmaka zutiefst misstraute. Das musste doch auch ohne Medikamente möglich sein, dachte ich. Es verunsicherte mich, als mein Therapeut mit mir das Für und Wider einer Medikation besprechen wollte. Ich hatte einfach Angst, von einem Medikament manipuliert zu werden. Zu viel Negatives hatte ich davon gehört; da nimmt ein psychisch labiler Mensch Medikamente, um sich irgendwie besser in den Griff zu kriegen. Anfangs spürt er eine Linderung, dann wird er mit der Zeit abhängig und nimmt immer mehr davon, bis er am Ende ein psychisches Wrack ist.

Im Nachhinein fällt es mir schwer zu sagen, woher die Ängste eigentlich kamen. Aus Filmen und Büchern? Von Freunden oder von meiner Familie? Ich weiß es wirklich nicht. Jedenfalls habe ich festgestellt, dass viele andere Zwangspatienten meine Befürchtungen teilten. Manche lehnten Medikamente rundheraus ab. Sie waren der Ansicht, ein Medikament könne niemals eine derart tief verankerte Krankheit wesentlich beeinflussen. Einige argumentierten, dass die Störung seelische Ursachen habe und man sie dementsprechend nur mit seelischen Mitteln lösen könne. Irgendwie ging es mir genauso, und mir leuchtete auch das Argument ein, dass es der Pharmaindustrie doch nur darum gehe, möglich hohe Umsätze zu erzielen, und die Patienten denen völlig egal wären. Mein Credo war: Medikamente stellen ruhig, aber sie heilen nicht.

Umso schlimmer, als gerade mein Psychotherapeut anfing, über Medikamente zu sprechen. Er hat sie nicht als Wundermittel dargestellt, mir aber doch deutlich gemacht, dass die Intensität der Zwänge mit Hilfe von modernen Antidepressiva oft nachlasse. Insbesondere die Aufdringlichkeit der Zwangsgedanken nehme bei vielen Patienten ab. Ich war skeptisch und ließ erst einmal einige Wochen verstreichen, ohne mich zu Medikamenten durchzuringen. Als die Verhaltenstherapie erste Erfolge zeigte und ich meine Zwangshandlungen deutlich reduzieren konnte, kam das Thema das zweite Mal auf die Tagesordnung, denn leider wurde ich weiterhin von ziemlich scheußlichen Zwangsgedanken gequält, denen ich nicht viel entgegenzusetzen hatte. Mein Therapeut schlug abermals ein begleitendes Medikament vor: warum ich nicht einfach einen Versuch starten wolle. Wenn keinerlei Erfolg damit verbunden sei, könne man die Tabletten jederzeit wieder absetzen.

Ich habe es dann einfach probiert. Am Anfang merkte ich gar nichts außer Schwindel und Übelkeit. Mit der Zeit ließen die Nebenwirkungen nach und tatsächlich nahm die Heftigkeit der Zwangsgedanken langsam ab. Ich kann zwar nicht sagen, wie es ohne das Medikament weitergegangen wäre, und vielleicht hatten meine Fortschritte gar nicht so viel mit den Tabletten zu tun. Wie auch immer, ich glaube, das Antidepressivum hat mir geholfen. Ich nehme es jetzt seit rund sechs Monaten und werde das wohl auch noch eine ganze Weile fortsetzen, denn ich möchte keine Rückschläge riskieren. Anfangs war mir das mit den Medikamenten peinlich und ich sagte niemandem etwas davon. Inzwischen traue ich mich, dazu zu stehen. Manche schauen mich dann zwar schräg an und sind skeptisch; aber sie sehen ja selbst, dass ich kein Zombie geworden bin.

Die anfänglichen Befürchtungen von Markus A. sind typisch für viele Patienten, die erstmals mit der Frage konfrontiert sind, ob sie Psychopharmaka nehmen sollen. Warum ist es für viele Betroffene so schwer, anzuerkennen, dass zur Zwangsstörung auch die Veränderung biologischer Prozesse im Körper gehört und somit ein Medikament hilfreich sein kann? Dieser Zugang könnte eigentlich etwas Entlastendes haben. Eine Zwangsstörung wäre dann eine «normale Krankheit», wie zum Beispiel Diabetes. Bedeutet es denn, auf Gedeih und Verderb der Biologie ausgeliefert zu sein, wenn man die Bedeutung des Stoffwechsels im zentralen Nervensystem anerkennt? Woher kommt diese Angst vor Medikamenten, die auf unsere Psyche wirken? Sind Medikamente Drogen? Wird man davon high? Verändern Psychopharmaka wirklich die Persönlichkeit?

Für diejenigen Medikamente, die bei Zwangsstörungen typischerweise eingesetzt werden, gibt es auf all diese Fragen eine klare Antwort: Nein! Der erste Reflex auf Psychopharmaka ist bei vielen Betroffenen trotzdem Furcht oder gar Ablehnung. Woran liegt das? Viele Menschen sehen Körper und Psyche als strikt getrennte Einheiten. Dieser Dualismus hat im abendländischen Denken eine lange Tradition und ist noch immer nicht überwunden. Einzelne Krankheiten werden oft entweder als körperlich oder eben als psychisch bedingt gesehen. Aber ist diese Trennung tatsächlich stimmig und sinnvoll? Wenn hinter uns jemand unerwartet in die Hände klatscht, erschrecken wir und es verändert sich die Biologie in uns: Mit feinen Messungen der Hirnströme durch ein Elektroenzephalogramm (EEG) lässt sich das deutlich zeigen. Auch Herzschlag, Atmung, Muskelspannung und vieles mehr werden dadurch beeinflusst. Andererseits kann ein lebensgeschichtliches Ereignis Veränderungen in der Biologie hervorrufen. Und umgekehrt lassen Abweichungen in der Biologie auch Chaos in der Lebensgeschichte entstehen.

Körper und Psyche: Offenbar gibt es beide Ebenen immer gleichzeitig und parallel. Wer sich betrinkt, stellt schnell fest, wie stark biologische Prozesse unser Erleben und Verhalten beeinflussen. Auch Kaffee trinken wir ja nicht primär wegen der schönen Farbe. Im Alltagsleben sind wir also ständig bereit, uns mit Substanzen zu beeinflussen, die auf unser Befinden Einfluss haben. Sobald es aber um psychische Krankheiten geht, erwachen große Ängste. «Zwang – Serotonin – Gehirn – Medikament – Kontrollverlust – Angst – Niederlage». So oder ähnlich ließe sich die Assoziationskette eines Patienten während eines Aufklärungsgesprächs über Psychopharmaka rekonstruieren. Da schwingen weitverbreitete Überzeugungen mit: Wer Psychopharmaka nimmt, muss sehr krank sein. Ein Wrack oder gar verrückt und offensichtlich am Ende. Viele Betroffene sind der Auffassung, dass ihre Zwangsstörung sie in den Augen anderer Menschen abwertet. Der Griff zum Medikament verdeutlicht ihnen nochmals, dass sie es nicht alleine schaffen und nicht ausreichend Kontrolle über die Situation haben. Wäre es denn auch eine Niederlage, bei einer Grippe ein Antibiotikum zu nehmen? Oder bei Diabetes Insulin zu spritzen?

«Psychische Krankheit» macht Angst. Wer Psychopharmaka braucht, der ist anders als die anderen. Es macht sich nicht gut, auf einer Party nebenbei zu bemerken: «Ich nehme übrigens jetzt Psychopharmaka, Sertralin 100 mg, gegen meine Zwänge ... ach ja, und gegen meine Depression hilft es auch.» Einer solchen Äußerung ist sicher kein großer Erfolg beschieden. Da kann man mit einem Gipsarm aufgrund eines Skiunfalls auf deutlich bessere Resonanz hoffen.

Die Gründe, Medikamente abzulehnen, können vielfältig sein und ihre Diskussion verdient ausreichend Zeit. Es gibt keinen Grund, die heutigen Medikamente gegen Zwänge als Allheilmittel zu stilisieren. Ebenso wenig sollte man ihre Möglichkeiten unterschätzen. Ein Medikament allein versetzt zwar meist keine Berge, kann aber den Stein ins Rollen bringen.

Die Suche nach dem geeigneten Medikament

Die Suche nach einem geeigneten Medikament kann sehr unterschiedlich verlaufen. Einige Patienten profitieren bereits vom ersten Medikament gut und erleben keinerlei Nebenwirkungen. Bei anderen Patienten kann es dagegen sein, dass man unterschiedliche Wirkstoffe ausprobieren muss, bevor die Wirkung zufriedenstellend ist. Bei einem Teil der Patienten wirkt ein Medikament zwar gut gegen den Zwang, sie wollen es aber wegen auftretender Nebenwirkungen (z. B. Auswirkungen auf die Sexualität) nicht auf Dauer einnehmen. Faktisch bedeutet dies, dass ein Teil der Betroffenen einige Wirkstoffe «ausprobieren» muss, bis man das geeignete Medikament gefunden hat. Der Begriff «ausprobieren» ist dabei wörtlich zu nehmen. Es gibt derzeit für den Arzt noch keinen sicheren Anhaltspunkt, der ihm ermöglichen würde zu sagen: Medi-

kament A wird bei Patient A helfen und Medikament B bei Patient B. Hier müssen Arzt und Patient gemeinsam versuchen, bei mangelhaftem Behandlungserfolg ein Medikament nach dem anderen zu testen.
Wichtig ist, jedes Medikament «ausreichend lange» zu probieren. Dies hat im Wesentlichen zwei Gründe: Zum einen treten bei Antidepressiva die Nebenwirkungen in der Regel während der ersten zwei Wochen der Einnahme verstärkt auf und lassen dann nach. Zum anderen setzt die Wirkung der Medikamente meist erst frühestens zwei Wochen nach dem Beginn der Einnahme ein, bei einigen Betroffenen auch erst nach sechs bis zwölf Wochen. In der Praxis bedeutet dies, dass ein Medikament über sechs bis acht Wochen genommen werden muss, ehe sich definitiv sagen lässt, ob es hilft und vertragen wird.
Ein weiterer wichtiger Aspekt ist die Dosis, in der das Medikament eingenommen wird. Gerade gegen Zwangsstörungen muss eine hohe Dosis des jeweiligen Medikamentes gegeben werden, um eine ausreichende Wirkung zu entfalten. Hiervor schrecken jedoch immer noch manche Ärzte zurück, die wenig Erfahrung mit der Behandlung von Zwangsstörungen haben. Eine vermeintlich «schonende» niedrige Dosierung hat aber zumeist kaum Effekte auf den Zwang und ist somit ein Bärendienst für die Betroffenen, die auf diese Weise um eine effiziente Hilfe gebracht werden.
Auch bei optimaler Pharmakotherapie können ungefähr ein Drittel der Betroffenen von den gegenwärtig verfügbaren Medikamenten nicht profitieren. Zurzeit gibt es rege Forschungsaktivitäten, die die Hoffnung nähren, dass es in Zukunft noch effizientere Wirkstoffe zur Behandlung der Zwangsstörung gibt.

Information zu verschiedenen Wirkstoffen

Wirkstoffe, für die in überzeugender und zweifelsfreier Weise eine Effizienz bei der Behandlung von Zwangsstörungen nachgewiesen wurde, sind im Wesentlichen das trizyklische Antidepressivum Clomipranin sowie die Gruppe der Selektiven Serotoninwiederaufnahme-Hemmer (SSRI: Fluvoxamin, Fluoxetin, Paroxetin, Sertralin, Citalopram und Escitalopram).
Für alle Substanzen gilt, dass sich das Auftreten von Nebenwirkungen deutlich minimieren lässt, wenn man die Medikamente langsam «ein-

schleicht». Damit ist gemeint, dass man mit einer niedrigen Anfangsdosis beginnt, die dann kontinuierlich gesteigert wird.

Clomipramin

Clomipramin ist der älteste und bekannteste Wirkstoff in der Behandlung von Zwangsstörungen. Clomipramin ist im Gegensatz zu den nachfolgend genannten Wirkstoffen (die aus der Klasse der Serotoninwiederaufnahme-Hemmer stammen) ein trizyklisches Antidepressivum. Dies bedeutet, dass es chemisch aus einer Struktur mit drei Ringen besteht. Die meisten älteren Antidepressiva bestehen aus einer solchen Ringstruktur. Die Tatsache, dass das Medikament «alt» ist, verleitet zu der Annahme, dass es auch «veraltet» sei. Dies stimmt mitnichten. Clomipramin ist nach wie vor eines der wirksamsten Medikamente für Zwangsstörungen überhaupt. Die neuen Medikamente müssen ihre Wirksamkeit in den meisten Studien an dem «Referenzmedikament» Clomipramin beweisen.
Problematisch können für manche Patienten die «anticholinergen» Nebenwirkungen sein, die durch ein unbeabsichtigtes Andocken der Medikamente an «muscarinartigen Rezeptoren» im Körper ausgelöst werden. Anticholinerge Nebenwirkungen sind beispielsweise Mundtrockenheit, Schwitzen, Probleme beim Wasserlassen, Sehstörungen, erhöhter Augeninnendruck und noch einige mehr. Die SSRI weisen weit weniger «anticholinerge» Nebenwirkungen auf und sind damit für den Betroffenen zumeist besser verträglich.
Studien zeigen, dass die optimale Dosierung zur Behandlung von Zwängen bei 200 bis 300 mg Clomipramin pro Tag liegt.

Serotoninwiederaufnahme-Hemmer (SSRI)

Selektive Serotoninwiederaufnahme-Hemmer gibt es seit den 1980er Jahren. Sie haben die Depressions- und Zwangsbehandlung revolutioniert. Grund hierfür ist ihre gute Wirksamkeit, aber vor allem ihre zumeist sehr gute Verträglichkeit. Immerhin bis zu 40 Prozent der Betroffenen berichten davon, überhaupt keine Nebenwirkungen unter SSRI zu spüren.
SSRI sind darüber hinaus auch sehr sichere Medikamente. Ich selbst habe etwa während meiner Zeit in einer internistischen Klinik viele (auch schwer verlaufende) Allergien auf Antibiotika erlebt. Ernste Unverträglichkeiten bei der Einnahme von SSRI sind in den vielen Jahren

meiner Tätigkeit kaum vorgekommen. Auch Vergiftungen durch Überdosierungen gibt es in der Regel nicht.
Leichte Nebenwirkungen treten auch unter SSRI häufig auf. Viele Patienten erleben sich zu Beginn der Einnahme etwas unruhiger und nervöser. Als weitere Nebenwirkungen sind Schlafstörungen, Appetitlosigkeit, Übelkeit und Durchfall möglich. Die meisten dieser Nebenwirkungen klingen innerhalb weniger Wochen ab. Dauerhaftere Nebenwirkungen sind in manchen Fällen Müdigkeit und Sexualstörungen (zumeist eine erschwerte Orgasmusfähigkeit). Nach Absetzen der Medikamente verschwinden langfristig alle unangenehmen Begleiterscheinungen der Medikamenteneinnahme wieder vollständig. Das Auftreten der Nebenwirkungen lässt sich deutlich minimieren, wenn man (wie oben erwähnt) die Dosis ganz langsam steigert.
Hinsichtlich ihrer Wirksamkeit gegen Zwangsstörungen unterscheiden sich die einzelnen Wirkstoffe im Wesentlichen nicht. Es gilt also unter den verschiedenen Mitteln das Medikament ausfindig zu machen, mit dem sich eine spürbare Reduktion der Zwangssymptomatik erreichen lässt, ohne gravierende Nebenwirkungen auszulösen. Die einzelnen Wirkstoffe und ihre empfohlene Dosierung bei Zwangsstörungen ist in Tabelle 2 aufgeführt. Wichtig erscheint, darauf hinzuweisen, dass es sich bei den empfohlenen Dosierungen um Richtwerte handelt. Im konkreten Behandlungsfall können diese, zum Beispiel wegen bestehender Vorerkrankungen, erheblich von den hier angegebenen Dosen abweichen.

Tabelle 2: Wirkstoffe und Dosierung aus der Gruppe der SSRI bei der Behandlung von Zwangsstörungen

Wirkstoff	Dosierung
Fluvoxamin	– 300 mg
Fluoxetin	– 80 mg
Paroxetin	– 60 mg
Sertralin	– 200 mg
Citalopram	– 60 mg
Escitalopram	– 30 mg

Die gesamte Dosis der SSRI wird normalerweise morgens eingenommen, da es bei späterer Einnahme zu Schlafstörungen kommen kann.

Für alle SSRI gilt, dass sich bei einem kleinen Teil der Betroffenen vorübergehende «Absetzerscheinungen» beobachten lassen, wenn die Medikamente nicht mehr eingenommen werden. Die Absetzerscheinungen machen sich zumeist als Kopfschmerzen, Schwindel, Gefühl elektrischer Schläge (Zapps) bemerkbar. Diese Symptome klingen in der Regel nach einer Woche wieder ab und lassen sich über ein langsames Ausschleichen der Medikamente zumeist vermeiden.

Weitere Antidepressiva

Medikamenten, die bevorzugt den Neurotransmitter Noradrenalin beeinflussen (z. B. Reboxetin), kommt keine Bedeutung bei der Zwangsstörung zu. Auch Medikamente, die gleichzeitig auf Noradrenalin und Serotonin wirken (z. B. Duloxetin, Mirtazapin oder Venlaflaxin), sind ebenfalls keine bevorzugten Medikamente in der Behandlung von Zwangsstörungen. Wenn sie dennoch gegeben werden, hängt dies meist damit zusammen, dass zusätzlich eine Depression vorliegt, die zum Beispiel auf SSRI alleine nicht ausreichend anspricht. Ein weiterer Grund, etwa Mirtazapin zu geben, könnte die schlaffördernde und beruhigende Wirkung des Medikaments sein. Wenn ein SSRI den Patienten sehr unruhig und nervös macht, wird manchmal zur Nacht Mirtazapin oder das ältere Doxepin dazugegeben, die einen schlaffördernden Effekt haben.

Neuroleptika

Neuerdings werden gehäuft Untersuchungen mit modernen «atypischen Neuroleptika» durchgeführt, die zumeist als Zusatzmedikation zu den SSRI zur Anwendung kommen (man spricht dann von Augmentationstherapie). Es zeigt sich, dass bei einzelnen Betroffenen dadurch eine Verbesserung des Therapieeffektes möglich ist. Wirkstoffe, die hier eingesetzt werden, sind beispielsweise Olanzapin, Risperidon und mit Einschränkung Quetiapin, da es hier eine inkonsistente Datenlage gibt. Eigentlich sind diese Medikamente zur Behandlung von schizophrenen Psychosen entwickelt worden. Die notwendige Dosis (um einen positiven Effekt zu erreichen) ist bei der Behandlung von Zwangsstörungen jedoch deutlich geringer als bei der Therapie schizophrener Psychosen. Ihr Nebenwirkungsprofil ist meist für den Betroffenen belastender, als es bei SSRI der Fall ist. Insofern werden diese Medikamente meistens nur dann verschrieben, wenn die anderen Therapieoptionen (Clomipramin, SSRI, VT) erfolglos sind. Keinesfalls handelt es sich um Medikamente der ersten Wahl, vor allem nicht in der Behandlung von Kindern und Jugendlichen (siehe Kap. 10).

Pflanzliche oder homöopathische Medikamente: eine Alternative?
Innerhalb der aktuellen fachlichen Diskussion besteht unter den Experten eine große Einigkeit, dass eine Behandlung von Zwängen mit pflanzlichen oder homöopathischen Medikamenten nicht empfehlenswert ist. Dies hat weniger mit Meinungen oder eigenen Erfahrungen bei der Behandlung der Patienten zu tun als vielmehr mit dem Ergebnis einer Vielzahl wissenschaftlicher Studien, die sich mit der Frage befasst haben, welche Behandlungsformen bei unterschiedlichen Krankheitsbildern wirksam sind. Die Ansprüche, die an derartige Studien gestellt werden, sind sehr hoch und nur fachlich exzellente Arbeiten werden in den Fachzeitschriften veröffentlicht, die maßgebend für die Meinungsbildung innerhalb der Versorgung sind. Die Untersuchungsreihen sind sehr präzise und aufwändig aufgebaut, um subjektive Verzerrungen, Verfälschungen, Zufälle oder eine Parteilichkeit der Wissenschaftler möglichst weitgehend auszuschließen. So reicht es etwa nicht aus, dass eine Substanz bei einer Reihe von Menschen eine gewisse Wirkung erzielt und die Betroffenen der Meinung sind, die Substanz habe ihnen geholfen. Testet man ein Medikament auf seine Wirksamkeit, so wird genau definiert, für welche Patienten eine Verbesserung erzielt und auf welche Art und Weise die Symptomreduktion gemessen werden soll. Allein dafür werden in aufwändigen Verfahren Fragebögen entwickelt und getestet, die dann später – wie ein Fieberthermometer – möglichst genau Veränderungen der Symptomatik erfassen können.
Um wirklich herauszufinden, ob der Wirkstoff selbst oder vielleicht nur die Freundlichkeit des behandelnden Arztes verantwortlich für eine Symptomreduktion ist, beinhaltet eine aussagekräftige Studie neben der eigentlichen Experimentalgruppe (Patienten, die ein Medikament erhalten) zusätzlich eine Kontrollgruppe (hier erhalten die Patienten nur eine Scheinmedikament, ein Placebo). Zu welcher Gruppe die Patienten gehören, wird ausgelost, damit nicht bereits im Vorfeld die Aussagekraft der Ergebnisse durch Selektionseffekte verfälscht wird. Würde man die Patienten selbst wählen lassen, so könnte man sich gut vorstellen, dass die eine Gruppe eher aus Medikamentenskeptikern bestünde, während

in der anderen diejenigen wären, die einer Pharmakotherapie offener gegenüberstehen. Ein späterer Unterschied in der Symptomreduktion wäre dann möglicherweise gar nicht auf die Wirkung des Medikaments zurückzuführen, sondern auf die Unterschiedlichkeit der Personen in beiden Gruppen. Deswegen achtet man darauf, dass die Zuteilung zur einen wie zur anderen Gruppe nach einem Zufallsprinzip «ausgewürfelt» wird, wobei später weder die Patienten noch die behandelnden Ärzte wissen, ob der Patient nun der einen oder der anderen Gruppe angehört. Dieses Vorgehen nennt man Doppelblindstudie. Sowohl Arzt als auch Patient sind «blind» hinsichtlich der Frage, ob ein Medikament oder ein Placebo eingesetzt wird. Zwar haben auch Untersuchungen, die mit diesen strengen Standards durchgeführt werden, für den Einzelfall nur eine begrenzte Aussagekraft, aber dennoch sind sie die verlässlichsten Indikatoren für eine echte Wirksamkeit. Man kann sich leicht vorstellen, dass ein solches Vorgehen sehr aufwändig und auch kostspielig ist. Oft ist es nur den großen Pharmafirmen möglich, methodisch aufwändige Studien zu finanzieren, die viele Menschen einschließen. Für naturheilkundliche oder homöopathische Medikamente liegen derzeit keinerlei wissenschaftliche Befunde vor, die eine positive Beeinflussung von Zwangserkrankungen vermuten lassen.

Auch aus unserer klinischen Erfahrung heraus müssen wir dies unterstreichen. In unsere Behandlung kommen Menschen mit sehr unterschiedlichen Überzeugungen. Folglich haben wir viele Betroffene kennen gelernt, die (wie wir selbst auch) bei vielen Erkrankungen gute Erfahrungen mit pflanzlichen oder homöopathischen Mitteln gemacht hatten und die auch bei Zwangsstörungen primär über diesen Zugang medikamentöse Hilfe suchten. Bedauerlicherweise haben wir bislang niemanden kennen gelernt, der über diese pflanzlichen oder homöopathischen Medikamente eine echte Linderung seiner Beschwerden erfahren hätte. Anders verhält es sich bei Betroffenen, die gleichzeitig unter einer Depression leiden. Hier haben wir einige Patienten erlebt, die unter der Behandlung mit Johanniskraut eine Besserung der depressiven Symptomatik erreichen konnten. Dies deckt sich auch mit der aktuellen Studienlage, in der für leichtere und mittelschwere Depressionen eine Wirksamkeit nachgewiesen ist. Aber wie gesagt, auch bei diesen Patienten besserte sich nur die Depression, der Zwang blieb unbeeindruckt.

Wie lange sollte man ein Medikament nehmen?

Die Antwort ist ganz einfach: «lange». Wie schon erwähnt, benötigt ein Medikament gegen Zwänge mindestens 14 Tage, zumeist jedoch vier bis acht Wochen, bis es seine volle Wirksamkeit entfaltet. Dafür benötigt man meist eine hohe Dosis. Da man die Medikamente «einschleichend» gibt (also mit einer niedrigen Dosis beginnt), dauert es manchmal noch länger. Wenn die Medikamente ihre Wirksamkeit entfaltet haben (und die Nebenwirkungen des Medikamentes tolerabel sind), sollte man das Medikament mindestens für zwölf bis achtzehn Monate nehmen und dann wieder langsam ausschleichen. Dieser Zeitraum wird in den meisten Studien als minimal angegeben. Die Zahl erscheint vielen Betroffenen zuerst «furchtbar lang». Ich versuche meinen Patienten immer klarzumachen, dass sie (zumeist) jahrelang unter ihrer Zwangserkrankung gelitten und sich regelrechte «Autobahnen» im Gehirn entwickelt haben, die für den Transport von Zwangsgedanken und -handlungen zur Verfügung stehen. Das Medikament muss erst langsam anfangen, winzige Waldwege auszutrampeln, damit die Information im Gehirn an den Zwängen vorbeilaufen kann. Aus den Waldwegen werden Trampelpfade, kleine Straßen, Landstraßen und irgendwann auch Autobahnen (und damit Konkurrenzwege für die Zwänge), aber das dauert!

Wenn man die Medikamente absetzt, ohne parallel zur medikamentösen Therapie auch eine Verhaltenstherapie gemacht zu haben, beträgt die Rückfallquote nach einigen Monaten zwischen 80 und 90 Prozent. Also sollte man die Zeit der Medikamenteneinnahme nutzen, um gleichzeitig eine Verhaltenstherapie durchzuführen.

Im schlechtesten Fall ist ein Medikament zumindest eine provisorische Krücke, um beispielsweise die Wartezeit auf einen Therapieplatz zu überbrücken oder andere unaufschiebbare Aufgaben (z. B. eine wichtige Prüfung) leichter meistern zu können. Mit Hilfe von Medikamenten können einige Patienten auch sehr lange Zeiträume überbrücken, im Notfall über viele Jahre hinweg. Entsprechend allen bisherigen Langzeituntersuchungen sind selbst nach jahrzehntelanger Einnahme von Antidepressiva bei Erwachsenen keine irreversiblen Langzeitnebenwirkungen zu befürchten.

Fallbeispiel Gertrud T.:

Frau T., eine 35-jährige ledige Grundschullehrerin, ist leidgeprüfte «Zwangsexpertin». In den letzten drei Jahren hat sie drei stationäre und einen ambulanten psychotherapeutischen Behandlungsversuch «gegen ihre Zwänge» unternommen. Geholfen hat das «alles nicht wirklich». Aus der letzten stationären Behandlung ist sie als «nicht motiviert» entlassen worden. Dies ist schwer nachzuvollziehen, da sie den gesamten Aufenthalt aus eigener Tasche finanziert hat. Sie bezahlte die Behandlung selbst, weil sie befürchtete, sonst bei der Beihilfe «auffällig zu werden». Diese Befürchtung ist ein ganz typischer Zwangsgedanke von Gertrud T. Verzweifelt wendet sie sich nun an unsere Praxis, da ihre beängstigenden Gedanken sie rund um die Uhr beschäftigen. Ständig leidet sie unter «Ängsten», sich mit HIV oder Fuchsbandwurm zu infizieren. Wenn diese Ängste einmal für einige Tage in den Hintergrund treten, treten dafür andere in den Vordergrund. Zum Beispiel hat sie dann Angst, einen bestimmten Schüler ungerecht behandelt zu haben, und kontrolliert alle Schularbeiten der letzten zwei Jahre mehrfach nach, um sicherzugehen, dass ihr kein Fehler unterlaufen ist.

Gegen ihre vielen Ängste hat Frau T. ausgeklügelte Vermeidungsstrategien entwickelt. Bei Kinobesuchen trägt sie immer eine Windel, um nicht eine öffentliche Toilette benutzen zu müssen, «denn die könnte ja HIV-infiziert sein». Insgesamt kann sich Frau T. nur schwer von ihren Ängsten und Zwängen distanzieren. Obwohl sie selbst viel zum Thema HIV gelesen hat, ist sie stets unsicher, ob sie nicht vielleicht doch in ihren Befürchtungen recht haben könnte; so grübelt sie oft darüber, ob sie möglicherweise von ihren Ärzten angelogen wird und HIV nicht doch durch einen Händedruck übertragen werden kann. Anders als den meisten Betroffenen fehlt ihr häufig jede Distanz gegenüber ihren Zwangsgedanken und Zwangshandlungen. Sie fühlt sich ohnmächtig und ausgeliefert.

Frau T. kommt jetzt konkret mit der Bitte um eine medikamentöse Therapie in unsere Praxis, da rasch etwas geschehen müsse, bevor alles zusammenbreche. Da rein psychotherapeutisch orientierte Behandlungsmaßnahmen (verhaltenstherapeutisch und tiefenpsychologisch) bislang keine durchschlagende Besserung gebracht hatten, wird einschleichend eine Behandlung mit Citalopram begonnen. Anfänglich stellen sich Nebenwirkungen wie verstärkte Unruhe und Schlaflosigkeit ein, die jedoch binnen drei Wochen komplett abklingen. Nachdem die Patientin einige Wochen täglich 60 mg Citalopram eingenommen hat, gelingt es ihr zunehmend besser, sich von Zwangsgedanken zu distanzieren. Sie berichtet über eine Art «Wurstigkeit» hinsichtlich ihrer Befürchtungen. Damit schafft sie es erstmals, «einen Fuß in die Türe der Störung» zu bekommen. Die Anzahl der neu auf-

tretenden Befürchtungen geht zurück, und die Patientin erlebt erstmals seit Jahren Momente, in denen sie sich sicher fühlt. Die Schwere der Symptomatik sinkt in einen mittleren Bereich.
Dieser motivierende Behandlungserfolg ermöglicht nun erst eine weitergehende Psychotherapie, in der die Einsicht vermittelt werden kann, dass nicht der Inhalt der Befürchtungen das eigentliche Problem ist, sondern die Art und Weise, wie sie damit umgeht. Durch ein anschließendes Reizüberflutungstraining kann die Intensität der Zwänge nochmals gesenkt werden. Wegen Gewichtszunahme (was bei diesem Medikament eher untypisch ist) wird die Citalopram-Dosis nach vier Monaten schrittweise auf 30 mg gesenkt. Die Nebenwirkungen verschwinden, der Behandlungserfolg bleibt stabil.

8.8 Praktische Hinweise für eine erfolgreiche Therapie

Wer gegen seine Zwangsstörung angehen will, sollte nicht nur wissen, wie eine Therapie aussehen könnte. Besonders wichtig ist auch die Frage, welche Behandlung für ihn die richtige ist und wie er an einen Therapieplatz kommt.

Wie findet man einen guten Therapeuten?

Wer kann wirklich gute Therapie anbieten? Bei der Beantwortung dieser Frage sind ganz unterschiedliche Aspekte zu berücksichtigen. Nachdem eine Verhaltenstherapie durchschnittlich zwischen 24 und 80 Sitzungen umfasst, ist ein guter Psychotherapeut möglicherweise zuallererst derjenige, der die Möglichkeit hat, mit den Krankenkassen abzurechnen. Damit bleibt dem Betroffenen eine erhebliche finanzielle Belastung erspart. Die Befugnis, mit den gesetzlichen Krankenkassen abzurechnen, wird von den Kassenärztlichen Vereinigungen (KV) erteilt und hat nur sekundär etwas mit der therapeutischen Kompetenz der jeweiligen Psychotherapeuten zu tun. Natürlich verfügen alle diese Therapeuten über eine langwierige Ausbildung (Universitätsstudium plus Zusatzausbildung), andererseits ist dies kein Garant dafür, dass ein Psychotherapeut auch Experte für Zwangsstörungen ist. In Deutschland gibt es daher eine Menge Psychotherapeuten, die zwar mit den Krankenkassen abrechnen können, deren Kenntnisse bezüglich Zwangsstörungen jedoch nicht wirklich profund sind. Auf der anderen Seite gibt es aber auch einige Psychotherapeuten ohne Kassenzulassung, die nur für Privatpatienten und Selbstzahler Behandlungen anbieten können, deren fachliches Wissen in Bezug auf Zwänge ausgezeichnet ist. Wer sich auf Psychotherapeutensuche macht, sollte daher einige Aspekte berücksichtigen.

- Wer Hilfe bei der Überwindung von Zwangsstörungen sucht, dem kann nur empfohlen werden, primär nach Verhaltenstherapeuten Ausschau zu halten, da tiefenpsychologisch fundierte und psychoanalytische Methoden bei diesem Störungsbild bislang keine überzeugenden Effekte zeigen konnten.
- Aber auch das Etikett «Verhaltenstherapie» ist noch kein Garant dafür, dass man bestmögliche Hilfe erhält. Trauen Sie sich daher, wichtige Informationen bereits im Vorfeld abzuklären. Eine Behandlung der Zwangsstörung macht in der Regel immer nur dann Sinn, wenn tatsächlich praktische Übungen durchgeführt werden und eine Behandlung begonnen wird, die umfangreiche Reizkonfrontationsübungen beinhaltet. In dem meisten Fällen ist es bei einer Zwangsstörung nicht ausreichend, nur in den Praxisräumen zu üben, in der Hoffnung, dass schon ein Transfer auf den Alltag des Patienten gelingen wird. Zwang wird am effektivsten dort bekämpft, wo er gewöhnlich auftritt. Demzufolge ist es hilfreich, wenn man einen Therapeuten findet, der bereit ist, gemeinsam mit dem Patienten außerhalb der Praxis zu üben.
- Bei der Frage, ob Konfrontationsverfahren immer in einer massierten Form (Reizüberflutung) stattfinden sollten oder ein behutsameres, gestuftes Vorgehen vorzuziehen ist, kommen Experten zu unterschiedlichen Einschätzungen. Wir haben in unserer Praxis die Erfahrung gemacht, dass Patienten mit einer sehr intensiven Behandlung (Flooding) die besten Erfolge erzielen, aber es gibt sicherlich auch kompetente Verhaltenstherapeuten, die mit einer gestuften Exposition (der Schwierigkeitsgrad der Übungen steigert sich langsam und allmählich) ähnlich gute Behandlungsergebnisse erreichen.
- Anders als noch vor einigen Jahren ist heutzutage ein großer Teil der Verhaltenstherapeuten einer begleitenden Medikation gegenüber aufgeschlossen und unterstützt ein solches Vorhaben, wenn es vom Patienten gewünscht wird. Allerdings gibt es immer noch einige Behandler, die die Einnahme von Psychopharmaka weitgehend ableh-

nen und die Patienten auch dementsprechend beeinflussen. Wer also vorhat, neben der Psychotherapie auch ein Medikament einzunehmen, der sollte diesen Aspekt bereits früh bei der Psychotherapeutensuche ansprechen, um sich auch hier in guten Händen zu wissen.

- Eine wichtige Rolle spielt auch die Frage, wie lang die jeweiligen Wartezeiten auf einen Therapieplatz sind. Oft ist die Enttäuschung groß, wenn Patienten sich endlich zu einer Psychotherapie durchgerungen haben und dann erfahren, dass sie nun weitere vier bis sechs Monate warten müssen, bis ein ambulanter Behandler tatsächlich Zeit für sie hat. Andererseits haben viele Patienten oft schon über ein Jahrzehnt mit der Störung gelebt, bevor sie professionelle Hilfe aufgesucht haben. Insofern scheint eine mehrmonatige Wartezeit zwar unangenehm und lästig, andererseits sind viele Patienten bereit, sie in Kauf zu nehmen, um sich bei einem qualifizierten Therapeuten zu wissen.
- Schließlich spielt es auch eine wesentliche Rolle, ob man einen Therapeuten für sympathisch und vertrauenswürdig hält. Ist man vom Gegenüber von vornherein abgestoßen, dann macht es meistens wenig Sinn, sich auf einen Behandlungsversuch einzulassen, denn die therapeutische Beziehung gehört zu den wichtigen Wirkfaktoren für den Behandlungserfolg.

Adressen von Psychotherapeuten mit Kassenzulassung lassen sich über die regionalen Kassenärztlichen Vereinigungen erfragen. Allerdings erhält man dort keine differenzierte Informationen, ob ein Therapeut bezüglich Zwangsstörungen besonders qualifiziert ist. Bei der Deutschen Gesellschaft Zwangserkrankungen kann man Adressen von regionalen Psychotherapeuten erhalten, die einen Behandlungsschwerpunkt in der Therapie von Zwangsstörungen haben (siehe Abschnitt 11.3). Die Therapeutensuche kann leider ein recht mühseliges Geschäft sein, aber es lohnt sich wirklich, hierbei geduldig zu sein. Meist ist es hilfreich, zunächst ein kurzfristiges Vorgespräch zu vereinbaren, um dann die vielen Detailfragen in Ruhe zu klären.

Tabelle 3: Hilfreiche Kriterien für die Psychotherapeutensuche

- Kassenzulassung?
- Räumliche Entfernung?
- Wird verhaltenstherapeutisch gearbeitet?
- Erfahrung bei der Therapie von Zwangsstörungen?
- Durchführung eines Reizkonfrontationstrainings?
- Therapeutische Begleitung des Patienten während der Konfrontation (z. B. bei Übungen im häuslichen Umfeld?)
- Aufgeschlossenheit gegenüber Medikation?
- Wartezeit?
- Persönliche Sympathie?

Nicht jeder Therapeut behandelt Zwangsstörungen gerne

Für einen Teil der Psychotherapeuten gilt die Arbeit mit zwangsgestörten Patienten als frustrierend und schwierig. Während bei anderen Störungen (z. B. bei Depressionen oder auch bei Ängsten) oft allein mittels einer intensiven therapeutischen Beziehung eine deutliche Besserung der Beschwerden zu beobachten ist, verändert sich die Symptomatik bei Zwangsstörungen allein durch Anteilnahme und Verständnis so gut wie gar nicht. Zwar gilt innerhalb der Psychotherapie das Gespräch allgemein als wichtigstes Werkzeug der Veränderung; Therapeut und Patient tauschen sich aus, und eine intensive therapeutische Beziehung bildet die Grundlage für jede Veränderung. Auch die Verarbeitung früher prägender Beziehungserfahrungen kann ein wichtiges Element einer Therapie sein. Allerdings ist das «Darüber-Reden» bei Zwangsstörungen eben einfach nicht genug. Fast immer gilt: Die Symptome einer Zwangsstörung lassen sich nachhaltig nur dadurch bessern, dass eine gut strukturierte Behandlung stattfindet, die auf die Einübung neuen Verhaltens fokussiert. Soll sich etwas verändern, dann muss konkret geübt werden. In aller Regel sollte der Therapeut den Patienten dabei begleiten und ihn unterstützen, damit alternatives Verhalten wirklich erprobt wird. Insbesondere während der Konfrontationsphase ist es hilfreich, wenn der Therapeut bereit ist, außerhalb seiner Praxis mit seinen Patienten Übungen durchzuführen.

All das erfordert nicht nur viel Mühe für den Patienten, sondern setzt auch ein therapeutisches Engagement voraus, das den sonst üblichen Rahmen überschreiten kann. Psychotherapeuten tiefenpsychologischer Schulen lehnen ein solches symptomorientiertes Arbeiten oftmals von vornherein ab, aber auch einigen Verhaltenstherapeuten ist das gemeinsame Üben zu aufwändig und sie delegieren die Übungen daher gänzlich an den Patienten («Bitte konfrontieren Sie sich während der kommenden Woche mit Türklinken»). Tatsächlich lässt sich dieses Verhalten häufig nachvollziehen, denn Zwangspatienten wirken im Kontakt oft sehr verbindlich und manchmal sogar fast unterwürfig. Solange sie im Therapiezimmer sind, versprechen manche hoch und heilig, vereinbarte Aufgaben «zu üben». Die Ernüchterung erfolgt dann im Laufe der Therapie: Die Patienten tun häufig einfach nicht das, was der Therapeut so dringend empfiehlt. Zu Hause und ohne Unterstützung des Behandlers gewinnt der Zwang wieder die Oberhand und die Betroffenen stellen fest, dass sie sich nicht in der Lage sehen, plötzlich auf ein bestimmtes Ritual zu verzichten oder eine Konfrontation vorzunehmen. Oft steckt keinerlei böser Wille dahinter, vielmehr liegt tatsächlich eine echte Überforderung vor. Der Patient ist einfach noch nicht an dem Punkt angelangt, an dem er selbst aus freien Stücken auf ein langjähriges Ritual verzichten kann. Hat er niemanden, der ihm ein nachvollziehbares Modell für neues Verhalten gibt oder ihn in der konkreten Situation ermutigt, dem Zwang zu widerstehen, dann gelingen ihm meistens keine echten Fortschritte. Stattdessen fällt er immer wieder in sein altes Verhaltensmuster zurück.

Eine erfolgreiche Therapie ohne angeleitete Verhaltensübungen, in denen der Behandler die aktive Führungsrolle einnimmt, ist unwahrscheinlich. Ohne die oben beschriebenen Konfrontationstechniken lassen sich in aller Regel nur marginale Symptomveränderungen erzielen. Vor diesem Hintergrund kann man sich leicht vorstellen, dass manche Therapeuten nach einigen frustrierenden Therapieerfahrungen mit Zwangspatienten wenig Motivation für weitere Behandlungen dieser Klientel haben. Manche Therapeuten werten ein derartiges «renitentes Verhalten» als Aggression, die sich letztlich auch gegen sie richtet. Ist die Therapie erst an diesem Punkt angelangt, dann wird die weitere Zusammenarbeit schwierig. Im schlimmsten Fall gesellt sich zur Hilflosigkeit des Patienten die Resignation des Therapeuten und die weitere Behandlung wird für beide zur aussichtslosen Quälerei.

Patienten, die professionelle Unterstützung suchen, kann daher nur empfohlen werden, sich bereits zu Beginn der Behandlung oder im Erstgespräch danach zu erkundigen, wie die therapeutische Erfahrung bei der Behandlung von zwangsgestörten Patienten ist.

Die Strukturreform der psychotherapeutischen Versorgung

Für viele Betroffene war es in der Vergangenheit sehr schwierig, im Bedarfsfall rasche psychotherapeutische Unterstützung zu erhalten. Um hier Verbesserungen zu erreichen, wurde die ambulante psychotherapeutische Versorgung in Deutschland zum 1. April 2017 neu strukturiert. Ziel war dabei, dass zukünftig Patienten zeitnah einen niederschwelligen Zugang erhalten und das Versorgungsangebot insgesamt flexibler wird. Dabei wurde festgelegt, dass Psychotherapeuten zukünftig eine telefonische Erreichbarkeit gewährleisten und Sprechstunden anbieten müssen, damit Patienten im Bedarfsfall rasch professionelle Unterstützung erhalten. Ein Patient kann jetzt im Rahmen einer «Psychotherapeutischen Sprechstunde» drei Gespräche zu 50 Minuten oder bis zu sechs Gespräche (zu je 25 Minuten) wahrnehmen, um die Notwendigkeit einer psychotherapeutischen Unterstützung ausführlich zu prüfen. In der Psychotherapeutischen Sprechstunde klärt der Therapeut ab, ob ein Verdacht auf eine psychische Krankheit vorliegt und der Patient eine Therapie benötigt oder eine Beratung (zum Beispiel in einer Ehe- und Familienberatungsstelle) oder ein anderes Präventionsangebot ausreicht. Diese Sprechstunden zählen dabei nicht zur eigentlichen Psychotherapie und bieten auch dann eine Gesprächsmöglichkeit mit einem Psychotherapeuten, wenn keine psychische Störung im engeren Sinn vorliegt. Früher hatte automatisch jeder Hilfe- oder Ratsuchende vom Psychotherapeuten eine psychische Diagnose erhalten. Andernfalls war keine ordnungsgemäße Abrechnung der Konsultationen über die Krankenkasse möglich. Das hatte im Einzelfall dazu geführt, dass Klienten bereits nach einmaligem Besuch eines Therapeuten selbst dann eine Diagnose erhielten, wenn keine psychische Störung vorlag. Die Einführung der Sprechstunden schützt Patienten zukünftig vor derartigen Fehlentwicklungen und soll bewusst die Schwellenangst senken: Ohne befürchten zu müssen, als psychisch krank eingestuft zu werden, kann zukünftig jeder mit Fachleuten besprechen, ob eine Entwicklung bereits krankhaft und eine psychotherapeutische Behandlung empfehlenswert ist.

Darüber hinaus hat der Gesetzgeber mit der neuen Regelung ermöglicht, im Bedarfsfall sofort mit einer Akutbehandlung beginnen zu können, ohne die Bewilligung durch eine Krankenkasse abwarten zu müssen. Dies soll vor allem dazu dienen, dass Menschen zukünftig in akuten Krisen sofortige Hilfe erhalten können. Bis zu 12 Gespräche zu je 50 Minuten sind auf dieser Basis ohne bürokratischen Aufwand möglich. Auch in der Langzeitbehandlung gibt es jetzt einige Verbesserungen für die Patienten. So können seit April 2017 im Bedarfsfall Therapiestunden für die Rückfallprophylaxe beantragt werden. Gerade Menschen, die nach Ende der eigentlichen Therapie noch instabil waren, können mit Hilfe der Rezidivprophylaxe ab nun besser unterstützt werden.

Wie sich diese Veränderungen langfristig auswirken, ist noch unklar. Wir hoffen aber, dass die Neuerungen dazu beitragen, dass zukünftig der Zugang zur Psychotherapie für die einzelnen Patienten einfacher und effektiver ist.

Ambulant, teilstationär oder stationär?

Immer wieder liest oder hört man, dass eine erfolgreiche Therapie bei Patienten mit schweren Zwangsstörungen nur innerhalb einer umfangreichen stationären Behandlung möglich sei. Konkret würde dies in der Regel einen mehrmonatigen Aufenthalt in einer spezialisierten Klinik bedeuten, wo im Rahmen einer multimodalen Therapie eine sehr engmaschige und intensive Behandlung stattfindet (Einzeltherapie, Gruppentherapie, Kommunikationstraining, Kunsttherapie, Bewegungstherapie, Sport etc.). Tatsächlich liegen für stationäre Behandlungen viele wissenschaftliche Effektivitätsstudien vor, die zeigen, dass durch eine derartige Therapie innerhalb weniger Monate eine erhebliche Symptomreduktion möglich ist. Allerdings zeigen unsere eigenen Erfahrungen, dass für sehr viele Patienten auch eine ambulante Psychotherapie ausreichend ist, wenn die Motivation des Patienten groß ist und der Therapeut über ausreichend Erfahrung bei der Behandlung von Zwängen verfügt.

Eine stationäre Behandlung hat den Vorteil, dass ein Patient zunächst einmal aus seinem «zwangsverseuchten» Alltag herausgerissen wird und an einem neuen und somit «neutralen» Ort lernt, mit seiner Störung anders umzugehen. Mitunter sind die auslösenden Faktoren und zwanghaften Verhaltensweisen der Patienten so sehr in die Alltagsroutine integriert, dass es ihnen fast unmöglich erscheint, dem Zwang im häuslichen Umfeld etwas entgegenzusetzen. Ein Klinikaufenthalt unterbricht eingefahrene Verhaltensmuster und viele Patienten berichten bereits unmittelbar nach der stationären Aufnahme, dass ihre Zwänge wesentlich geringer ausgeprägt seien als noch vor kurzer Zeit zu Hause. Schon allein das veränderte Umfeld erleichtert es ganz offensichtlich, von alten Gewohnheiten abzulassen und neue Erfahrungen zu machen. Sicherlich liegt hierin ein Vorteil einer stationären Behandlung, der allerdings gleichzeitig gewisse Risiken birgt. Immer wieder erleben wir Patienten, die es zwar schaffen, während einer stationären Behandlung einen Großteil ihrer Zwänge zu überwinden und sich weitgehend zwangsfrei zu verhalten. Kommen sie dann nach der Klinikentlassung in ihr altes Umfeld zurück, beginnt für sie allerdings erst die echte Bewährungsprobe. Weder die Kollegen am Arbeitsplatz noch die Partner, Eltern, Freunde oder Kinder haben sich in der Zwischenzeit irgendwie verändert. Das Haus ist das Gleiche geblieben, die Wohnungstüre hat immer noch dasselbe Schloss, und der Patient droht nun in alte Gewohnheiten zurückzufallen, sofern er nicht gelernt hat, sehr standhaft zu bleiben. Genau darin liegt der Vorteil einer intensiven ambulanten Behandlung. Patienten lernen, innerhalb ihres realen Lebenskontextes Dinge zu verändern. Hier besteht weit weniger die Gefahr, an den eigentlichen Kernpunkten «vorbeizuarbeiten». Inwieweit alternative Verhaltensweisen möglich und auch sinnvoll sind, zeigt sich in der Alltagsroutine sehr schnell und unmittelbar.

Wann eine stationäre bzw. ambulante Therapie vorzuziehen ist, muss man im Einzelfall sorgfältig abwägen. Tatsächlich ist manchmal die Schwere der Störung so groß, dass mit ambulanter Behandlung keine ausreichenden Veränderungen zu erzielen sind. Auch können psychische Begleiterkrankungen eine zielführende Therapie so stark behindern, dass eine ambulante Behandlung wenig aussichtsreich erscheint. Liegt beispielsweise neben der Zwangsstörung eine ausgeprägte Depression oder eine Persönlichkeitsstörung vor, so kann dies die Therapie erheblich erschweren. Aber auch wenn das Familiensystem grundlegend zu den auslösenden Bedingungen der Zwangsrituale beiträgt, kann es mitunter besser sein, zunächst einmal bewusst einen Bruch herbeizuführen und eine Behandlung im geschützten Rahmen einer Klinik zu beginnen. Fast immer wird dann nach Beendigung einer stationären Behandlung eine ambulante Psychotherapie notwendig sein, um den Übergang in den Alltag zu erleichtern. In den letzten Jahren haben zahlreiche psychosomatische Kliniken, vor allem in Ballungsräumen, teilstationäre Einrichtungen eröffnet. Bisweilen werden in diesen auch Behandlungsangebote für Zwangserkrankungen gemacht. Diese können im Einzelfall ein ausgezeichnetes Bindeglied zwischen ambulanter und stationärer Versorgung darstellen.

Was tun, wenn die Therapie nichts gebracht hat?

Um gleich vorweg allen Mut zu machen, die bislang von einer Behandlung nicht ausreichend profitiert haben: Werden die Gründe für das Scheitern der Therapie sorgfältig analysiert und zugrunde liegende Fehler bei einem weiteren Behandlungsversuch vermieden, dann ist es in den meisten Fällen möglich, doch noch deutliche Fortschritte zu erreichen. Selbst wenn ein Patient von einem Arzt oder Psychotherapeut das Etikett «unbehandelbar» verpasst bekommt, heißt das keineswegs, dass sich nicht doch Wege aus der Krankheit auftun können.
Wie sieht aber ein Scheitern der Therapie überhaupt aus? Wann ist die Behandlung fehlgeschlagen? Wenn der Patient auch nach der Behandlung noch immer unter Zwangssymptomen leidet? Wie bereits erwähnt, finden sich tatsächlich bei der Mehrheit der Patienten nach einer Behandlung Restzwänge, die das Leben weiterhin beeinträchtigen können, wenn auch in viel geringerem Ausmaß als vorher. Manche Patienten berichten auch einen nahezu vollständigen Symptomrückgang, haben sich aber im Laufe der Therapie so sehr verändert, dass ein weiteres Zusammenleben in Partnerschaft und Familie kaum mehr möglich ist. Kann man dann von einer erfolgreichen Behandlung sprechen? Wie sich hier zeigt, ist die Definition von Erfolg und Misserfolg immer sehr individuell und hängt vom Blickwinkel des Betrachters ab. So ist es durchaus denkbar, dass ein Betroffener seine Therapie als überaus erfolgreich ansieht, während der Partner – der möglicherweise inzwischen verlassen wurde – die Therapie als ein einziges Desaster erlebte. Es gibt jedoch auch Fälle, in denen ein Betroffener seine Therapie als hilfreich bewertet, obwohl sich bei seiner Zwangssymptomatik nur leichte Besserungen erreichen ließen. Wenn er selbst das Gefühl hat, mit Unterstützung der Therapie und den dort gelernten Fertigkeiten mit seinem eigenen Leben besser zurechtzukommen, so scheint diese Bewertung plausibel, auch wenn Außenstehende das Gefühl haben, dass sich kaum etwas geändert hat.

Wenn Patienten das Ergebnis der eigenen Therapie als ungenügend ansehen, dann ist das für sie natürlich frustrierend. Trotzdem sollte man sich klarmachen, dass es fast immer noch weitere Therapiemöglichkeiten gibt: Das kann im Einzelfall eine stationäre Therapie sein, ein Behandlungsversuch mit anderen pharmakologischen Substanzen oder auch ein intensiveres Konfrontationstraining. Manchmal gelingen echte Veränderungen auch erst dann, wenn grundsätzliche Rahmenbedingungen verändert wurden. Der Auszug aus der elterlichen Wohnung, die Beendigung einer unglücklichen Partnerschaft oder die Aufgabe eines unangemessenen Lebenskonzeptes können Voraussetzungen dafür sein, dass auch auf Symptomebene ein Fortschritt erreicht wird.

Reduziert man Therapieerfolg auf die messbare Reduktion von Zwangsgedanken und Zwangshandlungen, so lassen sich über die individuellen Einschätzungen hinaus einige Punkte nennen, die bei fehlgeschlagenen Therapien immer wieder anzutreffen sind.

- Mangelnde Wertschätzung und fehlendes Vertrauen zwischen Patient und Therapeut
- Unrealistische Therapieerwartungen (z. B. hundertprozentige Sicherheit ohne Zwänge)
- Ungünstiger Therapiezeitpunkt (z. B. Examensvorbereitung)
- Mangelnde Veränderungsbereitschaft des Patienten
- Anwendung ungeeigneter Psychotherapien (z. B. Psychoanalyse, Gesprächspsychotherapie, Hypnotherapie, Gestalttherapie etc.)
- Fachliche Fehler von Psychotherapeuten, etwa
  - mangelhafte Diagnostik
  - unzureichende Motivierung des Patienten
  - unklare Zielsetzung der Therapie
  - mangelhafte Strukturierung der Therapie
  - Verzicht auf ein therapeutenbegleitetes Konfrontationstraining (Flooding)
- Unzureichende Beachtung relevanter Begleiterkrankungen (z. B. Depressionen, Persönlichkeitsstörungen etc.)
- Unzureichende Einbeziehung der Partner/Angehörigen
- Mangelnde Berücksichtigung des Lebenskontextes des Patienten und unzureichende Anwendbarkeit auf den Lebensalltag außerhalb der Klinik
- Keine oder unzureichende Begleitmedikation (vor allem wenn

Zwangsgedanken dominieren und der Patient zusätzlich unter Depressionen leidet)

Eine gute und erfolgreiche Behandlung zieht immer Veränderungen des gesamten Lebenskontextes nach sich. Der Umgang mit sich selbst, dem Partner und der eigenen Familie, die eigene Haltung zum Beruf, zu Freunden und Angehörigen, die Gestaltung der Freizeit, fast alles erfährt durch den Patienten im Laufe der Behandlung und danach eine neue Akzentuierung. Wer dagegen glaubt, seine Zwänge in einer Klinik wegtherapieren lassen zu können, um anschließend sein Leben unverändert weiterzuführen, der sollte sich nicht wundern, wenn die Zwangssymptome nach der Rückkehr ins vertraute heimische Umfeld aufs Neue angefacht werden. Eine erfolgreiche Behandlung beinhaltet immer – weit über die eigentliche Therapie hinaus –, sich der bewussten und entschlossenen Auseinandersetzung mit der Erkrankung zu stellen. Wer nicht rückfällig werden will, darf nicht aufhören, an sich zu arbeiten. Eine große Hilfe kann die Mitwirkung in Selbsthilfegruppen sein. Gerade der regelmäßige Austausch mit anderen Betroffenen trägt dazu bei, immer wieder mit wachem Blick auf mögliche Problembereiche zu achten.

Interessanterweise ist die Dauer der Erkrankung in keiner Weise ein Indikator für ein schlechteres Therapieergebnis. Im Gegenteil zeigt sich häufig, dass gerade die Patienten, die bereits seit sehr langer Zeit mit Zwängen leben und sich dann endlich zu einer Behandlung entschließen, in der Therapie besonders motiviert sind und gute Ergebnisse erzielen können. Der Therapieerfolg hängt von der Ernsthaftigkeit des Veränderungswillens des Patienten ab und hierin tun sich mitunter gerade junge Menschen mit wenig Lebenserfahrung besonders schwer. Eigentlich müsste man erwarten, dass eine Psychotherapie in jungen Jahren immer bessere Ergebnisse aufweist, weil das Ausmaß der Chronifizierung dann noch geringer ist. Tatsächlich aber scheinen sich gerade Jugendliche und junge Erwachsene bisweilen besonders fest in ihrer Krankheit eingenistet zu haben. Der Zwang ist in dieser Phase manchmal noch zu wichtig und bei der Stabilisierung des eigenen Lebens gewissermaßen unersetzbar. Manche scheinen die Störung vor allem zur Betonung der eigenen Autonomie und zur Abgrenzung von den Anforderungen von Familie und Umwelt dringend zu brauchen. In manchen Fällen vergehen Jahre, bis ein echter Veränderungswunsch entsteht und eine Therapie doch noch helfen kann.

9. DIE SITUATION DER ANGEHÖRIGEN

Das Zusammenleben mit zwangskranken Menschen ist oft eine leidvolle und anstrengende Angelegenheit. Häufig erleben die Partner, Eltern, Kinder oder Freunde der Betroffenen ein für sie nicht nachvollziehbares Krankheitsbild, dem sie trotz aller guten Absichten und vieler Ratschläge hilflos gegenüberstehen. Manchmal tragen Angehörige aber auch selbst zur Aufrechterhaltung von Zwangsstörungen bei. Im Folgenden werden einige typische Interaktionsmuster skizziert, die das Zusammenleben erschweren und eher zur Chronifizierung als zur Überwindung der Krankheit beitragen.

9.1 Den Zwang ausreden, verbieten oder davon abhalten

Wenn Eltern erleben, dass ihr heranwachsendes Kind sich täglich stundenlang unter die Dusche stellt, beim Händewaschen nicht mehr vom Wasserhahn loskommt und die Haut von den großen Mengen an Seife und Desinfektionsmitteln immer dünner und rissiger wird, dann bekommen sie Angst. Sie möchten ihr Kind mit allen Mitteln vor dieser schrecklichen Erkrankung beschützen. Der erste und auch nachvollziehbare Impuls von Angehörigen zwangserkrankter Menschen besteht meistens darin, dem Betroffenen seine Zwangsgedanken und -handlungen ausreden zu wollen. So unsinnig erscheinen ihnen die vielfältigen Rituale, dass es ihnen plausibel erscheint, den Erkrankten auf der Basis menschlicher Vernunft von der Irrationalität seines Verhaltens zu überzeugen. Tatsächlich sind derartige «Überredungsversuche» völlig fruchtlos. Selbst wenn der Betroffene im Rahmen einer rationalen Erörterung grundsätzlich den Gedankengängen des Gegenübers zustimmt, so hat dies doch keinerlei Einfluss darauf, in welcher Intensität einer Zwangshandlung nachgegangen wird. Zwang entsteht jenseits von Rationalität! Ihm allein mit Hilfe von Logik und Verstand beikommen zu wollen, ist aussichtslos.

Wer mit guten Argumenten und Ratschlägen versucht, dem anderen zu helfen, und dann feststellen muss, wie vergeblich die eigenen Bemühungen waren, der reagiert fast zwangsläufig mit Frustration und oft sogar mit Wut. Die offensichtliche Unfähigkeit des Betroffenen, sich den Zwangsritualen zu entziehen, erscheint dann als regelrecht bösartig und trotzig. Fast wirkt das Ganze wie ein Machtspiel oder eine gezielte Provokation des Zwangskranken. Oft reagieren Angehörige mit deutlichem Ärger. Nicht zuletzt aus dem Erleben der eigenen Hilflosigkeit heraus liegt dann der Gedanke nahe, handfestere Methoden anzuwenden. Der Zwang wird verboten, die Zwangsutensilien entzogen. Dem inneren Zwang des Kranken wird der äußere Zwang (durch die Angehörigen) entgegengesetzt. «Einfach mal das Wasser ausdrehen und sehen, was dann passiert. Der muss doch merken, dass es auch so geht. Der muss sich doch einfach wieder beruhigen.»

Liest man nicht allenthalben in Therapieratgebern, dass der Patient sich konfrontieren und lernen müsse, auf das Zwangsritual zu verzichten? Manche Angehörige glauben dann, diese Konfrontation (ohne Zustimmung des Patienten!) durchsetzen zu können. Dann wird beispielsweise der Haupthahn abgedreht, der Strom abgeschaltet, das Badezimmer abgeschlossen und in manchen Fällen sogar versucht, den Zwangskranken mit körperlicher Gewalt an der Ausübung seines Rituals zu hindern. Was hier im Grunde gut gemeint und vor allem Ausdruck von Verzweiflung und Hilflosigkeit der Angehörigen ist, gestaltet sich für den Patienten zum echten Horror: Wird ein zwangskranker Mensch, der nicht aus freien Stücken zur Konfrontation und Auseinandersetzung mit seiner Erkrankung bereit ist, gegen seinen Willen an der Ausübung des Rituals gehindert oder dabei unterbrochen, so hat dies lediglich zur Folge, dass der Zwang danach mit noch größerer Intensität seinen Tribut fordert. Wir kennen keinen einzigen Fall, in dem durch Gewalteinwirkung oder ähnliche Übergriffe eine Besserung, geschweige denn Heilung der Störung erreicht worden wäre. Dennoch ereignen sich derartige Versuche, «dem Betroffenen zu helfen», immer wieder. Die Folge kann für den Kranken eine fast schon traumatische Erfahrung sein, durch die nicht zuletzt auch die Beziehung zum Angehörigen schwer gestört wird. Die vielen Scherben später wieder zu kitten, kann schwierig sein.

9.2 Wenn der Angehörige zum Komplizen wird

Ein Teil der Angehörigen kämpft zunächst – wie oben beschrieben – verbissen und erfolglos gegen die Zwänge. Sehr viele werden aber schließlich im Laufe der Zeit immer mehr zum Komplizen bei der Ausübung der Rituale. Gerade weil man den Partner oder Freund wertschätzt und ihm seine großen Ängste und inneren Nöte ersparen möchte, versucht man ihm in vorauseilender Anpassung immer wieder auf subtile Weise Sicherheitssignale zu geben. Man weiß ja schon, was für den anderen so schwierig ist. Da präpariert man bestimmte Orte schon so, dass von ihnen keinerlei Beunruhigung mehr ausgeht. Da plant man von vornherein einen großen Zeitbedarf ein, wenn das Kontrollieren der Türe nach Verlassen des Hauses Zeit kostet. Und immer wieder gibt es verbale Rückversicherungen, dass alles in Ordnung, nichts passiert sei, man sich keine Sorgen zu machen brauche etc. Manche Paare sind in diesem Zusammenspiel so routiniert, dass sie selbst gar nicht merken, wie sie gemeinsam für die Aufrechterhaltung der Zwangserkrankung sorgen.

Tatsächlich führt dieses Verhalten dazu, dass der Partner immer stärker zu einem Instrument wird, das sich zur Befriedigung der Zwänge einsetzen lässt. Kurzfristig bewirkt die Versicherung des Angehörigen selbstverständlich eine Reduktion der Anspannung und Angst. Vieles ist dann leichter oder wird überhaupt erst durch den Partner möglich. Andererseits bedeutet jede Rückversicherung und Beruhigung aber auch, Öl ins Feuer des Zwangs zu gießen. Ähnlich wie bei der Alkoholkrankheit, wo man von Co-Abhängigen spricht, könnte man hier von Co-Zwänglern sprechen. Ohne all ihr Engagement und ihr Zutun wäre der mit Zwängen und Ritualen angefüllte Lebensalltag gar nicht möglich. Das «System Zwang» würde ohne die Unterstützung der anderen oftmals zusammenbrechen.

Angehörige tun sich häufig schwer, wenn sie darauf hingewiesen werden, dass ihr eigenes Verhalten einen wichtigen Beitrag zur Aufrechterhaltung der Störung leistet. Schließlich meinen sie es doch nur gut und wissen einfach nicht, wie sie sonst helfen sollen. Sie halten es nicht aus, den anderen in Unruhe und Angst allein zu lassen, und versuchen, ihn in seinem Kampf zu unterstützen. Die gesamte Paar- oder Familiendynamik wird durch ein solches Zusammenwirken in besonderer Weise akzentuiert. Da ist auf der einen Seite der unsichere, schonungsbedürftige Kranke, auf der anderen Seite der ermahnende, rückversichernde, helfende und sich aufopfernde Angehörige. Aber nicht immer leiden die Partner bewusst unter solchen Beziehungsmustern, sondern finden unter Umständen in dieser Rollenverteilung sogar Halt und Orientierung. Die Zwangsstörung kann auch zusammenschweißen. Je länger das geht, desto exklusiver wird die Verbindung. Der Betroffene ist dann manchmal völlig abhängig vom anderen, der zwar über die Belastungen klagt, andererseits darin aber auch eine sinnstiftende Aufgabe sehen kann. Da sind zwei Wanderer unterwegs, die anscheinend einem gemeinsamem Ziel entgegengehen: den Zwang zu besiegen und endlich davon befreit zu werden. Dabei laufen sie aber fortwährend in der immer gleichen kreisförmigen Bahn, ohne je aus den starren Schemata der Krankheit ausbrechen zu können. Gemeinsam hoffen beide auf ein heilendes Wunder, ohne sich dessen bewusst zu sein, dass das Ende ihrer Komplizenschaft eine notwendige Voraussetzung für Veränderung wäre.

9.3 Der Zwang als «Waffe»

Begreift man eine Zwangsstörung nicht nur als individuelle Erkrankung, die sich innerhalb von Psyche und Körper eines einzelnen Menschen abspielt, sondern betrachtet man die Auswirkungen der Krankheit auf das umgebende soziale System (z. B. Familie, Freundeskreis, Arbeitswelt etc.), so wird deutlich, dass die Symptome einen sehr großen Einfluss auf alle Beteiligten haben. Die Zwangserkrankung und ihre Bedingungen bringen Botschaften ins Spiel, denen man sich nur schwer entziehen kann. Wenn «der Zwang» beispielsweise gebietet, dass man nochmals nach Hause zurückkehrt oder dass sich alle Familienangehörigen sorgfältig die Hände desinfizieren, dann hat dies direkte Auswirkungen auf das Erleben und Verhalten nicht nur des unmittelbar Betroffenen, sondern auch aller anderen. Der Zwang scheint dann fast wie eine eigene Sprache zu sein, die subtil Forderungen nach Zuwendung, Unterwerfung, Distanz und Bindung ausdrückt. Es ist dabei erstaunlich, wie sehr «der Zwang» die Machtverhältnisse prägt und Kontrolle über das Beziehungssystem gewinnt. Da werden Konflikte nicht offen verhandelt und es werden keine Kompromisse gesucht. Gerade wenn Menschen nicht in der Lage sind, in Auseinandersetzungen eigene Bedürfnisse konstruktiv und engagiert zu vertreten, scheint die Zwangserkrankung ihnen eine Möglichkeit zu geben, die eigene Position auf subtile Art zu stützen. Dann gilt: Der Zwang sticht alles, er entscheidet, er hat das letzte Wort. Dies steht in eklatantem Widerspruch zu den offen geäußerten Absichten der Betroffenen. Der zwangserkrankte Mensch gibt vor, gar nicht dominieren zu wollen, und weist jede Form der Aggression zurück. Er erlebt sich selbst als Opfer der Krankheit und keinesfalls als Täter, auch wenn aus der Außenperspektive sein Verhalten oft despotisch wirkt. Nicht die offen geäußerten Wünsche und die Bedürfnisse der beiden Partner bestimmen in solchen Fällen das gemeinsame Leben, sondern die vermeintlichen Erfordernisse der Krankheit.

Erst wenn den Beteiligten selbst dieser Mechanismus klar geworden ist und sie beginnen, Bedürfnisse deutlicher zu artikulieren und Auseinandersetzungen zu wagen, treten diese Aspekte stärker in den Hintergrund. Nicht nur für den Patienten, sondern auch für den Angehörigen bedeutet dies eine echte Herausforderung. Alle müssen beginnen, die Spielregeln der Interaktion dahingehend zu ändern, dass die Trumpfkarte «Zwang» nicht mehr die Oberhand hat. Das führt zu Konflikten, Spannungen und macht nicht selten Angst. Konstruktive Auseinandersetzungen ermöglichen auf der anderen Seite aber auch, starre Rollenmuster zu durchbrechen. Damit sich zukünftig beide Partner auf Augenhöhe begegnen können, müssen Angehörige lernen, ihre lähmende Rücksicht zu überwinden; die Patienten ihrerseits brauchen den Mut, sich nicht länger hinter der Krankheit zu verschanzen, sondern selbst Verantwortung zu übernehmen.

9.4 Sollte man seinem Partner alles sagen?

In der Praxis begegnen uns immer wieder Menschen, die ihre Zwangserkrankung über Jahre hinweg vor ihren Partnern geheim gehalten haben. Andere wiederum haben den Partner von Anfang an in all ihre Sorgen und Nöte eingeweiht. Welches Vorgehen ist grundsätzlich das bessere? Tatsächlich lässt sich diese Frage so pauschal nicht beantworten. Sicherlich ist es zumeist hilfreich, sich dem Partner grundsätzlich anvertrauen zu können. Aber es gibt auch Paare, bei denen das genaue Wissen um jeden kleinsten Zwangsgedanken, jeden Impuls und die vielfältigen kleinen Rituale die Beziehung dominiert und zu einer Belastung wird. Wenn man beispielsweise im Detail weiß, was der andere für ein Problem damit hat, eine fremde Hand zu schütteln, fällt es manchmal schwer, noch unbefangen und spontan zu sein. Andererseits möchte man natürlich auch seine Ängste mit dem anderen teilen. Ist es da nicht wichtig und gut, dem anderen möglichst viel über die Erkrankung mitzuteilen?

Überall dort, wo der andere sich durch die seltsamen Symptome der Krankheit zurückgewiesen fühlen könnte oder das Verhalten des Patienten primär als Aggression wahrnimmt (z. B. Unpünktlichkeit durch vielfältige Kontrollen), kann ein aufrichtiges und offenes Wort viele Missverständnisse ausräumen. Genauso wie bei jeder anderen Erkrankung scheint es hier sinnvoll, dem anderen das eigene Denken und Verhalten so weit zu erklären, dass er mit der Störung umgehen kann und zumindest in Ansätzen versteht, dass es sich um eine Erkrankung handelt, die nicht lediglich mit einer kleinen Willensanstrengung zu meistern ist. Eine derartige Öffnung umfasst also das grundsätzliche Eingeständnis des eigenen Leidens und der zugrunde liegenden Dynamik aus Zwangsgedanken und Zwangshandlungen. Darüber hinaus ist es meist das Eingeständnis, die Krankheit nicht allein aus eigener Kraft bewältigen zu können.

Keinesfalls ist dies jedoch damit zu verwechseln, den anderen bei jeder Gelegenheit in allen Einzelheiten über den aktuellen «Zwangsstatus» zu informieren. In der Regel würde das die Beziehung sehr belasten und wenig zur Überwindung der Erkrankung beitragen. Tatsächlich zeigt sich immer wieder, dass der eigene Umgang mit der Zwangsstörung unter Umständen leichter sein kann, wenn der Partner nicht in alle Einzelheiten eingeweiht ist und ein gemeinsames Leben außerhalb des Zwangs noch stattfindet. Wird die Erkrankung hingegen erschöpfend ausgebreitet, so droht sie zum übermächtigen, alle und alles dominierenden Thema der Partnerschaft zu werden. Nach der Maxime «so viel wie nötig, so wenig wie möglich» ist eine gewisse Zurückhaltung in unseren Augen letztendlich auch eine Frage des Respekts vor der anderen Person. Einer unserer Patienten wurde beispielsweise immer wieder von aggressiven Zwangsgedanken gequält, das eigene Kind könne bei einem Verkehrsunfall auf grausame Weise ums Leben kommen. Es war für ihn äußerst wichtig, über seine beteiligten Ängste und Gefühle differenziert im Rahmen der Psychotherapie sprechen zu können und sich verstanden zu wissen. Seine

Frau hingegen wollte er mit diesen Gedanken keinesfalls in Angst und Schrecken versetzen. Höchstwahrscheinlich wäre es auch wenig hilfreich gewesen, sie über diese täglich mehrmals auftretenden unangenehmen Gedanken zu informieren. Dieser Patient spürte instinktiv eine mögliche negative Folge einer zu großen Selbstöffnung und war der Auffassung, dass seine unangenehmen Gedanken seine Privatsache seien, mit der er selbst und alleine (und eventuell mit Hilfe seines Therapeuten) fertig werden müsste. Sicher lässt sich dieses Beispiel nicht verallgemeinern. Jeder zwangskranke Mensch muss für sich entscheiden, wo notwendige Information endet und überflüssige destruktive Selbstöffnung beginnt.

9.5 Tipps für Angehörige

Es ist immer schwer, Angehörigen allgemein verbindliche Ratschläge zu geben, wie sie sich am besten verhalten sollen. Zu unterschiedlich sind die Einzelfälle, als dass es einfach Rezepte zum Umgang mit dem Erkrankten gäbe. Trotzdem haben wir den Versuch gemacht, einige wichtige Aspekte zusammenzutragen, die sich für viele Angehörige immer wieder als relevant gezeigt haben.

1. Informieren Sie sich über das Krankheitsbild. Recherchieren Sie im Internet, kaufen Sie sich Bücher und tauschen Sie sich gegebenenfalls mit anderen Angehörigen aus, um mehr über die Erkrankung zu erfahren und sie besser zu verstehen. (Erkundigen Sie sich diesbezüglich z. B. bei der Deutschen Gesellschaft Zwangserkrankungen e.V., DGZ; siehe Seite 232 ff.). Angehörige, die das Wesen von Zwangsstörungen besser begriffen haben, sind auch eher in der Lage, unterstützend tätig zu werden und dem Betroffenen bei seinem Weg aus der Erkrankung zu helfen.
2. Akzeptieren Sie die Zwänge als Krankheit. Oft sind das Erleben und Verhalten der Betroffenen kaum nachvollziehbar. Machen Sie sich immer klar, dass es sich dabei nicht einfach um eine Willensangelegenheit oder gar mangelnde Charakterstärke handelt. Der Zwangskranke erlebt seine Zwänge als so dominant, dass er sich ihnen nicht entziehen kann. Sosehr er auch ein Ende der Zwänge herbeisehnt, so ist er ohne professionelle Hilfe doch meist nicht in der Lage, damit einfach aufzuhören.

3. Vermeiden Sie eine Komplizenschaft beim Umgang mit den täglichen Ritualen. Nehmen Sie dem Betroffenen nicht alles ab, geben Sie keine Rückversicherungen und lassen Sie sich nicht in Zwangshandlungen einspannen. Bleiben Sie freundlich und gelassen, weisen Sie aber gleichzeitig Forderungen nach stellvertretenden Kontrollen oder Rückversicherungen zurück. Jede Komplizenschaft führt zu einer Vertiefung und Aufrechterhaltung der Zwänge.
4. Lassen Sie es nicht zu, dass die Zwangsstörung zum Mittelpunkt des gesamten Familienlebens oder der Partnerschaft wird. Versuchen Sie zu vermeiden, dass ständig über den Zwang kommuniziert wird, und suchen Sie sich Inseln, wo Sie und der andere jenseits des Zwangs angenehme Stunden miteinander verbringen können.
5. Ermutigen Sie den anderen zu Therapie und Behandlung. Fast allen Patienten mit Zwängen kann mit Hilfe von Psychotherapie und Medikamenten geholfen werden. Auch wenn beim zwangskranken Menschen die Scham anfangs groß ist und viele Ängste vorliegen: Drängen Sie auf Einbeziehung professioneller Hilfe und bieten Sie an, bei der Suche nach einem Therapeuten zu helfen.
6. Vermitteln Sie Hoffnung und Motivation. Zwänge sind nicht einfach ein lebenslanges Schicksal, sondern es gibt effektive und erfolgreiche Wege, sie zu überwinden oder besser mit ihnen zurechtzukommen. Lassen Sie sich nicht von der Niedergeschlagenheit und dem Pessimismus anstecken, den Kranke manchmal ausstrahlen. Verdeutlichen Sie Ihre Bereitschaft zur Mitarbeit und Unterstützung.
7. Ermutigen Sie den Betroffenen, sich mit Gleichgesinnten zusammenzutun. Die Arbeit in Selbsthilfegruppen ist für viele ein hilfreiches Werkzeug bei der Bewältigung der eigenen Erkrankung. Kontaktadressen für Selbsthilfegruppen finden Sie bei der Deutschen Gesellschaft Zwangserkrankungen e.V. (siehe Seite 232 ff.).
8. Achten Sie auf Ihre eigenen Bedürfnisse und Grenzen. Kein Mensch ist unendlich belastbar. Angehörige von Zwangserkrankten neigen oft dazu, sich über die Maßen zu verausgaben. Nur wenn Sie auf Ihre eigenen Bedürfnisse achten, sich selbst immer wieder eine Auszeit gönnen und bewusst versuchen, positive Aspekte in Ihr Leben zu integrieren, werden Sie genug Ausdauer und Kraft haben, den Kranken durch Behandlung und Therapie zu begleiten.
9. Scheuen Sie sich nicht, selbst professionelle Unterstützung aufzu-

suchen, wenn Sie merken, dass Sie selbst am Ende Ihrer Kräfte sind. Der Alltag eines Angehörigen kann so anstrengend sein, dass mit der Zeit ein Erschöpfungszustand einsetzt, der sich nicht einfach durch ein paar Stunden Erholung ausgleichen lässt. Wenn Sie an sich merken, wie Ihre Lebensenergie kontinuierlich abnimmt, Ihr Elan immer weniger wird und sich Niedergeschlagenheit oder innere Leere in Ihnen breitmachen, dann wenden Sie sich an Ärzte, Psychotherapeuten oder Beratungsstellen.

10. WENN KINDER ZWÄNGE ENTWICKELN

Im Laufe ihrer Entwicklung greifen viele Kinder phasenweise auf Entwicklungsrituale und abergläubisches Verhalten zurück. Beides ist Teil einer normalen Entwicklung und lässt normalerweise ab dem Alter von acht Jahren allmählich wieder nach. Besonders in Zeiten des Übergangs oder Umbruchs – etwa beim Wechsel vom Kindergarten in die Schule oder bei einer Trennung der Eltern – sind die meisten zwanghaften Verhaltensweisen von Kindern und Jugendlichen harmlos und kein Vorbote einer drohenden Zwangsstörung. Statistisch gesehen, sind besonders ängstliche, empfindsame und selbstunsichere Kinder gefährdeter, eine Zwangsstörung zu entwickeln.

Gewohnheiten und Rituale nehmen in gewisser Weise Entscheidungen ab und vermitteln dadurch Struktur und Sicherheit. In neueren Studien zeigten bis zu acht Prozent der untersuchten Kinder gleichsam zwanghafte Verhaltensweisen. Oft helfen diese Verhaltensweisen den Kindern dabei, ihre Ängste besser zu bewältigen und den Alltag als weniger bedrohlich zu empfinden. Bei vielen nach außen zwanghaft wirkenden Verhaltensweisen («Ich darf auf dem Weg zur Schule aber nur auf den dunklen Pflastersteinen laufen!») handelt es sich zudem um harmlose Rituale und Spiele, die mit der Zeit von allein wieder verschwinden. Bedenklich wird es dagegen, wenn das Kind dauerhaft einen bedrückten und unzugänglichen Eindruck macht, sich von seinen Freunden und der Familie zurückzieht und stundenlang mit scheinbar unsinnigen Handlungen beschäftigt ist. In diesen Fällen ist es sicherlich ratsam, so früh wie möglich einen Kinderarzt oder besser noch einen Kinderpsychologen bzw. -psychiater zu befragen. Besonders dann, wenn sich das Kind offenbar für sein Verhalten schämt, aber gegen seine Zwänge machtlos ist. Zwangs- und auch Angststörungen treten in vielen Familien gehäuft auf, wobei die genauen Ursachen hierfür zurzeit noch unklar sind.

Fallbeispiel 1: Elisabeth, 17 Jahre, Wasch- und Betzwänge

Die 17-jährige Schülerin Elisabeth leidet seit ihrem 11. Lebensjahr unter Wasch- und Betzwängen (Gedankenzwängen). Ihren Waschzwängen liegt die Befürchtung zugrunde, dass sie durch Unachtsamkeit und mangelnde Hygiene Bakterien einschleppen und dadurch ihre Familie – insbesondere ihre kleinen Halbschwestern – krank machen könnte.

Wenn Elisabeth von der Schule oder vom Einkaufen nach Hause kommt, muss sie sich nach ihrer Rückkehr als Erstes gründlichen Wasch- und Reinigungsritualen unterziehen. Zu Beginn ihrer Erkrankung reichte das Reinigen der Hände mit Seife und Desinfektionsmittel aus. Inzwischen muss sie sich komplett umziehen und sich vorher zeitaufwändigen Duschritualen unterziehen. Häufig fühlt sie sich nach dem Duschen immer noch unwohl und beginnt nach dem Abtrocknen noch einmal von vorn mit dem Duschritual. Ihre Haut ist durch die Belastungen inzwischen stark angegriffen.

Die Betzwänge haben sich aus der Angst heraus entwickelt, ihrer Mutter könnte etwas zustoßen. Sobald Gedanken und Befürchtungen in dieser Hinsicht auftreten, betet sie sechsmal das Vaterunser. Sechs ist ihrer Ansicht nach eine gute Zahl, die dabei hilft, ihre Mutter zu beschützen. Anschließend fühlt sie sich jedoch oft unsicher, ob sie auch tatsächlich sechsmal das Vaterunser gebetet hat. Diese Unruhe lässt sich nur durch einen erneuten Betzyklus einigermaßen abmildern. Inzwischen verbringt Elisabeth jeden Tag drei bis fünf Stunden mit ihren Zwängen. Dadurch bleibt ihr kaum noch Zeit für die Hausaufgaben und ihre Freundinnen, von denen sie sich immer weiter zurückzieht. Das intelligente Mädchen war immer eine sehr gute Schülerin. Jetzt ist ihre Versetzung gefährdet. Daraufhin beschließen Elisabeth und ihre Mutter, dass sich dringend etwas ändern muss und Elisabeth professionelle Hilfe braucht.

Fallbeispiel 2: Richard, 8 Jahre, Kontrollzwänge

Richard ist ein achtjähriger aufgeweckter, aber sehr sensibler Junge. Während eines Urlaubes mit seinen Eltern in Süditalien entwickelte er scheinbar aus dem Nichts heraus die Befürchtung, Kratzer an Autos zu hinterlassen. An einem Autobahnparkplatz auf dem Weg in den Urlaub musste sich Richard zwischen eng parkenden Autos hindurchzwängen, um wieder zu seinen Eltern zu gelangen. Auf der Weiterfahrt quälte ihn plötzlich die Angst, er könne dabei die Autos beschädigt haben. Er versuchte, seinen Vater zu überreden, noch einmal zu dem Parkplatz zurückzufahren und nachzuschauen. Seine Eltern weigerten sich umzukehren, redeten aber beruhigend auf ihren Sohn ein. Trotzdem fühlte sich Richard auf der gesamten Fahrt nervös und unwohl. Innerhalb kurzer Zeit dehnte sich seine Angst vor unachtsamer Beschädigung auf zahlreiche andere Autos und Motorräder aus. Richard versuchte daraufhin, parkende Fahrzeuge so weit wie möglich zu meiden.

Auf dem Weg zur Schule nahm er einen langen Umweg in Kauf, um nicht mit dem Fahrrad an parkenden Autos vorbeifahren zu müssen.
Musste er dennoch direkt an Fahrzeugen vorbeifahren oder -laufen, so kehrte er mehrfach um und überprüfte diese auf eventuell entstandene Schäden. Sobald er Kratzer oder Beschädigungen entdeckte, fühlte er sich stundenlang dafür verantwortlich und entsprechend unwohl.
Richards Eltern waren bald ebenso ratlos und verzweifelt wie ihr Sohn. Schließlich begannen sie, Richard bei seinen Kontrollen zu unterstützen, und wurden von ihm nach und nach immer stärker in die Zwänge eingebunden. Ein befreundeter Psychologe äußerte schließlich den Verdacht, Richard könne unter einer Zwangsstörung leiden. Daraufhin suchten seine Eltern mit ihm Hilfe in einer entsprechend spezialisierten Praxis.

10.1 Beginn und Häufigkeit von Zwangsstörungen bei Kindern

Eine Zwangsstörung beginnt bei Kindern häufig im Alter zwischen sieben und zwölf Jahren. Ein früherer Beginn ist möglich, aber relativ selten. Bei jüngeren Kindern sind Jungen anderthalb bis dreimal so häufig betroffen wie Mädchen. Dieser Geschlechtsunterschied gleicht sich jedoch bei älteren Kindern und Jugendlichen wieder aus. Bei mehr als der Hälfte der erwachsenen Betroffenen (50 bis 60 Prozent) traten Zwänge und zwanghafte Verhaltensweisen bereits in der Kindheit auf. Wie erwähnt, wurden in Untersuchungen bei bis zu acht Prozent der Kinder und Jugendlichen zwanghafte Verhaltensweisen entdeckt. Aber nur etwa zwei Prozent entwickeln daraufhin auch eine behandlungsbedürftige Zwangsstörung, was in etwa der Häufigkeit der Erkrankung bei Erwachsenen entspricht.
Bei den meisten betroffenen Kindern und Jugendlichen treten Zwangsgedanken und Zwangshandlungen gemeinsam auf. Wie auch bei Erwachsenen sind die häufigsten Zwangshandlungen Wasch- und Putzzwänge, gefolgt von Kontroll-, Wiederholungs-, Ordnungs- und Zählzwängen. Zwangsgedanken beziehen sich häufig auf Angst vor Verschmutzung oder Verseuchung sowie aggressive und gewalttätige Vorstellungen, Angst vor eigenen und fremden Verletzungen sowie religiöse Vorstellungen. Interessanterweise können sich die Zwänge betroffener Kinder und Jugendlicher innerhalb kurzer Zeit grundlegend verändern. Ein beste-

hender Kontrollzwang, der sich etwa auf die Überprüfung elektrischer Haushaltsgeräte bezieht, kann innerhalb weniger Wochen von einem Waschzwang und später von Grübelzwängen abgelöst werden.

Ebenso wie bei Erwachsenen treten Zwangsstörungen auch bei Kindern und Jugendlichen häufig in Verbindung mit anderen psychischen Störungen auf. Sehr oft ist beispielsweise die Verbindung von Zwangs- und Angststörungen. Auch Tic-Störungen, Verhaltensauffälligkeiten, Lern- und Essstörungen sind in der Kombination mit Zwängen keine Seltenheit. Wenn ein Kind längere Zeit unter einer Zwangsstörung leidet, steigt zudem sein Risiko für die Entwicklung einer Depression. Dieser Umstand zeigt deutlich, wie groß der Leidensdruck der betroffenen Kinder und Jugendlichen ist.

Das PANDAS-Syndrom

Ein Sonderfall bei der Entstehung von Zwangsstörungen bei Kindern stellt das so genannte PANDAS-Syndrom dar. PANDAS ist die Abkürzung für «Pediatric Autoimmune Neoropsychiatric Disorder Associated with Strep». Dieser Erkrankung geht eine Streptokokkeninfektion voraus. Es kommt quasi über Nacht zum Auftreten von Zwangssymptomen, die eine Art fehlgeleitete Immunantwort auf eine Streptokokkenerkrankung sind. Die Krankheit beginnt vor dem Einsetzen der Pubertät. Am häufigsten tritt sie bei Jungen im Alter zwischen fünf und zwölf Jahren auf. Diese leiden dann innerhalb von vier Wochen nach einer Streptokokkeninfektion plötzlich unter massiv einsetzenden bzw. episodisch verlaufenden Tics und Zwängen. Das PANDAS-Syndrom lässt sich erfolgreich mit Antibiotika behandeln, die bei normalen Zwangsstörungen wirkungslos sind. Eine frühzeitige und konsequente Behandlung wird empfohlen, da die Erkrankung andernfalls einen chronischen Verlauf nehmen kann. Seit 2012 fasst das staatliche National Institute of Mental Health in Amerika unter PANS (Pediatric Acute-onset Neuropsychiatric Syndrome) PANDAS als Streptokokken-Subkategorie zusammen. PANS und PANDAS teilen die diagnostischen Kriterien, jedoch wird PANS nicht zwangsläufig durch eine Streptokokkeninfektion hervorgerufen, sondern kann beispielsweise auch durch Stoffwechselstörungen ausgelöst werden. Auch eine Infektion mit Mykoplasmen oder anderen Erregern sowie bestimmte Stoffwechselstörungen und genetische Veränderungen stehen im Verdacht, PANS auszulösen.

10.2 Verhaltenstherapie bei Kindern und Jugendlichen

Die Behandlung von Zwängen bei Kindern und Jugendlichen unterscheidet sich nicht grundlegend von den Therapiemöglichkeiten bei Erwachsenen. Allerdings sollten besonders im Falle einer medikamentösen Behandlung die Chancen und Risiken besonders sorgfältig abgewogen werden. Wie bei Erwachsenen hat sich auch bei Kindern und Jugendlichen die kognitive Verhaltenstherapie mit einem Reizkonfrontationstraining als langfristig wirksamste Behandlungsmethode bei Zwangsstörungen herausgestellt. Um das Kind gefühlsmäßig nicht übermäßig stark zu belasten, ist allerdings eine stufenweise Konfrontation vielfach besser als die bei Erwachsenen häufiger angewandte Reizüberflutung («flooding»). Wird eine Verhaltenstherapie fachgerecht durchgeführt, so verbessern sich die Zwangssymptome von Kindern und Jugendlichen durchschnittlich um 45 bis 67 Prozent.

Neben der Reizkonfrontation und Reaktionsverhinderung kann eine verhaltenstherapeutische Behandlung von Kindern und Jugendlichen unter anderem folgende Punkte umfassen:

- Allgemeine Informationen über das Störungsbild («Psychoedukation»): Idealerweise wird die gesamte Familie über die psychologischen und medizinischen Aspekte der Zwangsstörung informiert, um falsche Erwartungen oder Schuldgefühle zu vermeiden.
- Veränderungen («Intervention») innerhalb der Familie: Stärker als bei Erwachsenen werden die Zwangssymptome von Kindern und Jugendlichen durch das Verhalten der anderen Familienmitglieder beeinflusst. Insofern ist es wichtig, die auslösenden und aufrechterhaltenden Faktoren der Störung zu erkennen und entsprechend zu verändern. Eltern und Geschwisterkinder werden beispielsweise angeleitet, sich von dem betroffenen Kind nicht in die Zwangshandlungen einbinden zu lassen.
- Kognitive Veränderungen: Kognitive Prozesse (Gedanken, Wahrnehmungen, Befürchtungen) spielen bei der Entstehung und Aufrechterhaltung von Zwangsstörungen eine zentrale Rolle. Aus diesem Grund müssen die Kinder und Jugendlichen lernen, wie sie diese Prozesse besser steuern und für sich umgestalten können. Häufig stecken hinter Zwangsstörungen überzogene Ansprüche oder Selbstein-

schätzungen wie etwa ein übertriebenes Verantwortungsbewusstsein, ein unrealistischer Wunsch nach Perfektion oder eine generelle Überschätzung drohender Gefahren. Diese sollten im Rahmen der Therapie aufgedeckt und durch realistischere Annahmen ersetzt werden.
- Ein ganz zentrales Ziel der Behandlung sollte zudem darin bestehen, das betroffene Kind zum Chef seiner Zwangsstörungen zu machen und sich nicht länger von ihr beherrschen zu lassen.

10.3 Medikamentöse Behandlung von Zwängen bei Kindern

Sofern irgendwie möglich, sollten Kinder und Jugendliche immer erst verhaltenstherapeutisch behandelt werden. Reicht das nicht aus oder sprechen sonstige Gründe gegen eine Verhaltenstherapie, so kann eine medikamentöse Behandlung erwogen werden. Vor allem dann, wenn der Leidensdruck der betroffenen Kinder sehr groß ist und eine Verhaltenstherapie ohne unterstützende Medikation gar nicht durchführbar ist. Ähnlich wie im Erwachsenenbereich auch konnten mittlerweile zahlreiche Untersuchungen eine gute Wirksamkeit der ursprünglich für die Behandlung von Depressionen entwickelten Selektiven Serotonin-wiederaufnahme-Hemmer (SSRI) nachweisen. Mit Clomipramin konnte sich zudem auch ein trizyklisches Antidepressivum bei der Behandlung von Zwängen im Kindes- und Jugendalter bewähren. Mehr als die Hälfte der behandelten Kinder erfährt durch die Einnahme eine deutliche Verbesserung ihrer Zwänge. Ein Drittel der entsprechend behandelten Kinder nannte zudem keinerlei Nebenwirkungen.

Trotz dieser positiven Ergebnisse stehen Eltern und auch die betroffenen Kinder selbst einer medikamentösen Behandlung oft sehr skeptisch gegenüber. Die Vorbehalte sind verständlich und lassen sich durch die vorhandenen Untersuchungsergebnisse leider auch nicht vollständig beseitigen. Problematisch ist beispielsweise die Tatsache, dass bislang wenig bis gar keine Erfahrungen bezüglich langfristiger Auswirkungen dieser Medikamente auf die Gehirnentwicklung der Kinder vorliegen.

Noch kritischer ist der Einsatz von so genannten atypischen Neuroleptika bei Zwangsstörungen im Kinder- und Jugendbereich zu sehen. Hier ist die Datenlage gegenwärtig noch deutlich schlechter als bei den SSRI. Aus diesem Grund sollten sie eigentlich nur dann zum Einsatz kommen, wenn alle anderen Möglichkeiten bereits ausgeschöpft wurden.

10.4 Was erfolgreiche Behandlung erleichtert

Sowohl die Wirksamkeit einer Psychotherapie als auch die Bereitschaft zur Mitarbeit bzw. zu einer gegebenenfalls erforderlichen Medikamenteneinnahme hängt nachweislich sehr eng mit der Beziehung zwischen dem Betroffenen und seinem Therapeuten zusammen. Empfindet ein Klient einen Therapeuten als unsympathisch oder nicht kompetent, so wird er sich nach Möglichkeit auch nicht von ihm behandeln lassen. Werden Kinder und Jugendliche psychotherapeutisch behandelt, so erfolgt diese Bewertung und auch die Entscheidung für oder gegen einen Therapeuten häufig von den Eltern. Verständlicherweise bevorzugen dabei viele Mütter und Väter für ihre Kinder eher erfahrene und somit ältere Therapeuten. Aus Sicht der betroffenen Kinder muss das aber nicht unbedingt die richtige Wahl sein. Erfahrungsgemäß ist es gerade für Jugendliche günstig, wenn ihr Therapeut oder ihre Therapeuten altersmäßig noch nicht zu weit von ihnen entfernt ist, in etwa die gleiche Sprache spricht und womöglich sogar einen ähnlichen Mode- und Musikgeschmack besitzt. Wenn das Lernmodell aus Sicht der Kinder und Jugendlichen cool, sympathisch und vertrauenserweckend ist, so fällt es vielen leichter, den mitunter belastenden und steinigen Therapieweg auf sich zu nehmen und bis zum Ende durchzuhalten.
Ein weiterer wichtiger Punkt im Rahmen einer psychotherapeutischen Behandlung von Kindern und Jugendlichen ist das so genannte Therapierational. Bei dem mitunter schwierigen Kampf gegen die Zwänge hilft den kleinen Patientinnen und Patienten eine für sie verständliche und akzeptable Erklärung, warum sie Zwänge haben und wie sie diese bewältigen können. Je nach Alter des Kindes können dabei auch kleine Geschichten und Spiele zur Motivation im Kampf gegen den Zwang eingesetzt werden. Bekannt ist in diesem Zusammenhang beispielsweise die Geschichte des Zwangsmonsters von dem Hamburger Professor Iver Hand. Dieses Zwangsmonster nistet sich ungefragt im Kinderzimmer ein und versucht den Kindern Angst zu machen. Wenn das betroffene

Kind es nicht regelmäßig füttert (= Zwangshandlungen durchführt), droht das Monster damit, die Angst immer weiter ansteigen lassen. In Wirklichkeit will das Zwangsmonster aber nur ein einfaches und möglichst bequemes Leben haben und sich im Kinderzimmer – und damit im Leben des Kindes – immer weiter ausbreiten. Mit der Unterstützung des Therapeuten sollen die betroffenen Kinder dem Zwangsmonster das Leben möglichst schwermachen und seine Fütterung verweigern. Gelingt ihnen das, dann wird es ihm irgendwann zu ungemütlich und es sucht sich ein neues Zuhause.
Im Gegensatz zu dieser spielerischen Herangehensweise an die Zwänge wollen Jugendliche ab dem 13. oder 14. Lebensjahr in der Regel von ihren Therapeuten ernst genommen und möglichst wie Erwachsene behandelt werden. Kindliche Geschichten und Spiele würden sich somit eher negativ auf ihre Behandlungsmotivation auswirken. Interessiert sich der Therapeut dagegen für ihre Sichtweise und ihren Erklärungsansatz bezüglich der Zwangsstörung, so lässt sich dadurch eine gute Basis für die weitere Zusammenarbeit und das erforderliche eigenverantwortliche Handeln der betroffenen Jugendlichen schaffen.

10.5 Die Rolle der Eltern und der Geschwister

Kinder mit psychischen Problemen und Störungen brauchen von ihren Eltern und Geschwistern ganz besonders viel Liebe, Aufmerksamkeit, Solidarität und Hilfe. Wenn Kinder unter Zwangsstörungen leiden, fällt den betroffenen Familien diese Unterstützung jedoch nicht immer leicht. Untersuchungen zufolge belastet nämlich kaum eine Störung das Familienleben so stark wie Zwänge. Um das leidende Kind zu entlasten, lassen sich viele Eltern und Geschwisterkinder nach und nach mit in die Zwangsstörung einbinden. Im Auftrag des zwangskranken Kindes kontrollieren sie dann beispielsweise Türen oder Haushaltsgeräte, unterwerfen sich rigiden Sauberkeitsritualen oder versuchen das Kind durch ständige Rückversicherungen zu beruhigen. Was verständlich und gut gemeint ist, hilft jedoch nur kurzfristig. Langfristig trägt dieses Verhalten zu einer Festigung der bestehenden Zwangsstörung bei. Eltern und Geschwisterkinder müssen deshalb unter der Anleitung des Therapeuten lernen, wohl das betroffene Kind, nicht aber den Zwang zu unterstützen. Nicht zuletzt deshalb ist eine frühzeitige Einbindung der Familienmitglieder in die Zwangsbehandlung sinnvoll und empfehlenswert. In der Regel machen sich die meisten Eltern verständlicherweise große Sorgen um ihre Kinder und wollen deshalb auch genau wissen, was mit ihnen im Rahmen der Behandlung passiert. Darüber hinaus haben sie die Entstehung der Störung meist im Detail verfolgt und können dem Therapeuten hier sehr wichtige Informationen liefern.

Was kann die Familie tun?
Jedes Kind und jeder Jugendliche ist anders. Insofern sind allgemeingültige Verhaltensempfehlungen natürlich nur sehr begrenzt möglich. Grundsätzlich haben sich beim Umgang mit zwangskranken Kindern und Jugendlichen aber folgende Verhaltensweisen bewährt:

- Informieren Sie sich ausgiebig über die Zwangsstörung Ihres Kindes und deren möglichen Verlauf.
- Akzeptieren Sie, dass Ihr Kind den Weg aus der Zwangsstörung alleine nicht schaffen kann und entsprechend professionelle Hilfe benötigt.
- Nehmen Sie diese Hilfe in der Person eines Kinderpsychologen oder -psychiaters so früh wie möglich in Anspruch.
- Vermeiden Sie übermäßig hohe Anforderungen und Ansprüche an Ihr Kind, und seien Sie verständnisvoll, dass Ihr Kind zu Hause häufiger Zwangssymptome zeigt als anderswo.
- Überprüfen Sie kritisch Ihr eigenes Zwangsverhalten und nehmen Sie gegebenenfalls selbst professionelle Hilfe in Anspruch.
- Auch wenn es schwerfällt: Unterstützen Sie Ihr Kind nicht bei seinen Zwangshandlungen, beispielsweise indem Sie Kontrollgänge übernehmen.
- Lassen Sie, wenn irgend möglich, nicht den gesamten (Familien-) Alltag von der Zwangsstörung bestimmen und nehmen Sie sich immer wieder Zeit für eigene Freizeitaktivitäten und Hobbys.
- Loben Sie Ihr Kind für Fortschritte und zeigen Sie Verständnis für Rückfälle.

Der Ausstieg aus einer aktiven Unterstützung der Zwangshandlungen kann für Familien sehr belastend sein. Viele Eltern fühlen sich durch das Verhalten ihres Kindes stark verunsichert und sind sich nicht selten uneinig darüber, wie man mit dem betroffenen Kind am besten umgehen sollte. Erschwerend kommt noch das Gefühl hinzu, das Kind nicht genügend zu unterstützen. Aber auch das Kind selbst kann sich von seiner Familie schmerzlich im Stich gelassen fühlen. Hier ist es für alle Beteiligten besonders wichtig, dass der behandelnde Therapeut immer wieder auf die langfristigen Behandlungsziele hinweist und auch ganz konkrete Handlungsanweisungen gibt.

In einigen Fällen können der Erziehungsstil und das eigene Verhalten der Eltern die Zwangsstörung mit ausgelöst haben bzw. diese im weiteren Verlauf aufrechterhalten. Häufig sind sich die Eltern dessen auch bewusst und geben dem Therapeuten auf dessen Nachfragen hin bereitwillig Auskunft. Dabei sollte es immer und ausschließlich darum gehen, für das betroffene Kind gemeinsam den besten und wirkungsvollsten Behandlungsweg zu finden. Es geht nicht darum, den Schuldigen oder die Schuldige für die Zwangsstörungen des Kindes auszumachen und anzuprangern.

10.6 Wie und wo Kinder mit Zwangsstörungen behandelt werden

Die Versorgungs- und Ausbildungssituation im Bereich Kinder- und Jugendpsychotherapie und -psychiatrie ist in Deutschland gegenwärtig leider alles andere als zufriedenstellend. Ist es für Erwachsene schon schwer, zeitnah einen kompetenten Verhaltenstherapeuten für die Zwangsbehandlung zu finden, so ist dies für Kinder und Jugendliche nahezu unmöglich. In Zahlen ausgedrückt, stehen laut dem «Berufsverband der Ärzte für Kinder- und Jugendpsychiatrie und Psychotherapie» (BKJPP) für die rund 1,5 Millionen psychiatrisch behandlungsbedürftigen Kinder und Jugendlichen in Deutschland zurzeit etwa 500 niedergelassene Fachärzte mit eigener Praxis, rund 6000 tagesklinische bzw. stationäre Behandlungsplätze sowie Institutsambulanzen in über 130 Kliniken zur Verfügung. Aber das reicht bei Weitem nicht aus: Zumindest im ambulanten Bereich wird der tatsächliche Bedarf etwa doppelt so hoch geschätzt.

Laut einer repräsentativen Befragung des Robert Koch-Instituts in Berlin (BELLA-Studie) erhalten die meisten Kinder und Jugendlichen trotz einer Verbesserung im ambulanten Bereich noch immer nicht die Versorgung, die sie eigentlich bräuchten. Demnach werden nur etwa 30 Prozent der Kinder und Jugendlichen in Deutschland mit psychischen Störungen angemessen behandelt. Dabei wird im Falle einer starken psychischen Belastung sowie in größeren Städten und Gemeinden und im Osten Deutschlands deutlich häufiger Hilfe gesucht und in Anspruch genommen.

Dieser Versorgungsengpass führt unter anderem dazu, dass im ganzen Bundesgebiet etwa 80 Prozent der Leistungen auf den Bereich Diagnostik entfallen und nur ungefähr 20 Prozent tatsächlich für therapeutische Leistungen aufgewendet werden. Zudem erhält mit rund 40 Prozent nicht einmal die Hälfte der stationär behandlungsbedürftigen Kinder und Jugendlichen eine fachgerechte Behandlung. Der Rest wird in Kliniken anderer Fachrichtungen betreut, die für kinder- und jugendpsychiatrische Störungen nicht oder nicht ausreichend ausgebildet sind. Erschwerend kommt hinzu, dass ein Großteil der verfügbaren Kinder- und Jugendpsychotherapeuten tiefenpsychologisch ausgebildet ist, was für die Behandlung von Zwängen wenig hilfreich ist. Aus diesem Grund ist es selbst in Ballungsräumen alles andere als einfach, einen ambulant behandelnden und entsprechend verhaltenstherapeutisch ausgebildeten und arbeitenden Kinder- und Jugendpsychotherapeuten zu finden. Empfehlenswert ist hier sicherlich, über große Selbsthilfeorganisationen wie beispielsweise die «Deutsche Gesellschaft Zwangserkrankungen e.V.» oder auch eine anerkannte stationäre Einrichtung Adressen von erfahrenen ambulanten Behandlern zu erfragen und mit diesen möglichst frühzeitig Kontakt aufzunehmen.

Zwangsstörungen bei Kindern und Jugendlichen können und sollten so weit wie möglich ambulant behandelt werden. Auf diese Weise bleiben die Kinder zum einen in ihrer vertrauten Umgebung und können zum anderen direkt vor Ort die Bewältigung ihrer Zwänge trainieren. Erfahrungsgemäß sollten die Zwänge dort behandelt werden, wo sie entstanden sind und somit auch am häufigsten auftreten. Vielen betroffenen Kindern und auch Erwachsenen fällt es beispielsweise relativ leicht, ihre Zwänge in fremden Umgebungen zu unterdrücken. Insofern kann es gut sein, dass die Zwänge in der Klinik gar nicht so dramatisch erscheinen und erst zu Hause wieder verstärkt auftreten. Handelt es sich um eine sehr schwere Form der Zwangsstörung oder leidet das betroffene Kind womöglich unter weiteren psychischen Störungen wie zum Beispiel Depressionen oder Essstörungen, so kann dagegen ein stationärer oder teilstationärer (tagesklinischer) Aufenthalt sinnvoller sein. Das gilt auch dann, wenn ambulant nicht die gewünschten Erfolge erzielt wurden, das Kind eine geringe Behandlungsmotivation zeigt bzw. die Eltern-Kind-Beziehung gerade sehr angespannt ist. In diesen Fällen kann es für alle Beteiligten hilfreich und entlastend sein, wenn das betroffene Kind eine Weile anderweitig betreut und behandelt wird.

Leider sieht es im Bereich der stationären Versorgung nicht besser aus als bei der ambulanten Versorgung. Die meisten auf Zwänge spezialisierten psychosomatischen Kliniken in Deutschland stehen inzwischen unter privater Trägerschaft und nehmen ausschließlich erwachsene Patienten auf. Insofern bleibt hier meist nur der Rückgriff auf städtische oder universitäre Kinder- und Jugendpsychiatrien, die zu einem großen Teil bevorzugt medikamentös behandeln und tiefenpsychologisch arbeiten. Aus diesem Grund ist es sinnvoll, sich vorab über die angebotenen Behandlungskonzepte zu informieren und gegebenenfalls nach Alternativen in der weiteren Umgebung zu suchen. Erfragt werden sollte beispielsweise, ob sich die Klinik mit der Behandlung von Zwängen auskennt und ob ein Reizkonfrontationstraining – auch zu Hause bzw. dort, wo die Zwänge am häufigsten auftreten – durchgeführt wird.

Wichtig ist in jedem Fall, dass den betroffenen Kindern zeitnah, kompetent und nach dem aktuellen Stand der Wissenschaft geholfen wird. Ist das gewährleistet, so sollte die Frage nach einer ambulanten oder stationären Behandlung eher zweitrangig sein.

Der Behandlungsverlauf von Elisabeth (Beispiel 1):

Zu Beginn der Behandlung ließ sich rasch herausarbeiten, dass die Betzwänge von Elisabeth erstmals kurz nach der Scheidung ihrer Eltern auftraten. Das Mädchen war zu dieser Zeit alleine mit der Großmutter ins Allgäu gefahren und litt unter starkem Heimweh. Jeden Abend wurde sie von der Angst verfolgt, ihrer Mutter könne etwas zustoßen und sie müsse dann für immer bei der Großmutter bleiben. In ihrer Verzweiflung begann sie zu beten und stellte dabei fest, dass die innere Anspannung dadurch merklich nachließ.

Kurz nach der Scheidung heiratete ihre Mutter erneut und bekam noch zwei Töchter. In dieser Zeit fühlte sich Elisabeth oft vernachlässigt und abgelehnt. Sie hatte das Gefühl, dass die gesamte Aufmerksamkeit der neuen Familie und ihren beiden kleinen Halbschwestern galt. Nach einem heftigen Streit mit ihrer Mutter hatte Elisabeth eines Tages den Gedanken, dass sie ihren beiden Schwestern am liebsten etwas antun würde. Dieser Gedanke war für sie so schlimm, dass sie ihn um jeden Preis ungeschehen machen und aus ihrem Kopf verbannen wollte. Gleichzeitig entstand die Angst, sie könnte den kleinen Mädchen unbewusst etwas antun. Zum Beispiel, indem sie versehentlich Krankheitserreger ins Haus brächte. Ab diesen Zeitpunkt begann Elisabeth mit ihren strengen Reinigungsritualen.

Am Anfang der Behandlung stand eine Phase der Informationsvermittlung und der gemeinsamen Verhaltens- und Bedingungsanalyse. Danach sollte Elisabeth ihr eigenes Zwangsverhalten genau beobachten und entsprechend protokollieren. Schließlich arbeiteten der Therapeut und Elisabeth einen Flooding-Vertrag aus und führten ein zweiwöchiges Flooding durch. Auf Elisabeths ausdrücklichen Wunsch hin fand dabei eine Reizüberflutung mit maximaler Konfrontation statt.

Sowohl die Mutter und der neue Lebensgefährte als auch der von ihr schmerzlich vermisste Vater brachten sich bereitwillig in die Therapie ein und zeigten sich sehr kooperativ. Im Anschluss an eine Vorbereitungsphase mit Übungen zur besseren Wahrnehmung der eigenen Bedürfnisse, einem Selbstsicherheits- und Kommunikationstraining sowie Rollenspielen wurde vor allem die zugrunde liegende Beziehungsproblematik zu den Eltern fokussiert und bearbeitet.

In Gesprächen sowohl mit als auch ohne Elisabeth erklärte der Therapeut den Eltern die schwierige Situation ihrer Tochter und suchte zusammen mit ihnen nach Lösungen. Die Tatsache, dass ihre Eltern ihr Verhalten und ihre Ängste jetzt besser verstehen und nachvollziehen konnten, entlastete Elisabeth sichtlich. Als Ergebnis der Gespräche wurde vereinbart, dass sich sowohl der Vater als auch die Mutter – mit und ohne den Stiefvater – gezielt Zeit für Elisabeth nehmen sollten. Darüber hinaus wurde ihr in Aussicht gestellt, dass sie in absehbarer Zeit zurück in die Stadt ziehen und dort in einer Wohngemeinschaft leben dürfte. Auf diese Weise könne sie den Kontakt zum Vater und zu ihren alten Freundinnen wieder intensivieren.

Am Ende der Behandlung waren Elisabeths Zwänge fast gänzlich verschwunden.

Der Behandlungsverlauf von Richard (Beispiel 2):

Zu Beginn von Richards Behandlung stand die Erklärung seiner Zwangsstörung mit Hilfe des Zwangsmonsters:

Die Therapeutin schilderte ihm, dass sich der Zwang in seinem Kinderzimmer eingenistet habe und sich dort immer weiter ausbreiten werde. Mit leeren Drohungen wolle er Richard dazu bewegen, ihn immer weiter zu pflegen und zu füttern. Daraufhin entwickelte Richard den sportlichen Ehrgeiz, seinen unliebsamen Untermieter so schnell wie möglich wieder loszuwerden. Gemeinsam mit seiner Therapeutin erarbeitete er einen konkreten Plan, wie er möglichst viele Autos und Motorräder ohne Vermeidungsverhalten berühren könne. Das angstbesetzte Üben wurde ihm dabei mit großzügigen Belohnungen versüßt.

In Gesprächen mit den Eltern kam zudem heraus, dass sie sich vor der Italienreise viel gestritten und auch öfter in Richards Gegenwart über eine (von beiden Seiten nicht ernst gemeinte) Trennung gesprochen hatten. Richard hatte sich dadurch sehr verunsichert gefühlt, was durch die fremde Umgebung zusätzlich verstärkt wurde.

Beide Aspekte wurden in der Therapie aufgegriffen und entsprechend bearbeitet. Zum einen wurden die Reizkonfrontationsübungen in Gegenden durchgeführt, die Richard fremd waren, zum anderen versuchten die Eltern, ihm bezüglich ihrer Beziehung mehr Sicherheit zu vermitteln.

Am Ende der Behandlung zeigte Richard keinerlei Zwangsverhalten mehr.

10.7 Zwangssymptome bei Kindern nach der Therapie

Leider beruhen die Untersuchungen zum Langzeitverlauf von Zwangsstörungen bei Kindern und Jugendlichen oft auf sehr kleinen Fallzahlen und sind somit insgesamt wenig aussagekräftig. In den meisten Studien wurden zwischen 15 bis 25 Kinder behandelt und über mehrere Jahre hinweg nachuntersucht. Die Ergebnisse fielen sehr unterschiedlich aus. Bei den Nachuntersuchungen im Zeitraum zwischen 2 und 15 Jahren nach der Diagnose zeigten noch 30 bis 70 Prozent der behandelten Kinder Zwangssymptome in unterschiedlicher Stärke. Auf jede der vier unten definierten Gruppen entfielen dabei etwa gleich viele Betroffene:

(A) absolut zwangsfrei (25 Prozent)
(B) leichte Zwänge im subklinischen Bereich (25 Prozent)
(C) wechselnder Verlauf mit leichten und schweren Phasen (25 Prozent)
(D) schwere Zwänge (25 Prozent)

Statistisch gesehen sieht die Prognose für den Verlauf der Zwangsstörung bei Jungen etwas schlechter aus als bei Mädchen.

Insgesamt konnten bei der Behandlung von Zwängen bei Kindern und Jugendlichen in den vergangenen Jahren jedoch gewaltige Fortschritte erzielt werden. Denn auch hier galt eine Zwangsstörung noch vor rund 30 Jahren als so gut wie nicht behandelbar. Zudem liegt die Behandlung der in diesen Studien untersuchten Kinder schon einige Jahre zurück und die Behandlungsstandards werden laufend verbessert. Schließlich wurden in den Studien nahezu ausschließlich stationär behandelte Kinder und Jugendliche untersucht, die aller Wahrscheinlichkeit nach besonders schwer betroffen waren und auch nicht in allen Fällen verhaltenstherapeutisch behandelt wurden.

Als weiterer Trost für Eltern lässt sich an dieser Stelle noch anfügen, dass selbst extrem betroffene Erwachsene, die bereits in ihrer Kindheit unter Zwängen litten und erst dann professionell behandelt wurden, ihre Zwänge gänzlich in den Griff bekommen können.

Lässt sich bei Kindern und Jugendlichen durch eine professionelle Behandlung kein vollständiges Nachlassen der Zwangssymptome erreichen, so ist in jedem Fall eine Nachbehandlung in Intervallen empfehlenswert. Je älter die Kinder werden, desto besser begreifen sie ihre Zwangsstörung und desto leichter sind sie zu einer intensiveren Mitarbeit zu bewegen. Durch eine Intervallbehandlung lassen sich außerdem unerwünschte Folgen der Zwangsstörung – etwa ein Nachlassen schulischer Leistungen, der schleichende Rückzug von den Freunden und der Familie oder auch Begleitstörungen wie Depressionen und Angsterkrankungen – frühzeitig erkennen und bearbeiten.

Abschließende Betrachtung von Elisabeth (Beispiel 1):

Die Therapie von Elisabeth ist inzwischen seit fünf Jahren beendet. Seit drei Jahren lebt sie mit ihrem Freund in Frankreich und studiert dort Literatur. Als letzten Sicherungsanker hält sie per E-Mail noch Kontakt zu ihrem Therapeuten. Seit wenigstens zwei Jahren hatte sie keine Zwangsgedanken mehr, die letzten Zwangshandlungen liegen über fünf Jahre zurück. Sie selbst bezeichnet sich als vollständig geheilt.

Abschließende Betrachtung von Richard (Beispiel 2):

Richard war nach der Therapie ein komplettes Jahr lang zwangsfrei. Als er in den Sommerferien eine Woche lang Urlaub bei den Großeltern machte, begann er, sich im Freien ständig umzudrehen und hinter sich zu schauen. Auf Nachfragen hin konnte er keinen Grund für sein Verhalten angeben. Er müsse sich halt sehr oft umschauen. Die Eltern waren darüber sehr beunruhigt, gingen aufgrund der fehlenden Ängste bei ihrem Sohn zunächst aber davon aus, dass es sich lediglich um eine dumme Gewohnheit und nicht um Zwangsverhalten handle. Richard widersprach dem jedoch energisch und bezeichnete sein Verhalten klar als zwanghaft. Daraufhin nahmen die Eltern erneut Kontakt mit der behandelnden Psychologin auf.

Nach einer gemeinsamen Ursachensuche konnte Richard das Fremdsein an einem Ort als Auslöser für das erneute Aufflackern seines Zwangs benennen. Hier bestand eine klare Verbindung zu seiner ersten Erkrankungsphase.

Nach einer kurzen theoretischen Vorbereitungsphase wurde ein erneutes, vierstündiges Reizkonfrontationstraining durchgeführt. Im Anschluss daran absolvierte Richard zudem noch einmal ein kindgerechtes Selbstsicherheitstraining. Auch mit den Eltern wurde noch einmal geübt, wie sie ihrem Sohn helfen können, mehr Sicherheit und Selbstvertrauen zu entwickeln.

Seit acht Monaten sind bei Richard keine erneuten Zwänge mehr aufgetreten.

11. SELBSTHILFE

Neben Psychotherapie und Pharmakotherapie sind Selbsthilfeaktivitäten von Betroffenen oft von großem Nutzen, um mit der Zwangsstörung dauerhaft besser zurechtzukommen. Kann Selbsthilfe dann vielleicht eine Psychotherapie ersetzen oder sogar überflüssig machen? Tatsächlich wird Selbsthilfe manchmal als Alternative zu einer therapeutischen Unterstützung missverstanden. Allerdings ist das Ziel von Selbsthilfe keineswegs, bei der Überwindung der Erkrankung nur auf eigene Kräfte oder die anderer Betroffener zu vertrauen. Sicher ist Selbsthilfe als Ergänzung zu anderen therapeutischen Maßnahmen sehr sinnvoll, denn langfristig soll der Patient selbst zum Experten seiner Erkrankung werden und ohne fremde Hilfe auskommen. Dazu wird von seiner Seite viel Mitarbeit und Engagement notwendig sein. Zu Anfang werden die eigenen Bemühungen allerdings fast nie eine professionelle Behandlung ersetzen können.

Diese allgemeine Aussage gilt für Zwangsstörungen genauso wie für viele andere Erkrankungen. Natürlich kann man sich theoretisch auch selbst einen eitrigen Zahn ziehen. Aber kaum jemand käme auf die Idee, hier wirklich zur Tat zu schreiten. Während es den meisten Menschen bei körperlichen Krankheiten unmittelbar einleuchtet, dass ab einem bestimmten Ausmaß von Schmerzen oder anderer negativer Folgen die Hinzuziehung eines Arztes wichtig und manchmal sogar lebensnotwendig ist, möchten viele Zwangserkrankte zunächst nicht anerkennen, dass sie eigentlich dringend professionelle Unterstützung bräuchten. Lieber versuchen sie es auf eigene Faust und praktizieren eine schmerzhafte und wenig förderliche Art der Selbsthilfe.

11.1 Sich am eigenen Schopf aus dem Sumpf ziehen

Als der Baron von Münchhausen mit seinem Pferd über einen Morast springen will, verschätzt er sich in der Entfernung und fällt samt Pferd in den Sumpf. «... ich hätte unfehlbar (drin) umkommen müssen, wenn nicht die Stärke meines eigenen Armes mich an meinem eigenen Haarzopfe samt dem Pferde, welches ich fest zwischen meine Knie schloss, wieder herausgezogen hätte».

Nicht zufällig wird diese Lügengeschichte des Baron Münchhausen immer wieder in verschiedensten Zusammenhängen zitiert, verkörpert sie doch in bildlicher Weise das große Bedürfnis der Menschen, irdische Gesetzmäßigkeiten außer Kraft zu setzen, wenn es darum geht, einer verhängnisvollen und schier ausweglosen Situation zu entgehen. Manche von der Zwangsstörung betroffenen Menschen haben tatsächlich das Gefühl, von ihrem Zwang immer mehr in die Tiefe gezogen zu werden, und suchen für sich verzweifelt nach Wegen, sich dem entgegenzustemmen. Sich selbst aus dem Sumpf ziehen zu können, wäre eine wunderbare Rettung. Münchhausen selbst griff auf keine Hebel zurück. Er setzte sich über die Physik hinweg und zog sich selbst. Was in der Geschichte gelingt, erweist sich bei Nachahmung in der Wirklichkeit als schmerzhaft und unwirksam.

Auch unter den Betroffenen versuchen einige, sich selbst aus dem Sumpf zu ziehen. Eine der häufigsten Strategien besteht darin, zum Widersacher Zwang besonders freundlich zu sein, ihn zu pflegen und aufs Beste zu bedienen, in der Hoffnung, ihn so zu ermüden und seine großen Ansprüche einzudämmen. Die Betroffenen versuchen gewissermaßen, den hungrigen Zwang so weit zu sättigen, dass er sich schlafen legt und seine zermürbende Penetranz verliert. Also wird besonders gut geplant und vorsichtig gehandelt. Und tatsächlich: Nach einer perfekten Zwangshandlung scheint kurzzeitig Friede einzukehren. Aber die Ruhe trügt, denn allzu schnell fordert der unersättliche Zwang erneut Nahrung. Und er wird mit der Zeit immer anspruchsvoller. Was gestern noch genug war, reicht heute nicht mehr aus. Die Speisefolge der erforderlichen Zwangshandlungen muss immer komplexer und reichhaltiger werden, um den Zwang auch nur für kurze Zeit beruhigen zu können. Langfristig ein aussichtsloses Unterfangen, das nur immer tiefer in die Krankheit führt.

Gerade weil die Zwangserkrankung und die damit verbundenen unangenehmen Gedanken und Handlungen für die Betroffenen oft so peinlich und unangenehm sind, ist das Bestreben besonders groß, alleine und ohne fremde Hilfe aus der Krankheit herauszufinden. Und gerade Menschen mit Zwängen bereitet es oft Schwierigkeiten, sich in die Abhängigkeit von anderen Personen zu begeben. Ihre Autonomie ist für sie besonders wichtig; die Vorstellung, dass sich die Krankheit unter Umständen nur mit Hilfe von Ärzten oder Psychologen überwinden lässt, widerstrebt ihnen. Gibt es aber effektive Wege der Selbsthilfe, die tatsächlich mit einer realistischen Chance auf Besserung verbunden und nicht reines Wunschdenken sind, wie dies bei Münchhausen so offensichtlich der Fall ist? Um es klar und deutlich zu sagen: Natürlich ist es grundsätzlich möglich, auch ohne äußere Hilfe den Kampf gegen die Erkrankung aufzunehmen und erfolgreich zu bestehen. Die Erfahrung zeigt allerdings, dass dies in der Praxis nur den allerwenigsten Patienten gelingt. Die meisten schaffen es – allein mit Hilfe von Büchern und guten Vorsätzen – nicht. Sie erreichen in der Regel nicht den Punkt, der eine echte Auseinandersetzung mit dem Zwang erlauben würde. Vor allem der Verzicht auf Zwangshandlungen, das Aushalten unangenehmer Spannung, das Ertragen des Gefühls eigener Unvollständigkeit und die bewusste Konfrontation mit sonst vermiedenen Auslösern und Emotionen stellen für die meisten Betroffenen ohne die Unterstützung und Begleitung eines erfahrenen Experten eine Überforderung dar. Wir haben immer wieder Patienten erlebt, die genau über Entstehungsbedingungen von Zwangsstörungen informiert waren, die sowohl psychische als auch biologische Faktoren kannten und sogar in der Lage waren, den eigenen Fall einzuordnen und Ursachen der eigenen Erkrankung zu benennen. Sie erkannten sehr klar das Wechselspiel aus Anspannung und späterer Entspannung durch das Zwangsritual und schienen von der Notwendigkeit einer Reizkonfrontation überzeugt. Obwohl ihnen genau klar war, was sie zu tun gehabt hätten, scheiterte dennoch die praktische Umsetzung ihres Wissens. Ohne professionelle Hilfe gelang es ihnen einfach nicht, echte Fortschritte zu erzielen. Entschieden sich dieselben Patienten schließlich zu einer Therapie, dann war es oft erstaunlich, wie sie innerhalb kurzer Zeit enorme Verbesserungen erzielen konnten. Ihre eigene Persönlichkeit war für diesen Erfolg gewiss ausschlaggebend. Und trotzdem bedarf es oft eines Begleiters, um diese Form der Selbsthilfe auch erfolgreich umzusetzen.

11.2 Unterstützung im Rahmen von Selbsthilfegruppen

Zu den etabliertesten und hilfreichsten Formen der Selbsthilfe zählt die gegenseitige Unterstützung in Gruppen. Eine Selbsthilfegruppe ist ein Zusammenschluss von Betroffenen, die ohne externe professionelle Hilfe in gegenseitigen Austausch treten. Wohl gibt es auch expertengeleitete Gruppen, für die genaue Manuale entwickelt wurden, welche Themen und Übungen in den einzelnen Gruppenstunden zu absolvieren sind. Dies widerspricht allerdings in mancher Hinsicht dem Selbsthilfegedanken, der davon ausgeht, dass neben der Therapie durch Experten die gegenseitige Unterstützung durch Betroffene ein wesentliches Behandlungsmodul darstellt. Ziel einer Selbsthilfegruppe ist die Krankheits- und Problembewältigung sowie die gegenseitige Unterstützung der Gruppenteilnehmer. Niemand kennt die Nöte und Beeinträchtigungen durch die Erkrankung so gut wie andere Betroffene. Gerade bei Zwangserkrankungen ist es für Unbeteiligte oft schwer, sich in das Erleben der Betroffenen hineinzudenken und einzufühlen. Umso wichtiger und hilfreicher kann der Austausch mit Menschen sein, die unter ähnlichen Problemen leiden und für sich nach Lösungen suchen. Darüber hinaus bieten Selbsthilfegruppen eine Plattform, um die Mauer des Schweigens zu durchbrechen und endlich mit anderen in einen offenen und von Scham befreiten Austausch zu treten. In einigen Fällen ist dies der Beginn tiefer Beziehungen und Freundschaften. Für viele Betroffene bedeutet es einen entscheidenden Schritt heraus aus der sozialen Isolation.

Einige Selbsthilfegruppen dienen vorwiegend dem Austausch, ohne den Anspruch zu haben, wirklich gemeinsam gegen die Zwangsstörung vorzugehen. Für andere Gruppen hingegen kann jedoch auch der Übungsaspekt besonders wichtig sein. Am ehesten gelingt dies, wenn Patienten Therapieerfahrungen mit ähnlichen Behandlungskonzepten mitbringen und auf diese Weise einen gemeinsamen Ansatz haben, um gegen die Zwänge aktiv zu werden. In der Mehrzahl der Fälle haben die Teilnehmer von Selbsthilfegruppen jedoch sehr unterschiedliche Hintergründe und kommen mit ihren individuellen Bedürfnissen in die Gruppe. Was genau inhaltlich gemacht wird, wird von den Gruppenteilnehmern gemeinsam vereinbart.

Selbsthilfegruppen treffen sich in regelmäßigen Abständen (ein- bis viermal pro Monat) und setzen bei den Teilnehmern das Einhalten gewisser Verbindlichkeiten voraus. Wer in die Gruppe kommt, muss imstande sein, einige fundamentale Gruppenregeln zu beachten (siehe unten). Gewöhnlich gibt es innerhalb jeder Gruppe ein bis zwei Betroffene, die vorübergehend eine Art Leitungs- oder Moderatorenfunktion wahrnehmen, ohne damit jedoch über die Inhalte zu bestimmen. Sie sind in der Regel für Organisatorisches verantwortlich (Schlüssel für die Räumlichkeiten, Ansprechpersonen für neue Teilnehmer etc.) und achten darauf, dass die Vorgehensweise innerhalb der Gruppe konstruktiv bleibt.

Was kann eine Selbsthilfegruppe leisten?

Wer unter behandlungsbedürftigen Zwängen leidet, kann innerhalb einer Selbsthilfegruppe zunächst einmal Information und Motivation erhalten, mit dem Ziel, weitere Hilfe, etwa einen professionellen Therapeuten, ausfindig zu machen. Das gegenseitige Verständnis und der Austausch mit Gleichgesinnten stellen wichtige Variablen dar, um zwangskranke Menschen für einen neuen Weg durchs Leben zu ermutigen. Die eigentliche Behandlung kann jedoch nicht innerhalb einer Selbsthilfegruppe stattfinden. Dies würde eine klare Überforderung für alle Beteiligten bedeuten. Allerdings kann eine Selbsthilfegruppe großen Nutzen haben, wenn sie die Therapie begleitet oder im Anschluss daran besucht wird.

Nützliche Regeln für Selbsthilfegruppen (aus der Basisinformation Zwangserkrankungen der DGZ):

- Pünktlichkeit aller Teilnehmer, damit Zuspätkommer nicht in unpassenden Augenblicken hineinplatzen
- Fester Zeit- und Treffpunkt, damit sich die Betroffenen wirklich auf die Gruppe verlassen können, sowie die Pflicht zu regelmäßiger Teilnahme, damit ein Gruppengefühl entstehen kann
- Offenheit und Ehrlichkeit, damit anstehende Probleme ernsthaft und konstruktiv besprochen und bearbeitet werden können
- Verschwiegenheit als Schutz des Einzelnen, damit Außenstehende keine Intiminformation der Gruppenteilnehmer erhalten
- Akzeptanz unterschiedlicher Meinungen, damit sich jeder in der Gruppe frei äußern kann. Bei persönlichen Erfahrungen und Ansichten gibt es kein Richtig oder Falsch.

- Ich-Botschaften (von sich selbst und den eigenen Erfahrungen sprechen), damit die einzelnen Gruppenmitglieder lernen, Verantwortung für ihren Standpunkt zu übernehmen
- Warteliste für neue Teilnehmer, damit nur wirklich motivierte Leute aufgenommen werden. Redeabstinenz für Neueinsteiger während der ersten drei Sitzungen
- Neuaufnahmen nur bei Akzeptanz der Gruppenregeln
- Nach einer kurzen Eingangsrunde ist es sinnvoll, wenn die Gruppe sich auf ein Hauptthema pro Sitzung einigt, damit ein Problem wirklich konzentriert bis zu Ende besprochen werden kann
- Telefonliste: Jedes Gruppenmitglied ruft bei Terminänderungen etc. einen festgelegten anderen Teilnehmer an, damit die Verantwortung dafür nicht an einem einzelnen Gruppenteilnehmer hängen bleibt.
- Krisentelefon: Bildung von Zweiergruppen, damit sich jeweils zwei Teilnehmer in Krisensituationen anrufen und gegenseitig unterstützen können.

Eine Selbsthilfegruppe ist kein geeignetes Instrument zur Bewältigung von schweren Krisen. Menschen, denen es akut sehr schlecht geht, die zusätzlich depressiv oder sogar suizidal sind, stellen für Gruppen meistens eine Überforderung dar. In diesem Fall ist es sinnvoll, schnell weitere Hilfe zu vermitteln, auf Ärzte und Psychotherapeuten zu verweisen und sicherzustellen, dass entsprechende Hilfsangebote tatsächlich wahrgenommen werden. Ein Gruppenmitglied, das über viele Sitzungen hindurch in schwerster Weise depressiv und ohne Hoffnung ist, kann zu einer großen Belastung für die Gruppenteilnehmer werden. Hier ist zu empfehlen, frühzeitig offen und direkt die Problematik anzusprechen und eine Weitervermittlung an professionelle Stellen einzuleiten.

11.3 Die Deutsche Gesellschaft Zwangserkrankungen

Der 1995 gegründete gemeinnützige Verein versteht sich gleichermaßen als Selbsthilfeorganisation und Fachgesellschaft. In diesem Verein engagieren sich Betroffene und Angehörige sowie ärztliche und psychologische Experten gemeinsam gegen den Zwang. Ihre Hauptaufgabe sieht die Gesellschaft darin, Zwangserkrankte und ihre Angehörigen über erfolgversprechende Therapien und Möglichkeiten der Selbsthilfe zu informieren. Durch eine breit angelegte Öffentlichkeitsarbeit will der Verein zudem fachkundig über Zwangsstörungen aufklären, um so vorhandene Vorurteile abzubauen und mehr Akzeptanz für die Betroffenen zu erreichen.

Der Verein wird von einem Vorstand geleitet, der paritätisch mit Betroffenen und Experten besetzt ist. Der wissenschaftliche Beirat und ein Kuratorium stehen dem Vorstand beratend zur Seite. Der Verein unterhält seine Geschäftsstelle in Hamburg. Die Deutsche Gesellschaft Zwangserkrankungen e. V. finanziert sich aus Mitgliedsbeiträgen, Fördergeldern der gesetzlichen Krankenkassen und zu einem geringen Teil aus Spenden.

Die inhaltliche Arbeit der DGZ gliedert sich in unterschiedliche Gebiete:

- Die Geschäftsstelle leistet eine wichtige Koordinationsfunktion, um Hilfesuchenden geeignete Behandlungseinrichtungen mitzuteilen. Die DGZ verfügt über Expertenlisten und weiß, welche Kliniken sich auf die Behandlung von Zwangserkrankungen spezialisiert haben.
- Das Angebot einer telefonischen Beratung ist wichtiger Bestandteil der Arbeit für Betroffene und deren Angehörige. Die Sprechzeit ist werktags von 10:00 bis 12:00 Uhr. Die Mitarbeiter in der Geschäftsstelle sind oft die ersten Menschen, denen sich Betroffene oder Angehörige anvertrauen. Die Anrufer werden über erfolgversprechende Therapien aufgeklärt und auf erfahrene Therapeuten sowie Selbsthilfegruppen hingewiesen. Auch hat das Beraterteam ein offenes Ohr für Probleme und versucht, bei der Lösung krankheitsbedingter Alltagsprobleme zu helfen.
- Auf der der Homepage der DGZ (www.zwaenge.de) finden sich umfangreiche Informationen zur Diagnose, Therapie, Forschung und Selbsthilfe bei Zwangsstörungen. Auch sind Hinweise zu Forschungsprojekten, eine Literaturliste sowie Veranstaltungshinweise abrufbar. Im Forum und Chat haben die Nutzer Gelegenheit, sich z. B. über Strategien der Bewältigung ihrer Zwangsstörung auszutauschen. Seit 2017 bietet die DGZ auch eine Informationsseite und Kontaktmöglichkeiten über Facebook an. Um Therapeuten und Betroffene über den neuesten Stand der Forschung und die Weiterentwicklung von Therapien zu informieren, veranstaltet die DGZ jährlich eine Jahrestagung. Diese Veranstaltung bietet auch einen Rahmen, um den Austausch zwischen Therapeuten und Betroffenen zu fördern.

- Eine vierteljährlich erscheinende Mitgliederzeitschrift (Z-aktuell) berichtet über aktuelle wissenschaftliche Studien, stellt Fallbeispiele aus der therapeutischen Praxis und Neuerscheinungen der Literatur vor. Auch kommen in Z-aktuell regelmäßig Betroffene zu Wort und berichten über ihre Erfahrungen in der Therapie oder ihr Leben mit der Zwangsstörung.

Seit der Gründung des Vereins ist viel zur Verbesserung der therapeutischen Möglichkeiten bei Zwangsstörungen erreicht worden. Kliniken und niedergelassene Therapeuten bieten immer speziellere Therapieangebote an, die auf die Symptomatik der Betroffenen zugeschnitten sind. Mit der 2013 veröffentlichten S3-Leitlinie Zwangsstörung steht ein Regelwerk zur Verfügung, das allen Therapeuten aufzeigt, welche Therapien hilfreich sind. Aufklärung über Zwangsstörungen ist nach wie vor von Nöten bei Hausärzten, Berufsverbänden und Arbeitgebern. Diese Gruppen haben bereits im Frühstadium der Erkrankung Kontakt zu Betroffenen und könnten eine zeitnahe Behandlung der Störung veranlassen. Ein großes Problem ist immer noch, dass psychische Erkrankungen mit einem Stigma belegt sind. Um die Stigmatisierung abzubauen, arbeitet die DGZ im Aktionsbündnis seelische Gesundheit mit, das als Zusammenschluss vieler auf dem Gebiet seelischer Erkrankungen tätigen Organisationen die Antistigma-Arbeit bündelt.

12. WELCHE KLINIK IST DIE BESTE?

Am Ende eines Buches, das sich mit einem speziellen Krankheitsbild befasst und sich primär an Betroffene und Angehörige wendet, ist es üblich, Empfehlungen für besonders spezialisierte und gleichermaßen profilierte Kliniken abzugeben. Wir haben uns bewusst dagegen entschieden. Vor zehn Jahren gab es nur eine Handvoll Kliniken in Deutschland, der Schweiz und Österreich, die Kompetenz in der Behandlung von Zwangsstörungen aufweisen konnten. In den vergangenen Jahren haben aber so viele psychosomatische Kliniken verhaltenstherapeutische Angebote zur Behandlung von Zwangsstörungen ins Leben gerufen, dass es auch für Fachleute schwierig ist, den genauen Überblick zu behalten, wo überall derzeit eine gute Therapie angeboten wird. Die Kompetenz einer auf Zwangsstörung spezialisierten Abteilung spiegelt sich oft in der Erfahrung von Leitung und Mitarbeitern mit dem Krankheitsbild wider. Daneben spielen aber noch viele andere Aspekte eine Rolle, die laufend Veränderungen unterworfen sind. Wie sind die finanziellen Rahmenbedingungen einer Klinik? Werden Patienten zu Konfrontationsübungen im heimischen Umfeld begleitet? Wie groß ist der Prozentsatz der Berufsanfänger? Wie stark ist die Fluktuation der Mitarbeiter? Wie individuell wird auf die Situation der einzelnen Patienten eingegangen? Was gestern noch sehr gut war, kann morgen schon an Qualität verloren haben. Nennt man nun ein Dutzend besonders geeigneter Einrichtungen, so lobt man wohl manche zu Unrecht, vergisst dafür aber andere hoch qualifizierte.

Krankheit ist letztendlich auch ein Geschäft und die verschiedenen Kliniken konkurrieren miteinander auf dem Marktplatz der Gesundheit. In ihren Prospekten und Internetauftritten beschreiben sich alle Einrichtungen als profiliert und preisen unter dem Schlagwort «multimodale Therapie» die eigene Kompetenz. Wie viel Qualität wirklich dahintersteckt, lässt sich daraus nicht ablesen. Tatsächlich gehen bei Patienten und Fachleuten die Meinungen über einzelne Kliniken weit auseinander. Was die einen vor Jahren als besonders hilfreich erlebt haben, beschimpfen andere heute als schwach und enttäuschend. Wir halten es daher für unseriös, eine Aussage zu treffen, welche Kliniken heute die besten sind. Noch viel weniger wissen wir, wo in Zukunft die förderlichste Behandlung angeboten werden wird.

Unseres Erachtens ist eine Therapie dann gut, wenn primär die Patienten mit Inhalt und Ergebnis zufrieden sind. Die aktuellste und sicherste Quelle für die Kompetenz einer Klinik scheint uns daher die unmittelbare Erfahrung der Patienten mit den verschiedenen Einrichtungen. Diese Rückmeldungen werden rasch und regelmäßig an die Deutsche Gesellschaft Zwangserkrankungen weitergegeben und können dort abgerufen werden. Insofern möchten wir an dieser Stelle ganz auf die Selbstorganisation der Betroffenen setzen. Ein Anruf in der Zentrale der DGZ genügt, um aktuell empfehlenswerte stationäre (oder ambulante) Institutionen zu erfragen.

DANKSAGUNG

- Wir danken unseren Patienten für ihr Vertrauen, ihre vielen Anregungen und die positive Kritik an unserer Arbeit im Bereich der Zwangsstörungen. Dies war und ist eine große Bestätigung, zugleich aber auch eine treibende Kraft, unser therapeutisches Handeln immer wieder zu hinterfragen und zu verbessern.
- Dr. Tim Pfeiffer möchten wir für seine vielen fachlichen Anregungen danken. In seiner ganz eigenen Weise hat er entscheidende Impulse gesetzt und einen maßgeblichen Beitrag zur Entstehung des Buches geleistet.
- Wir danken dem C.H.Beck Verlag München und namentlich Herrn Dr. Stefan Bollmann, von dem wir uns aufs Beste unterstützt wussten.
- Unser besonderer Dank gilt unseren Familien, die uns trotz zahlreicher «verschriebener» Wochenenden und Urlaube mit großer Geduld und Liebe begleitet haben.

LITERATUR ZUM WEITERLESEN

Bücher von Betroffenen

Anonyma: Ich und mein Zwang: Kampferfahrungen – stationär und ambulant. Himmel-Erde-Mensch-Verlag 2012

Dennis Riehle: Der Zwang zur Freiheit. Wagner Verlag, Gelnhausen 2007

Ulrike S., Hans Reinecker: ABC für Zwangserkrankte. Tipps einer ehemals Betroffenen. Vandenhoeck & Ruprecht, Göttingen 2006

Frank Sturm: Buddha, Bier und Zwänge aus Beton. Mein Weg aus den Zwängen. Fohrmann Verlag, Swisttal 2007

Bücher für Betroffene, Angehörige und Behandler

Hansruedi Ambühl: Wege aus dem Zwang. Wie Sie Zwangsrituale verstehen und überwinden. Walter-Verlag, Düsseldorf 2004

Lee Baer: Alles unter Kontrolle. Zwangsgedanken und Zwangshandlungen überwinden. Huber Verlag, Bern 2001

Lee Baer: Der Kobold im Kopf. Die Zähmung der Zwangsgedanken (broschiert). Huber-Verlag, Bern 2007

Burkhard Ciupka-Schön: Zwänge bewältigen: Ein Mutmachbuch. Patmos 2017

Susanne Fricke, Iver Hand: Zwangsstörungen verstehen und bewältigen. Hilfe zur Selbsthilfe (broschiert). Balance Buch + Medien Verlag, Bonn März 2007

Susanne Fricke, Michael Rufer: Der Zwang in meiner Nähe. Rat und Hilfe für Angehörige von zwangskranken Menschen. Hogrefe, 2. Auflage 2016

Günther Gielen, Susanne Bracht, Hans Reinecker: Ich bezwinge meinen Zwang. Auseinandersetzung mit einem Waschzwang. Pabst Science Publishers, Lengerich 2005

Anne Külz: Dem inneren Drachen mit Achtsamkeit begegnen: Selbsthilfe bei Zwängen, Beltz-Verlag 2017

Antonia Peters: Trichotillomanie – Fragen und Antworten zum zwanghaften Haareausreißen. Pabst 2008

Hans Reinecker: Ratgeber Zwangsstörungen. Informationen für Betroffene und Angehörige. Hogrefe Verlag, Göttingen 2006

Angela Scholz, Aribert Rothenberger: Mein Kind hat Tics und Zwänge. Vandenhoeck & Ruprecht, Göttingen 2001

Christoph Wewetzer: Zwänge bei Kindern und Jugendlichen. Hogrefe Verlag, Göttingen 2004

Bücher für Experten

Hansruedi Ambühl: Psychotherapie der Zwangsstörungen. Krankheitsmodelle und Therapiepraxis, störungsspezifisch und schulenübergreifend. Thieme, Stuttgart 2005 (2. Auflage)

Susanne Fricke: Therapie-Tools Zwangsstörungen: Mit E-Book inside und Arbeitsmaterial. Beltz 2016

Susanne Fricke, Michael Rufer, Iver Hand (Hrsg.): Verhaltenstherapie bei Zwangsstörungen. Fallbasierte Therapiekonzepte. Urban & Fischer, München, Jena, 2006

Nicolas Hoffmann, Birgit Hofmann: Expositionen bei Ängsten und Zwängen. Praxishandbuch. Beltz Psychologie Verlags Union, Weinheim 2004

Nicolas Hoffmann, Birgit Hofmann: Wenn Zwänge das Leben einengen – Zwangsgedanken und Zwangshandlungen. Springer, 15. Auflage 2017

Norbert Kathmann, Neuropsychologie der Zwangsstörungen, Hogrefe 2008

Angelika Lakatos, Hans Reinecker: Kognitive Verhaltenstherapie bei Zwangsstörungen. Ein Therapiemanual. Hogrefe Verlag, Göttingen, 3., überarb. Auflage 2007

Carmen Oelkers, Martin Hautzinger, Miriam Bleibel: Zwangsstörungen. Ein kognitiv-verhaltenstherapeutisches Behandlungsmanual. Beltz Psychologie, Weinheim 2007

REGISTER

Abhängigkeit 72 ff., 178
Achtsamkeitsbasierte kognitive Therapie (MBCT) 161
Aggressionen 16, 44, 135, 148, 194, 205 f.
Aggressionshemmung 134
Aggressive Gedanken 43, 84, 93, 97, 206, 213
Agoraphobie 69, 71
Aids 26, 28, 34, 106, 108; *siehe auch* HIV-Infektion
Akzeptanz- und Commitmenttherapie (ACT) 161
Angehörige 33 f., 69, 93, 157, 162, 198, 201–205, 207 ff., 232–235
Angst/Ängste 25 f., 28–31, 34–43, 45 f., 50, 56 ff., 60, 69 ff., 75, 87, 91–95, 97, 105 f., 108 f., 113– 115, 133, 138 ff., 142, 146, 150–154, 156–160, 164 f., 168–171, 174, 178–181, 188 f., 193, 201, 203, 206, 208, 211, 213, 218, 222 f., 225 f.
Angsterkrankungen 67, 69 ff., 104, 123, 225
Angststörungen 69 f., 86 f., 91, 211, 214
Angstvermeidung 115, 157
Anspannung 16, 25 f., 28, 30, 35 ff., 39, 42, 45, 47, 51, 58, 60 f., 69, 71, 78, 80, 91 f., 97, 113, 137–140, 146, 150 f., 153 f., 157, 159 f., 163, 166, 173, 203, 222, 229
Antidepressiva 57, 68, 71, 175–179, 182 f., 185, 188
Antidepressiva, trizyklische 182 f., 216
Ärger 71, 92, 134, 148, 162, 202
Assoziationen 41, 95 f., 131, 159 f., 180
Aufdringliche Gedanken 25, 28, 95 f., 98 f., 179
Aufrechterhaltung der Zwangserkrankung 84, 87, 91–94, 118, 122, 126, 133, 135, 201, 203, 208, 215, 219
Autosuggestion 78

Basalganglien 102
Begleiterkrankungen, psychische 33, 67–76, 176, 196, 198
Behandlung 16, 18, 21, 32 f., 43, 45, 53, 57–61, 63, 67 ff., 71, 75, 83, 88, 93, 99, 101, 103 f., 113–120, 122–130, 135, 140 f., 149, 152, 161, 165–168, 171, 174 f., 177 f., 181–198, 208, 215–225, 227, 230 f., 233–236
Behandlungskompetenz 129

Behandlungskonzept 119, 222, 230
Behandlungsmotivation 218, 222
Behandlungsprognose 88
Behandlungsprozess 122
Behandlungsziele 219; *siehe auch* Therapieziele
Betzwänge 211 f., 222

Chorea Huntington 103
Citalopram 176, 182, 184, 189 f.
Clomipramin 175 f., 182 f., 185 f., 216

Depressionen 33, 38, 55, 67 f., 70 f., 87, 104, 123, 136, 175 f., 178, 181, 183, 185, 187, 193, 197, 199 f., 214, 216, 222, 225
Dermatillomanie 34
Deutsche Gesellschaft Zwangserkrankungen e.V. 18, 192, 207 f., 221, 232 f., 236
Diagnosekriterien 33 f.
Dopamin 62, 104
Doppelblindstudie 186
Dosis 182, 184 f., 187, 189

Eheprobleme 163 f.
Elektroenzephalogramm (EEG) 180
Eltern 49, 85 f., 91, 98, 109, 121, 148, 195, 201, 211 ff., 215–219, 222–226
Emotionen 68, 71, 112, 134, 147–150, 162, 229
Entwicklungsrituale 211
Epilepsie 103
Ersterkrankung 32
Erstgespräch 11, 45, 128 f., 194
Erwartungsangst 151
Escitalopram 176, 182, 184
Essstörungen 55, 58 f., 67, 214, 222
Expositionstraining 123, 156, 191

Familie 68, 85, 87 f., 109, 162, 164, 196, 198 f., 203 f., 208, 211, 215, 218 ff., 225
Flooding 150–158, 163, 174, 191, 199, 215
Flooding-Vertrag 151 ff., 155 ff., 172, 223
Fluoxetin 176, 182, 184
Fluvoxamin 176, 182, 184
Freud, Sigmund 83 ff., 87 f.
Fuchsbandwurm 42, 48, 70, 189
Funktion der Störung 43, 73, 87, 134 f., 149

Gedankenzwänge 38, 43, 93, 211
Gefühle 26, 28 f., 31, 36, 44 f., 51, 59, 89, 92, 98, 102, 106, 109 f., 121, 129, 132–136, 140, 143, 147–150, 155, 165, 168, 170, 206
Generalisierung 69 ff.
Geschwister 215, 218 f.
Gewöhnung 137, 158, 160
Gleichgesinnte 208, 231
Glücksspiel, pathologisches 60 f.
Glutamat 104

Hand, Iver 217
Hilflosigkeit 11, 41, 80, 87, 127, 134 f., 140, 194, 201 f.
HIV-Infektion 48, 70, 105–108, 189; *siehe auch* Aids
Hypochondrie 55–58

Ich-Syntonie 63
Impulskontrollstörungen 43, 55, 60 f.
Innerpsychischer Konflikt 84 f., 87 f.
Intervallbehandlung 225
Intervention 103, 119, 122, 215
Irrationalität 29, 46–51, 56, 78 ff., 105, 141, 201

Jugendliche 41, 109 f., 185, 199, 211, 213–218, 220 f., 224 f.
Jungen 213 f., 224

Kassenärztliche Vereinigungen (KV) 190, 192
Kinder 41, 49, 59, 91, 95, 109 ff., 185, 211, 213, 215–222, 224 f.
Kinder- und Jugendpsychotherapeuten 211, 215–218, 220–223
Kinder- und Jugendpsychotherapie 215 ff., 220 ff., 225
Kleptomanie 60 f.
Klinikaufenthalt 125, 194 ff.
Kognitionen 94
Kognitive Prozesse 102, 126, 159, 215
Kognitive Techniken 84, 146
Kognitive Therapie 34, 57, 141, 177, 215
Kognitives Modell 94–99
Kombinationstherapie 177
Konditionieren, klassisches 89–93, 118
Konditionieren, operantes 89–93, 118
Konfrontation 16, 54, 71, 134, 139 f., 150 f., 156, 158 f., 172, 192 ff., 202, 215, 223, 229
Konfrontationstherapie 53, 113, 191; *siehe auch* Reizkonfrontationstraining
Konfrontationsübungen/-training 57, 124, 126, 129, 140, 150 ff., 156, 160, 172, 193, 194, 199 f., 235
Kontamination 38, 40, 44, 106, 151
Kontrolle 11–17, 23 f., 31, 36, 43, 48, 57, 94, 150, 156 f., 161, 167, 180, 206, 208, 213
Kontrollrituale 39; *siehe auch* Rituale
Kontrollzwänge 37 ff., 42, 48, 94, 212, 214
Körperdysmorphe Störungen 34, 56 ff.
Körperliche Anspannung 26, 151
Krankenkasse 117, 123, 165, 190, 233
Krankheits- und Problembewältigung 68, 74, 85, 87 f., 92,

118, 140, 161, 206, 208, 211, 217, 221, 230, 232
Krebs 56, 72, 108

Langzeitverlauf bei Kindern und Jugendlichen 224
Lebensqualität 116, 176 f.
Leidensdruck 35 ff., 59, 114, 116, 214, 216
Leidensfähigkeit 54, 115
Lerngesetze 88 f., 91

Mädchen 213, 224
Magisches Denken 50 f., 77 f., 80, 116
Medikamente 16 f., 58, 60, 63, 68, 72 ff., 103, 113 f., 124, 127 f., 175–189, 191, 208, 215 ff., 222
Medikamente, pflanzliche und homöopathische 186 f.
Medikamentöse Therapie 60, 68, 103, 113 f., 126, 174–189, 199, 215 f., 222
Metakognitive Therapie 161

Nebenwirkungen 175, 179, 181–185, 187 ff., 216
Nebenwirkungen, anticholinerge 183
Negative Verstärkung 91 f.
Neurobiologie 55, 101 f.
Neuroleptika, atypische 185, 216
Neurotransmitter 62, 103, 185
Neutralisierungsversuche 28, 36 f., 56, 98, 132, 153 f.
Noradrenalin 185

Obsessive Compulsive Disorder 25
Ordnungszwang 22, 44 ff., 52, 161

PANDAS-Syndrom 214
Parkinson 103
Paroxetin 176, 182, 184
Persönlichkeitsstörungen 33, 55, 63 ff., 67, 74 f., 118, 197, 199
Phobien 69 ff.
Positronen-Emissions-Tomografie (PET) 102
Preparedness 94
Primärer Krankheitsgewinn 87
Psychoanalyse 83, 85 ff., 94, 117 f., 197
Psychoedukation 130, 215
Psychopharmaka 16, 34, 178, 180 f., 191
Psychosen 47, 62 f., 185
Psychosomatische Kliniken 222, 235
Psychotherapeut 11, 16, 18, 33, 84, 114, 117, 125 f., 166, 179, 190–193, 196 f., 209, 232, 234
Psychotherapeutische Sprechstunde 195
Psychotherapie 45, 89, 103, 113, 117 f., 120, 122, 163, 177 f., 189 ff., 193, 195 ff., 199, 206, 208, 217, 221, 227
Psychotherapie, ambulante 117,

125, 163, 188, 191, 194 ff., 221 f., 236
Pyromanie 60 f.

Reaktionsmanagement 150
Reizkonfrontationstraining 59, 63, 99 f., 123 ff., 128 f., 149 ff., 156, 161, 191, 193, 215, 222, 224, 226, 229
Reizüberflutung 150 ff., 155, 189, 191, 215, 223
Rezidivprophylaxe 196; *siehe auch* Rückfallprophylaxe
Risikoeinschätzung 48
Rituale 14, 22 f., 38 f., 44, 48, 55, 62 f., 65, 69 f., 75, 77, 115, 152, 164, 172, 201, 203, 206, 208, 211
Rollenmuster, starre 205
Rückfallprophylaxe 165, 167, 196
Rückfallquote 176, 188
Rückschläge 165, 167, 179
Rückversicherung 11, 56, 157, 203 f., 208, 219

Salkovskis, Paul 95 f., 99
Sammelzwang 34, 46 f., 169
Scheitern der Therapie 196
Schuldgefühle 60, 83, 215
Sekundärer Krankheitsgewinn 87
Selbstbeobachtung 133, 170
Selbsthilfe 227–234
Selbsthilfegruppen 198, 208, 221, 230–233
Selbstmanagement 119, 128, 167
Selbstmanagement-Therapie 120
Selbstsicherheitstraining 223, 226
Selbstunsichere Persönlichkeitsstörung 75
Serotonin 55, 62, 103 f., 113, 175, 180, 185
Serotoninwiederaufnahme-Hemmer, Selektive (SSRI) 57, 102, 175 f., 182–186, 216
Sertralin 176, 181 f., 184
Signallernen 89 f., 94
Somatoforme Störungen 55 ff.
Soziale Isolation 230
Soziales System 204
Spontanheilungen 32
Stationäre Behandlung 125, 188, 194–197, 221 f., 225, 236
Stereotype Formen 28, 43, 47, 58 f., 62, 102, 160
Sucht 72 ff., 91
Suchtmittel 72 f., 91
Suchtverhalten 59
Suizid 68
Suizidrisiko 38, 232
Symptome 15 ff., 25–34, 41, 43, 47, 49, 53, 55 ff., 59 f., 62, 65, 68, 71–74, 78, 83 f., 86, 100, 104, 115 f., 118 f., 122, 126 ff., 133, 136, 146, 161, 164, 175–178, 184, 186 f., 189, 193 f., 196 ff., 204, 206, 214 f., 220, 224 f.
Symptomfreiheit 126 f., 177
Symptomreduktion 73, 100, 113, 115, 118 f., 122, 124 f., 127, 177 ff., 184, 186, 194–197

Tachyphylaxie 151
Tageskliniken 221 f.
Therapeut 69, 74 ff., 99, 114, 118 f., 121–125, 128–132, 135, 138 f., 141–148, 150, 152, 155–161, 165 ff., 170–174, 178 f., 190–195, 207 f., 217 ff., 223 ff., 231
Therapeutische Beziehung 42, 122, 167, 192 f.
Therapie 53, 57, 61, 67 f., 71, 83, 99 f., 113 ff., 117, 119 f., 122–130, 132 f., 135 f., 140 f., 147, 149 f., 152, 155, 161 f., 165–168, 170 f., 173, 176 f., 185, 188 ff., 192–199, 208, 216, 223 f., 225, 229 ff., 235 f.
Therapie, multimodale 194, 235
Therapiedauer 128, 165
Therapieerfolg 60, 67 f., 75 f., 93, 102, 113, 115, 119, 122 f., 125–130, 136, 149, 152, 156, 161, 163, 165, 168, 179, 181, 189–192, 194, 196 ff., 217
Therapieinhalte 119, 121
Therapierational 217
Therapieresistenz 113
Therapieziele 8, 99, 118 ff., 125, 133, 135 ff., 141, 147, 150, 161, 165, 198, 204, 216
Tic-Störungen 55, 59 f., 214
Tourette-Syndrom 60
Transparenz 120 ff., 128
Trichotillomanie 34, 60 f.
Verhaltens- und Bedingungsanalyse 223
Verhaltensanalyse 133
Verhaltensempfehlungen 220
Verhaltenstherapie 58, 60 f., 88 f., 91, 94, 99, 102, 113, 117–130, 161, 165, 175 ff., 179, 186, 188–193, 215 f., 220 f., 225, 235
Verhaltenstherapie, ambulante 125
Verhaltensübung 194
Vermeidungshaltung 25, 28, 38, 40 f., 51, 69–73, 92, 94, 137 ff., 150, 153 f., 160, 224
Vermeidungsstrategie 172, 189
Vulnerabilität 86, 101

Wahn 47, 62
Wahrnehmung 35, 39, 50 f., 60, 109, 140, 142, 147 ff., 215, 223
Wahrnehmungsstörung 52, 63, 74 f.
Wartezeiten auf Therapieplatz 18, 113, 123, 129, 188, 191 f.
Waschrituale 29, 36, 38, 41, 53, 83, 140, 169, 212, 218, 223; *siehe auch* Rituale
Waschzwänge 28, 34, 37 f., 40 ff., 84, 127, 137, 211, 214
Wiederholungszwänge 163
Wirksamkeitsstudien 113 f., 117 f., 122, 124 f., 183, 186 f., 216
Wirkstoffe 78, 113, 174 f., 181–186

Wut 29, 43, 95, 134, 147 f., 158, 166, 174, 202

Zwanghafte Persönlichkeitsstörung 33, 55, 63 ff., 75
Zwanghaftes Verhalten 15, 22, 28 f., 34, 42 f., 56, 58, 60 ff., 137, 141, 146, 195, 211, 213, 226
Zwanghaftigkeit 24, 55, 63
Zwangsbehandlung 74, 88, 177, 183, 219 f.
Zwangsdruck 28, 127, 135, 138, 164
Zwangsdynamik 146
Zwangsgedanken 22, 25–28, 30, 33, 37, 42, 55, 57 ff., 61, 63, 69, 93, 96 f., 102, 115, 126 f., 130, 133, 135, 137, 143, 146, 149 f., 153, 158–161, 163, 178, 188 f., 197 f., 200, 206, 213, 225
Zwangshandlungen 25, 28, 30, 33, 36 f., 43, 45, 48, 53, 55, 58, 60–63, 69, 84, 86 f., 93, 95, 102, 113, 121, 130, 132 f., 135, 150, 153, 161, 177, 179, 189, 197, 201, 206, 208, 213, 215, 218 ff., 225, 228 f.
Zwangsimpulse 25 f., 55, 127, 137
Zwangsneurose 83
Zwangsrituale 30, 35, 41, 45, 52, 54, 116, 135, 137, 161, 163, 197, 202; *siehe auch* Rituale
Zwei-Faktoren-Theorie 69, 91 ff.